临床内科疾病诊疗与监护

主 编　林银花　　胡银宝　　韩克华　　银　艳

　　　　郑加香　　刘　爽　　韩丽平　　吕海云

吉林科学技术出版社

图书在版编目（CIP）数据

临床内科疾病诊疗与监护 / 林银花等主编. -- 长春：
吉林科学技术出版社, 2021.8
ISBN 978-7-5578-8509-0

Ⅰ.①临… Ⅱ.①林… Ⅲ.①内科－疾病－诊疗②内
科－疾病－护理 Ⅳ.①R5②R473.5

中国版本图书馆CIP数据核字(2021)第156863号

临床内科疾病诊疗与监护

主　　编	林银花　胡银宝　韩克华　银艳　郑加香　刘爽　韩丽平　吕海云
出 版 人	宛　霞
责任编辑	张　楠
助理编辑	张延明
封面设计	周砚喜
制　　版	山东道克图文快印有限公司
幅面尺寸	185mm×260mm
开　　本	16
印　　张	15.75
字　　数	260千字
页　　数	252
印　　数	1-1 500册
版　　次	2021年8月第1版
印　　次	2022年5月第2次印刷
出　　版	吉林科学技术出版社
发　　行	吉林科学技术出版社
地　　址	长春市净月高新区福祉大路5788号出版大厦A座
邮　　编	130118

发行部传真／电话　0431-81629529　81629530　81629531
　　　　　　　　　　　81629532　81629533　81629534

储运部电话　0431-86059116

编辑部电话　0431-81629518

印　　刷　保定市铭泰达印刷有限公司

书　　号　ISBN 978-7-5578-8509-0

定　　价　68.00元

编 委 会

主　编　林银花　（安丘市人民医院）

胡银宝　（烟台毓璜顶医院）

韩克华　（潍坊市中医院）

银　艳　（潍坊市中医院）

郑加香　（潍坊市人民医院）

刘　爽　（潍坊市中医院）

韩丽平　（潍坊市人民医院）

吕海云　（潍坊市人民医院）

副主编　张园园　（潍坊市中医院）

索　燕　（天津市第五中心医院）

李　爽　（潍坊市中医院）

刘媛媛　（潍坊市坊子区人民医院）

玄敬敬　（潍坊市人民医院）

刘伟婷　（潍坊市人民医院）

徐秀珍　（潍坊市脑科医院）

荆　锐　（潍坊市人民医院）

朱燕梅　（潍坊市人民医院）

徐新华　（潍坊市人民医院）

尚美玲　（潍坊市人民医院）

李伟平　（潍坊市人民医院）

王倩倩　（潍坊市人民医院）

迟海霞　（潍坊市中医院）

朱德友　（潍坊市中医院）

张学平　（潍坊市人民医院）

朱　红　（临朐景福康复护理院）

宋　洁　（潍坊市人民医院）

尹　明　（吉林大学第一医院）

韩英慧　（吉林省长春市二道区中医院）

目 录

第一章 内科常见疾病中医疗法

第一节 感冒

一、临床表现

初起一般多见鼻塞、流涕、喷嚏、声哑、恶寒，继而发热、咳嗽、咽痒或者背痛、头痛、身体不适等。病程5～7天。

二、治疗方法

1. 刮痧疗法

【操作】 取背部两太阳经循行部位，病人取俯卧位或坐位，暴露全背，用刮痧板刮痧。风寒性用30%姜汁（即生姜汁30m L+开水70m L）为介质；风热型以薄荷液（薄荷10g+开水70m L泡制，10分钟后取浸出液）为介质；暑湿以藿香正气水为介质。以中等力度手法刮背部，以出痧为宜。

2. 推拿疗法

【主穴】 太阳（双）、神庭、上星、百合、风池（双）、大椎、肩井、列缺、合谷（双）。

【配穴】 风寒偏重者加取手太阳络穴支正；风热型偏重者加外关、风府、曲池；暑湿偏重者加中脘、足三里、阴陵泉、支沟，配中脘、足三里以治疗脘痞、呕恶、口中淡腻，配支沟通调三焦气化作用，湿重配阴陵泉，诸穴合用增强祛暑化湿之效；头痛在头两侧者加两侧角孙穴或痛点穴，头痛在眉棱骨及前额头痛者加攒竹、阳白、鱼腰；肩背酸楚痛者加肩外俞、肩中俞、肩髃；鼻塞声重者加迎香；咳嗽者揉肺俞穴。

【操作】 患者取适宜的坐位（最好用可调节高度的转椅）正坐，施术者采取操作方便的立位。按照先后顺序按揉太阳、神庭、上星、百会、风池（也可用推拿）、大椎（也可用擦法）、肩井（也可用拿捏法）、肩外俞、肩中俞、肩髃、肺俞、曲池、外关、支沟、列缺、合谷、迎香等穴。对单穴施行推拿术时，以右手拇指按压住施穴部位，右手四指自然弯曲或分开，左手扶住头部或其他部位，固定位置，以利操作。对双穴施行推拿术时，双手拇指同时按压在施术穴位上，其余四指自然分开或弯曲，顺时针方向按揉，动作要求柔和、均匀、有力、持久，从而达到"深透"，频率为120～160次／分钟。每穴按揉2～6

分钟，病情轻者，按揉时间相对较短，病情重者，按揉时间相对较长。大椎穴除了采用按揉法外，进行直线来回摩擦。在对大椎穴进行按揉或擦法之前或施术的过程中必须涂以适量的润滑油，常用清凉油或白花油，以避免擦伤皮肤，又可通过药物的渗透以加强疗效，频率为150～180次／分钟，患者会感觉到该处发热，烧灼般热辣辣的。按摩完上述穴位，对配穴，也是按从上到下的顺序按揉，如暑湿感冒加揉支沟、中脘、足三里、阴陵泉等。如果对于前额及眉棱骨痛者加穴，采用抹法，以双手拇指螺纹面紧贴前额发际下缘皮肤处，左右往返移动，经过阳白穴时稍用力按一下，再往下移至鱼腰，向外侧滑行至太阳穴时，点压一下，往返抹至攒竹穴，如此5～6次，再逐渐移至前额发际下缘，重复上述做法5～6次。操作时用力要轻而不浮，重而不滞。对主穴及所配穴施以推拿术后，以十指指腹或十指指甲，从前发际插入后发际，用力适中，反复做10～20次，使整个头部都被梳理到，以利于疏通经络，醒脑明目。而后，术者以空心掌从前发际拍打至腰骶部，如此5～10次，进一步疏通三阳经经气。最后术者两手握住患者上肢远端做抖法为结束手法，要求用力做小幅度的上下颤动，颤动的频率要快，幅度要小，同样达到舒筋通络、调和气血作用。每日推拿1次，3次为一个疗程。

3．耳穴压豆疗法

【主穴】肺、大肠、咽喉、气管、支气管、肾上腺。

【操作】常规消毒耳郭皮肤后，将粘有王不留行籽的胶布贴在耳穴上，采用双侧耳穴贴压，均保留2天，3次为1疗程，用手指轻按压至耳部发热即可。

4．拔罐疗法

【操作】病人取俯伏卧位，充分暴露背部，将适量的医用凡士林涂于背部，根据病人体型选择大小适中、罐口光滑的玻璃火罐，用闪火法将罐吸在背上，然后沿膀胱经背部第一和第二侧线的循行上下推动火罐，上至大杼，下至大肠俞，火罐吸附的强度和走罐的速度以患者能耐受为度，左右交替进行刺激，致使其循环部位的皮肤潮红、充血为度。然后将火罐停于椎穴，留罐5分钟后起罐。每日治疗1次。

5．艾灸疗法

【主穴】大椎、陶到、第1胸椎旁开0.5寸1对夹脊穴、足三里。

【操作】取坐位，夹脊穴向脊柱方向针刺不易过深，其他穴位垂直进针，平补平泻，针毕每穴均悬灸4～8壮，从根部点燃艾壮，使温热慢慢扩散。每天1次，5次为1疗程。

6．穴位贴敷疗法

【药物】白芥子50克，延胡索50克，甘遂、细辛各25克。

【操作】共为细末，过100目筛，将药粉混匀，用生姜汁、甘油，按甘油60mL，生姜汁40mL，药粉120克的比例调成糊状，用4cm×4cm药膏，敷肺俞、膏肓、心俞、大椎。每日1次，每次4～6小时。

7．三伏灸疗法

【药物】采用生白芥子、细辛各一份，甘遂、延胡索各半份，烘干磨粉，用生姜汁调成稠糊状，做成直径为2.0cm，厚约0.5cm大小饼状，正中放少许麝香备用。

【主穴】大椎、风门（双）、肺俞（双）、定喘（双）、膏肓（双）。

【操作】将新鲜生姜切成5分硬币厚，2cm×2cm大小的姜片备用，取精细艾绒制作成底径1cm大小的圆锥形艾炷数壮，每次敷贴药饼前先于大椎、风门行隔姜灸，每穴灸3壮，灸至皮肤潮红为度，然后将做好的药饼置于穴位上，用4×4cm的风湿膏固定。每次贴药时间视年龄而定，15岁以下者贴4～6小时，15岁以上者贴6～24小时，于每年夏季三伏天上午11时以前为佳，初、中、末伏各贴药1次。在贴药期间如皮肤感觉特别疼痛者可提前取下。按时取下者，如局部水疱较大，应用消毒针筒穿破水疱、排干，局部搽甲紫即可。治疗期间禁食生冷海鲜品。亦可用于感冒预防。

三、预防感冒方法

1. 食醋熏蒸法　每日用食醋在室内熏蒸15～20分钟，能杀死或抑制居室病菌。

2. 饮糖姜茶法　以生姜、红糖各适量，煮水代茶饮用，能有效地防治感冒。

3. 按摩预防法　两手对搓，掌心热后按摩迎香穴（位于鼻翼外缘中点平齐的鼻唇沟内）10余次。

第二节　慢性支气管炎

一、临床表现

慢性支气管炎是指支气管壁的慢性、非特异性炎症。如患者每年咳嗽、咳痰达三个月以上，连续2年或更长，并可排除其他已知原因的慢性咳嗽，可以诊断为慢性支气管炎。其起病缓慢、病情较长，主要症状如下。

1. 慢性咳嗽　随病情发展可终身不愈。常晨间咳嗽明显，夜间有阵咳或排痰。

2. 咳痰　一般为白色黏液或浆液性泡沫痰，偶可带血丝，清晨排痰较多。急性发作期痰量较多，可有脓性痰。

3. 气短或呼吸困难　早期在劳力时出现，后逐渐加重，以致在日常活动或休息时也感到气短。

4. 喘息和胸闷　部分患者特别是重度患者或急性加重时出现喘息。

二、治疗方法

1. 天灸疗法

【药物】白芥子、甘遂、麻黄、延胡索、细辛、半夏等。

【主穴】初伏：大椎、肺俞、天突、心俞。中伏：大杼、身柱、膻中、肾俞。末伏：定喘、风门、璇玑、脾俞。

【操作】以上各药按比例研粉后，装瓶密封备用。使用时用新鲜姜汁调成膏状，穴位常规消毒，取黄豆大小的药膏，用4cm×4cm胶布固定于上述穴位上。每伏天各贴药一次，双侧取穴。若中伏天为20天时，在中伏第2个10天内加贴1次。成年人每次贴敷6～8小时，儿童应根据年龄酌减，贴药后皮肤有痒感、灼痛感，若皮肤出现水疱，应注意保护创面，避免抓破引起感染。3年为1个疗程。

2．穴位注射

【操作】发作期兼有痰热者用鱼腥草注射液；肺脾气虚者用黄芪注射液。患者取俯卧位或反坐俯伏于椅背上，选用肺俞、定喘、膈俞、脾俞等穴，常规消毒后，用5mL注射器，6.5号针头抽取上液，根据患者胖瘦决定进针深度和药量，每穴一般为1～2mL。治疗时间一般以夏至到三伏天为宜，发作期可随时治疗。

3．穴位敷贴疗法

【药物】黄芪、麻黄、桔梗、鱼腥草、金银花、细辛、白芥子、延胡索等。

【主穴】中府（双侧），膻中，定喘，肺俞，膏肓（双侧）

【操作】将药物研磨成细粉，加生姜汁、蜂蜜调成糊状，密封保存。在每年夏天的初、中、末三伏进行治疗，每伏的第1天敷贴1次（每10天敷贴1次）。患者取坐位，穴位消毒（2%常规消毒，再用75%乙醇脱碘），医者右手持消毒好的梅花针以腕力进行叩刺穴位至点状出血。把保肺膏调制成五分硬币大小敷贴于穴位上，用纱布、胶布固定。一般可贴24小时，自行取下。患者局部有灼热、麻痛感，如疼痛难忍，可提前除去。

4．拔罐疗法

【操作】循经分为三条经络，即督脉（大椎至命门）、足太阳膀胱经左侧支（风门至大肠俞）、足太阳膀胱经右侧支（风门至大肠俞）。选用中号玻璃罐，常规消毒后，循3条经络自上而下叩拔于皮肤上，其中重点取大椎、风门、肺俞、脾俞、肾俞、命门，每次拔9～12个罐，留10分钟左右。

5．耳穴压豆疗法

【主穴】支气管、肾上腺、前列腺。

【配穴】痰多者加脾，肺部啰音者加肺。

【操作】左右耳交替粘贴，隔日换，15次为1疗程。耳压用王不留行。

6．艾灸疗法

【配穴】有哮鸣音者加天突，喘息者加膻中、肾俞。

【操作】用75%乙醇穴位消毒后，将药饼贴敷在上述穴位上，施艾灸至局部皮肤发热、红润，用胶布固定，24小时后取下。如贴药饼局部出现水疱，嘱患者预防感染，破溃者可涂以甲紫。以上治疗均在每年夏天7～9月进行，每周1次，连续6次，共治3年。治疗期间不服用抗生素、镇咳及化痰剂。

7．中药熏蒸

【配穴】先辨痰选方：燥痰为咳势急迫，连声不断，痰少质黏，难以咳出，痰阻气道而喘，治以宣肺润燥，化痰止咳为主，选贝母瓜蒌散加减，酌加百合、皂荚等。热痰为痰黄而脓，或有热腥味，难于咳出，咳出为快，或吐血痰，胸胁胀满，口干喜冷饮。选清金化痰汤加减，伴痰中带血，为痰瘀阻肺，加红花、丹参，活血通络，以抗菌祛痰。选方后将汤药水煎，煎开后患者将蒸汽用力吸入肺部，使痰稠变稀。吸入前应采取运动排痰法，吸入30分钟后应拍后背15分钟，从下到上，从外到内地拍背，变换体位，促进痰液的排出，痰出则咳止，肺部感染则控制。

8．穴位按摩

【操作】用拇指桡侧缘顶住皮肤，食、中2指前按，3指同时用力捏拿皮肤，双手交替捻动向前或食指屈曲，用食指中节桡侧顶住皮肤，拇指前按，双指同时用力捏拿皮肤，双手交替捻动向前，沿着脊柱两侧从尾椎长强穴到第7颈椎的大椎穴，每提捏6遍为施术1次，每次治疗需连续施术3次，每日治疗1次，15次为1个疗程；再用顺时针方向按揉膻中穴。根据患者不同症状、苔脉辩其阴阳虚实，实证为咳喘痰黏，咳痰不爽，纳呆，苔黄腻，脉滑数，加双侧尺泽、阴谷穴；虚证为喘促气短，气怯声低，动则喘甚，舌淡苔红，脉沉细，加双侧太渊、太白穴；痰多加双侧丰隆穴；脾胃虚弱加双侧足三里穴。每日1次，15次为一个疗程。

第三节　支气管哮喘

一、临床表现

支气管哮喘为发作性伴有哮鸣音的呼吸性呼吸困难或发作性胸闷和咳嗽，严重者被迫采取坐位或呈端坐呼吸，干咳或咳大量白色泡沫痰，甚至出现发绀，有时咳嗽是唯一的症状（咳嗽变异型哮喘）。哮喘症状可在数分钟内发作，经数小时或数天，用支气管舒张药或自行缓解。某些患者在缓解数小时后可再次发作。在夜间及凌晨发作和加重是支气管哮喘的特征之一。

二、治疗方法

1．艾灸疗法

【操作】施艾灸温和灸法。重点灸治大椎、风门、肺俞、厥阴俞、天突、膻中，每次15分钟。痰多者，加灸脾俞、丰隆，体弱者，加灸肾俞、足三里。以患者自觉有温热感内传为佳。隔3天叩打1次，3次为1疗程，中间休息3～5天；休息期间，嘱患者家属继续灸治上穴，每早、晚各1次。

2．耳穴贴压

【主穴】肺、肾上腺、支气管、平喘为1组；以脾、内分泌、神门、止喘为1组；以肾、皮质下、脑干、交感为1组。

【操作】每次取1组穴位，3组穴位交替使用。取大粒白芥子，用75%乙醇浸泡10分钟后贴压双侧耳穴，胶布固定。嘱患者每日3次自行按压所贴耳穴，每日10分钟。每周贴1次，每次5天，休息2天再行下次贴压，6次为1个疗程。共治疗6个疗程。

3．推拿疗法

【操作】点揉法：取天突、肺俞、大杼等穴，手握空拳，伸直并紧靠食指中节用拇指端点按揉。时间约5分钟；此法具有止咳平喘之效。按摩法：患者取仰卧位，术者坐其患侧，用拇指偏峰着力吸定于胸部正中线，从任脉及肋间隙循序做上下、左右缓慢往返移动，其余4指则在胸廓部做相应的环形按摩（多用于男患者）。也可以取患者背部膀胱经做推摩法，亦可涂少量水杨酸甲酯，减少摩擦力，于大鱼际做按摩，力沉于背，使背部膀胱经透热为度，时间约10分钟。此法有湿肺化痰、宽胸理气之效。坐位顶胸法：患者坐位，双手交叉置于脑后顶部，身体前倾，术者站于其后，用一侧膝部顶其患者胸椎1～5，双手从患者腰部伸入其上臂之前，并嘱患者做前俯后仰运动，在做后伸同时术者膝部向前顶按，上下协调运动，对抗用力使胸椎扳动。这可调整支气管自主神经，亦可解痉平喘，调节肺腑之功效。治疗为每日1次，10次为1个疗程，连续3个疗程。

4．刮痧疗法

【主穴】膀胱经——风门、肺俞、心俞、胃俞、脾俞、肾俞；肺经——中府、尺泽、太渊；大肠经——曲池、商阳；经外奇穴——定喘等；胃经——足三里、丰隆；督脉——风府、大椎。

【操作】刮拭顺序，脊背部→肘掌侧→手腕掌侧→小腿外侧。常规消毒后，在相应部位上涂刮痧油，先从颈部风府刮至大椎，再重刮定喘、风门、肺俞、心俞、脾胃、肾俞、中府、尺泽、太渊、足三里、丰隆，以皮肤发红及皮下有瘀点、瘀斑为度。刮肾俞时着重强调患者配合做深度腹式呼吸，部分穴位闪火罐、走罐，并留罐5～10分钟。最后用板尖点刺合谷、少商、商阳和十冲穴。重点选择在夏季每伏的第一天辰时嘱咐患者来擦拭，之后可每3～7天1次，最多不超过10次。

5．拔罐疗法

【操作】病人取俯伏坐位，大椎穴常规消毒，根据病人体型胖瘦选用直径1.5寸或2寸的玻璃火罐一个，用燃酒精棉球法在大椎穴行拔罐术。约10分钟后，吸附部位产生淤血现象且皮肤出现水疱时即可起罐，如10分钟不出现水疱可延长拔罐时间。然后用酒精棉球轻擦水疱（不要将水疱擦破）消毒，用消毒纱布覆盖，胶布固定。7天后水疱自行吸收，结痂愈合。病人喘急呼吸困难者，可配合针刺鱼际穴，施以提插手法，直到病人感觉喘息渐平，胸前紧迫感逐渐缓解时方可出针。拔罐每7天1次，5次为一个疗程。

第四节　便秘

一、临床表现

有时患者的唯一主诉是粪便干结、排便费力。结肠痉挛引起便秘时，排出的粪便呈羊粪状。有时用力排出坚硬的粪块，可引起肛门疼痛、肛裂，甚至诱发痔和乳头炎。有时，在排便时由于粪便嵌塞于直肠腔内难于排出，但有少量水样粪质绕过粪块自肛门排出，而形成假性腹泻。部分患者排便时可有左腹痉挛性痛和下坠感。另外还可有腹痛、腹胀、恶心、呕吐、口臭、食欲缺乏、疲乏无力及头痛、头晕等症状。

二、治疗方法

1. 穴位注射

【主穴】双侧盲门穴。

【操作】选用维生素B_{12} 0.5mg，用带7号针头的注射器抽吸上述药液，准确取穴定位，常规消毒皮肤后，快速刺入穴位，提插得气后，回抽无血液，每次注入药液0.5mL。每天1次，10次为1个疗程。

2. 穴位贴敷

【操作】将大黄、厚朴、枳实各2份，火麻仁3份，芒硝、番泻叶各1份，共研磨过筛，用透皮剂调和成膏备用。使用时先将1次通便膏纳于脐中（神阙穴），再用麝香膏固定，1天更换1次，更换时先用温水湿敷片刻，再揭麝香膏。

3. 推拿疗法

【腹部操作】

（1）用一指禅推法，由中脘穴开始，缓慢向下，移至气海、关元，来回3～5遍，时间约5分钟，然后以掌摩法摩腹5分钟。

（2）背部操作：患者俯卧位，用推法沿脊柱两侧从脾俞到大肠俞推拿治疗，来回3～5遍，时间约为5分钟，然后按揉脾俞、胃俞、大肠俞、长强穴，每穴约1分钟，最后在两侧背部用擦法治疗，以透热为度。

（3）下肢取穴：丰隆、足三里穴，每穴按揉1分钟。以上方法每日1次，10次为1个疗程。

4. 耳穴压豆

【主穴】肺、大肠、直肠、三焦。

【配穴】胃、脾、肝、肛门、肾。

【操作】常规消毒耳部，以探棒寻找出穴区的敏感点，用5cm×5cm小块胶布，中间粘1粒王不留行，对准穴位粘贴牢固，用食指、拇指循耳前后按压至酸麻或烧灼感，每次选5～7个穴，每次按压3～5分钟，每日按压5～6次。

5．闪罐疗法

【主穴】水道、腹结、大横、天枢、神阙、大肠俞。

【操作】患者先取仰卧位，双下肢伸直，选用中号或大号玻璃火罐，采用闪罐法依次拔上述诸穴，拔罐顺序按顺时针方向：右水道→右腹结→右大横→右天枢→神阙→左天枢→左大横→左腹结→左水道。每穴闪罐10～15次，留罐30分钟左右，以局部皮肤潮红为度。然后令患者俯卧，大肠俞拔罐15分钟。每日治疗1次，10次为1个疗程。

6．自我疗法

【操作】早上起床，空腹在空气新鲜处，双腿盘坐，双手握于胸前，深吸两口气，憋住，吸第三口气时舌根抵住咽喉，随口水向下吞下，双手抱拳于胸骨柄（天突穴处）向下刮至小腹（中极穴处），协助吞气，再用双掌大鱼际分别从双侧足阳明胃经不容穴始，向下刮至气冲穴止，刮至皮肤略红为度，算吞气1次。每日练习，3月为1疗程，如效果不佳继续第2疗程，疗程间不休息。起效时间：吞气时自觉肠鸣，说明气已吞下，1小时后或次日会排气，说明肠道已通，开始有效。但正常排便需7～15天。

第五节　呃逆

一、临床表现

呃逆属中医病名，俗称打嗝，相当于西医膈肌痉挛。因中医治疗呃逆简便有效，故以中医病名列入。其以气逆上冲，喉间呃呃连声，声短而频，令人不能自制为主征。

二、治疗方法

1．耳穴压豆

【主穴】耳中、胃、神门、口穴、交感、皮质下、肾上腺、脾、膈穴。

【操作】选耳中穴后，用75%乙醇脱脂消毒耳郭皮肤，用8 cm×8 cm的胶布将王不留行固定在所选的耳穴上，嘱病人每日按压3次，每次按20分钟以上，每周更换1次。

2．穴位注射

【主穴】双侧足三里。

【操作】患者取端坐位或仰卧位，屈膝，常规消毒皮肤后，用5 mL注射器安装7号针头，抽取甲氧氯普胺（胃复安）1 mL，垂直缓慢进针，得气后，转动针栓，回抽无血后缓慢注射药物，每穴注药0.5 mL，每天注射1次。

3．推拿疗法

（1）胸腹部操作：患者仰卧位，推任脉膻中-关元段，环推腹；揉胃，顺时针摩腹（以中脘为中心）；揉压天突、膻中、中脘穴；摩两肋（以章门、期门为主），摩关元。

（2）背部操作：患者俯卧位，下推背部，拔、滚背部膀胱经内侧线膈俞-大肠俞段；揉压膈俞、肝俞、脾俞、胃俞、大肠俞、八髎等；左右分推背部及两肋。

（3）四肢部操作：揉压双内关，重拿双合谷，按揉足三里、阳陵泉，揉压三阴交、太冲穴。

4．拔罐疗法

【操作】患者先俯卧位或侧卧位，暴露腰背部皮肤，在两侧腰背部膀胱经路线涂抹润滑油（植物油或凡士林油膏），之后行走罐法。走罐时速度要均匀，力度以患者能耐受为宜。实证用泻法：力度稍重，时间稍长；虚证用补法：力度稍轻，时间稍短。至皮肤潮红、充血或淤血时，将罐取下。其次，取仰卧位或坐位，在膻中穴、中脘穴上拔罐，视充血时取下。

5．穴位贴敷

【操作】取一片麝香追风膏（其他止痛药亦可），用火或磁疗灯烘热，立即敷贴于神阙穴，再用手掌做顺时针按摩，以促进血液循环，气机顺畅。

6．刮痧疗法

【操作】病人取舒适体位，把选定要刮的部位暴露出来，颈背部脊柱两侧相当于足太阳经的循环线，用温水洗净皮肤，然后用牛角刮痧板或边缘光滑的铜钱1枚或用小细瓷匙1个，蘸植物油少许，在选定要刮的地方刮痧。

第六节　呕吐

一、临床表现

呕吐为临床常见的症状，是通过胃的强烈收缩迫使胃或部分小肠的内容物经食管、口腔而排出体外的现象。引起呕吐的原因很多。如胃、十二指肠疾病、肝胆疾病、脑血管疾病、糖尿病、药物、食物中毒等。本章主要讨论化疗后所致呕吐的适宜治疗技术。

二、治疗方法

1．穴位注射

【主穴】双侧足三里。

【操作】患者取坐位或仰卧位，选用1～2mL注射器抽取甲氧氯普胺10mg，穴位皮肤常规消毒后，将针头对准应刺部位，快速刺入，刺到一定深度（一般为3～6.5cm），慢慢地上下提插，出现酸胀感后将针芯回抽，如无回血，即可将药液缓慢注入5mg／穴。

2．穴位敷贴

【主穴】双侧涌泉。

【药物】取吴茱萸100g，肉桂、干姜各30g，经粉碎过筛制成细末密贮备用。

【操作】每次化疗前30分钟将中药4g用陈醋拌成糊状，分2等份粘于6cm×10cm橡皮膏上。患者用温水洗双足或75%乙醇擦双足心后，取仰卧位，将粘有中药的橡皮膏贴于涌泉穴并固定，并穿袜以减少挥发、促进吸收，24～48小时更换1次，直至1个疗程，化疗结束为止。

3．穴位按摩

【主穴】内关。

【操作】患者平卧位、手掌向上，操作者用拇指指尖按压内关穴，按压程度由轻到重，使患者感觉到局部有酸、麻、胀、痛感，每次2～3分钟，每日3次，连续5天。

4．耳穴压豆

【主穴】胃、膈、贲门、食管、交感、神门。

【配穴】肝气犯胃者配肝、胆；脾胃虚弱者配脾。

【操作】压迫耳穴的材料选用王不留行。使用前，将王不留行用75%乙醇浸泡数分钟后晾干，放入干净瓶中备用。使用时将王不留行粘贴在小块胶布中央，于化疗前30分钟用针灸柄的尾部在耳郭相应穴位按压找到敏感点，粘在相应耳穴的皮肤上。每穴每次按压3～5分钟，按压的力量以患者感到疼痛但能耐受为准，每日5～6次，直至1个疗程化疗结束为止，两耳可交替使用。

第七节　慢性腹泻

一、临床表现

腹泻指排便次数增多（＞3次／天），粪便量增加（＞200g／天），粪质稀薄（含水量＞85%）。腹泻超过4周，即为慢性腹泻。

二、治疗方法

1．艾灸疗法

【主穴】中脘、天枢、神阙、止泻（前正中线，脐下2.5寸）。

【操作】以神阙为中心，向上下左右之穴位，用艾卷盘施灸15～30分钟，每天2

次，5天为一个疗程。

2．药物贴敷

【药物】丁香6g，吴茱萸30g，胡椒30粒，肉桂2g，共研细末。

【操作】每次1.5g，醋调成糊状，敷贴脐部，外以胶布固定，每天1次，7天为一个疗程，每次贴7小时左右。

3．穴位注射

【主穴】双侧足三里（犊鼻穴下3寸，外1.5寸，左右各一）。

【药物】维生素B_1 100mg／mL，654-2 10mg／2mL。

【操作】患者取仰卧位或坐位，常规足三里穴消毒，取5mL注射器抽取上2种药物（腹泻每日10次以下不用654-2）垂直刺入10～15mm行提插及捻转刺激手法，患者有酸麻胀感后，回抽注射器无回血，将药液注入1／2，再用同样方法将药液注入另一侧穴位，每日1次，3次为1个疗程。

4．推拿疗法　推拿手法分为补法、泻法和先泻后补法3种。

常用穴位和手法有：①补脾土；②推大肠；③揉中脘；④揉腹；⑤推上七节骨；⑥揉天枢；⑦按揉足三里；⑧捏脊（按揉脾俞和肾俞为主）；⑨揉神阙；⑩揉长强等。

分型论治：

（1）若便稀如水，无臭味，或便色绿或白，舌红苔白，指纹色红，属寒湿泻，在基本手法上加揉外劳以除寒湿，推三关以补元气而温阳。

（2）若大便黄稀，有臭味，或有黏液，尿少色黄，肛周潮红，脉数，舌红苔黄，指纹色紫，则属湿热泻，以基本手法去补大肠，加清小肠、退六腑，以清利湿热。

（3）若大便量多和酸臭，腹胀满，便前哭闹，便后稍安，脉滑，舌苔厚腻，指纹色深红，实属伤食泻，可加揉板门，以止呕除满，补大肠改为清大肠，以消食导滞。

（4）若见小儿久泻不愈，大便黄稀有奶瓣，或泻如水样，面黄或白，脉沉无力，舌淡苔白，指纹淡红，实属脾虚泻，应加揉肾俞，收敛元气，按揉脾、胃、肾俞穴和足三里，以温肾健脾，使脾健胃和，胃肠功能得以改善。

在上述穴位中，揉腹，揉神阙、天枢、长强，捏脊等最为重要，每次推拿时间为30～40分钟，每日1次。

5．耳穴压豆

【主穴】

（1）脾胃虚弱型：选用脾、胃、直肠下段、交感、神门；

（2）肝郁气滞型：选用脾、肝、交感、神门、直肠下段；

（3）脾肾阳虚型：选用直肠下段、交感、神门、脾、肾。

【操作】用王不留行籽贴在穴位上，反复按压到有酸胀麻或疼痛灼热感，两耳交替，每隔2天换一次，每次选穴3～5个，嘱患者每天按压3～5次。

6. 拔罐疗法

【操作】足太阳膀胱经左侧支（上起大杼穴，下至小肠俞）、足太阳膀胱经右侧支（上起大杼穴，下至小肠俞）和督脉（大椎至命门）上走罐。患者取俯卧位，暴露腰骶部，用液体石蜡作为润滑剂，取4号玻璃火罐，常规消毒后，循上述3条经脉上下往返走罐。以腰背部皮肤潮红或紫红为度。时间约10分钟，并在脾俞、大肠俞留罐10分钟。针刺配合走罐，每天1次，10次为1个疗程。

【注意事项】患者初次拔罐时应选用小罐，轻刺激，而留罐时勿移动体位。拔罐后须密切观察患者的反应，如有发热、发紧、凉气外出或温热舒适的感觉都属正常反应。如局部感觉过紧、灼热不适可能是由于吸拔力过大或此处不宜拔罐，应起罐重拔或改用小罐。拔罐、起罐时应保持病房内温暖，避风寒，防止患者着凉。嘱患者饮一杯白开水。起罐后局部皮肤潮红、瘙痒，嘱患者不可抓挠，数小时或数日后可自行消散。如走罐后局部皮肤出现水疱、出血点、淤血等现象均属正常反应，是利用较强的刺激作用，达到治疗目的。如水疱直径≤0.5cm，不必处理，水疱可自行吸收；如水疱直径>0.5cm可用无菌注射器在水疱根部刺破并吸净疱液，敷无菌纱布以防感染。拔罐可吸邪外出，具有加速宣泄湿热火毒之效，能促进局部血液循环，进一步调整气血经络。

第八节　功能性消化不良

一、临床表现

并无特征性临床表现，主要有上腹痛、上腹胀、早饱、嗳气、食欲缺乏、恶心、呕吐等。常以某一个或某一组症状为主，在病程中症状也可发生变化。起病多缓慢，病程经年累月，呈持续性或反复发作，不少患者有饮食、精神等诱发因素。

上腹痛为常见症状，部分患者以上腹痛为主要症状，伴或不伴其他上腹部症状。上腹痛多无规律性，在部分患者上腹痛与进食有关，表现为饥饿痛、进食后缓解，或表现为餐后0.5～3小时腹痛持续存在。

早饱、腹胀、嗳气亦为常见症状，可单独或以一组症状出现，伴或不伴有腹痛。上腹胀多发生于餐后，或持续性进餐后加重。早饱或上腹胀常伴有嗳气。恶心、呕吐并不常见，往往发生在胃排空明显延迟的患者，呕吐多为当餐胃内容物。

二、治疗方法

1. 艾灸疗法

【主穴】中脘、神阙。

【操作】患者仰卧位，在中脘和神阙穴各切厚约2cm的生姜1片，在中心处用针穿刺数孔，上置艾炷（将艾绒搓紧，捻成麦粒状或上尖下大的圆锥状），用线香点燃艾炷，施灸时如感觉灼热不可忍受时，可将姜片向上提起，衬一些纸片或干棉花，放下再灸，直到局部皮肤潮红为止。可以反复施灸，直到病人感到胃脘部无胀闷感为度。每天1次，10天为一个疗程。

2．穴位注射

【主穴】肝俞、胃俞、足三里。

【药物】维生素B_1注射液100mg（2mL）和维生素B_{12}注射液500μg（1mL）各一支。

【操作】患者俯卧位，3穴交替配用，本次取肝俞（右）、胃俞（左）、足三里（左）、下次取肝俞（左）、胃俞（右）、足三里（右）。常规穴区消毒后，用2mL注射器套6号针头吸取药液，混合，针头快速刺入穴位2cm左右，稍做提插，待病人感穴区酸胀后，回抽针管，无回血，即注入药液，每穴1mL。每日1次，1周治疗5次。

3．穴位敷贴

【操作】穴位贴敷治疗，取艾叶5g，吴茱萸5g，川椒15g，干姜5g，香附15g，细辛10g，肉桂5g，丁香15g，荜澄茄1.5g，与少许独头蒜泥混合而成膏状，取少量于中脘、神阙穴上，并用麝香追风膏固定，每日换药1次，30次为1个疗程。

4．推拿疗法

【推拿疗法】分3个步骤进行。

（1）患者取俯卧位，并暴露腰背及腰骶部，医者站于其左侧，用麻油或医用凡士林作为介质，沿脊柱两侧膀胱经、华佗夹脊，由上而下，用掌背法或掌根按揉手法往返操作8～10遍，以酸胀得气为度。最后用直擦法擦腰背部两侧膀胱经，用横擦法擦腰骶部，速度先慢后快，均以透热潮红为度。

（2）患者取仰卧位，医者坐于患者一侧，用一指禅推法沿足阳明胃经与足太阴脾经在下肢的循行路线行推法，重点推足三里、阴陵泉等穴，最后用一指禅推法推太冲，足三里、阴陵泉和太冲，每穴均需推3分钟以上。

（3）患者取坐位，医者立其后，双手搓擦患者两边胁肋部8～10遍，最后以拿肩井3～5遍结束。以上3步操作时间共30分钟左右。

5．耳穴压豆

【主穴】神门、脾、胃、肝。

【操作】耳郭常规消毒，采用磁珠贴压耳穴，每次贴一侧耳朵，每天饭后自行按压3次，每次每穴按压1分钟，贴压时间为4天，两耳交替，4周为1个疗程。

6．拔罐疗法

【主穴】肝、胆、脾、胃俞，三焦俞，中脘、神阙、天枢。

【操作】每次拔罐3～10个，隔日1次交替选穴，7次为1个疗程。

第九节　消化性溃疡

一、临床表现

上腹痛为主要症状，性质可分为钝痛、灼痛、胀痛、剧痛或饥饿样不适感。多位于中上腹，可偏右或偏左。一般为轻至中度持续性疼痛。疼痛有典型的节律性，在十二指肠溃疡表现为疼痛在两餐之间发生（饥饿痛）持续不减至下餐进食后缓解；在胃溃疡表现为胃餐后约1小时发生，经1～2小时逐渐缓解，至下餐进食后再重复上述节律。部分患者疼痛还会在午夜发生（夜间痛），在十二指肠溃疡患者较多见。部分患者无上述典型疼痛表现，而仅表现为无规律的上腹隐痛或不适。具或不具典型疼痛者均可伴有反酸、嗳气、上腹胀等症状。

二、治疗方法

1．穴位注射

【主穴】足三里（双）。

【操作】常规消毒，用5mL注射器及7号针头，抽吸胎盘注射液2mL，直刺足三里穴1寸，注射毕，用消毒棉球轻压局部即可。治疗4周为1个疗程。

2．穴位敷贴

【药物】丁香、干姜、白芷、吴茱萸、麝香等药组成。

【主穴】中脘、足三里、胃俞。

【配穴】虚寒证加脾俞；气滞证加肝俞。

【操作】治疗时用膏药贴敷于上述穴位，用纱布固定，每日1次，每次贴敷6小时后取下，10次为1个疗程。

3．耳穴压豆

【主穴】肝、脾、胃、皮质下、神门、内分泌、交感。

【操作】单侧取穴，揉按耳穴压豆部位，20～30分钟，3次／天，5天后换另一侧耳郭取穴施治。

4．推拿疗法

【主穴】中脘、上脘、脾俞（双）、胃俞（双）、足三里（双）。

【配穴】肝俞、太冲、内庭、太冲、三阴交、章门、太溪、建里。

【操作】患者仰卧位，医者坐于患者右侧，先用轻快的一指禅推法、摩法、揉法或震颤法在胃脘部治疗，使热量渗透于胃脘和腹部，然后按揉中脘、上脘穴，同时配合按揉足三里，时间约15分钟；再使患者俯卧位，用一指禅推法或掌根揉法，从上背部始，沿脊柱两侧膀胱经路线，向下操作，直至腰部，自上向下，往返多遍；然后重点按揉脾俞、胃俞，背部操作5～10分钟，使背部温热透里为宜。

5．拔罐疗法

【药物】白芷25g，白术25g，白芍20g，白芨15g，黄连20g，桂枝15g，浸泡水煮过滤制成60%灭菌溶液备用。

【主穴】第1组取上脘、足三里；第2组取中脘、口条。

【操作】首先把药液加温至45℃左右，一手持罐，罐口向下紧扣于穴位，另一手持注射器吸取药液20～40mL注于罐内，橡皮帽覆盖于排气孔上，用注射器或吸引器抽出罐内空气，形成负压，然后用止血钳夹紧导管留置30分钟，（过敏体质者可酌情缩短）。治疗结束后，左手扶压水罐松开止血钳及橡皮帽，用注射器连接头皮针导管，吸尽罐内药液，清洁处理后备用。两组穴位交替使用，每日1次，20次为1个疗程，休息7～10天继续第2个疗程治疗。

6．刮痧疗法

【操作】让患者仰卧，暴露上腹部，以刮痧板沿任脉、胃经两条经脉（上起胸剑联合，下至肚脐）自上而下反复刮拭数次，直至出现紫红色的瘀点、瘀斑。再让患者俯卧，暴露上背部，以刮痧板沿督脉、膀胱经两条经脉（上起第8胸椎，下至第12胸椎）自上而下反复刮拭数次，直至出现紫红色瘀点、瘀斑。

第十节　肠易激综合征

一、临床表现

最主要的临床表现是腹痛与排便习惯和粪便形状的改变。几乎所有肠易激综合征患者都有不同程度的腹痛。位置不定，下腹部和左下腹多见。多于排便或排气后缓解。腹泻患者一般每日3～5次，少数严重发作期可达十数次。大便多呈稀糊状，也可为成形软便或稀水样。部分患者腹泻与便秘交替发生。便秘患者排便困难，粪便干结、量少，呈羊粪状，表面可附黏液。多伴有腹胀感，可有排便不净感、排便窘迫感。部分患者同时有消化不良症状。相当部分患者可有失眠、焦虑、抑郁、头晕、头痛等精神症状。

二、治疗方法

1．穴位注射

【主穴】单侧脾、胃、大肠俞，平补平泻法。

【配穴】肝失疏泻加肝俞，用泻法；肾阳不足加肾俞，用补法；湿邪内阻加丰隆，用泻法；脾胃虚弱者加足三里用补法。

【药物】黄芪注射液。

【操作】局部皮肤常规消毒后，用10mL注射器5号针头抽取药液后在所选的穴位刺入皮肤，边进针边提插，当患者得气后，推注黄芪注射液，每穴2mL。隔天1次，15次1个疗程，间隔3天后进行下1个疗程。2组穴位交替使用。

2. 艾灸疗法

【主穴】肝郁脾虚型穴取肝俞、脾俞、天枢、足三里、太冲；脾胃虚弱型穴取脾俞、胃俞、中脘、足三里、天枢；脾肾阳虚型穴取脾俞、肾俞、大肠俞、足三里、章门。

【操作】采用周楣声主任医师所创的"万应点穴笔"，根据不同的辨证分型，采用相应的穴位，先以药纸含药的一面平整紧贴穴位，用点燃的点灸笔对准穴位如雀啄之状，一触即起，每穴点灸5～6次，以局部皮肤潮红为度。

3. 耳穴压豆

【主穴】心、肝、脾、胃、肾、大肠、小肠。

【操作】双侧准确定位以上耳穴，局部消毒后取王不留行置于小胶布块上，将药粒对准耳穴，用手指压紧即可。嘱患者按压所贴耳穴每日3～4次，使其有酸胀痛热感，每3天更换耳贴1次。

4. 推拿疗法

【主穴】足三里、天枢、神阙、人横、气海、关元、上巨虚、脾俞、大肠俞。

【配穴】肝木乘土加太冲，脾胃虚弱加公孙，寒湿阻滞加命门。

【操作】腹部手法主要以一指禅推法为主，辅以摩法、振法；四肢及腰背部以按揉法为主。每次推拿治疗30分钟，每周治疗3次，连续4周为1疗程。

5. 穴位贴敷

【操作】艾叶5g，吴茱萸5g，川椒15g，干姜5g，香附15g，细辛10g，肉桂5g，丁香15g，荜澄茄1.5g与少许独头蒜泥混合而成膏状，取少量于神阙穴上，并用麝香追风膏固定，每日换药1次，10次为1疗程。

第十一节　溃疡性结肠炎

一、临床表现

起病多数缓慢，少数急性起病，偶见急性暴发起病。病程呈慢性经过，多表现为发作期与缓解期交替，少数症状持续并逐渐加重。腹泻见于绝大多数患者，黏液脓血便是本病活动期的重要表现。大便次数及便血的程度反应病情轻重，轻者每日排便2～4次，便血轻或无；重者每日10次以上，脓血显见，甚至大量便血。粪质多数为糊状，重者可至稀水样。轻型患者可无腹痛或仅有腹部不适，一般诉有轻度至中度腹痛，多为左下腹或下腹的阵痛，亦可涉及全腹。有疼痛→便意→便后缓解的规律，常有里急后重。可有腹胀，严重病例有食欲缺乏、恶心、呕吐。

二、治疗方法

1. 推拿疗法

【操作】第一步，患者俯卧位，用推摩法在患者背部两侧膀胱经治疗，从膈俞穴高度到大肠俞水平，自上到下治疗5分钟左右，拇指按法按膈俞、膏肓、脾俞、胃俞、大肠俞，每穴1～2 cm。用双手拇指推法推患者背部两侧膀胱经2分钟左右，小鱼际擦法横擦患者肾俞、命门，直擦督脉，以透热为度。第二步，患者仰卧位，用掌摩法摩患者小腹部6～8分钟，用掌揉法揉患者神阙穴2分钟左右。拇指按揉法按揉中脘、天枢、气海、关元各1分钟左右，拇指点法点按足三里、阴陵泉、太冲各1分钟左右，用力以患者自觉局部酸胀为度。第三步，患者坐位，用双手搓法搓患者胁肋3～5遍，搓患者肩背3～5遍。

2. 穴位注射

【主穴】单侧脾俞、足三里、上巨虚。

【操作】选取10 mL注射器抽取黄芪注射液4 mL，当归注射液2 mL，刺入穴位得气后，回抽无回血，每穴注入2 mL。第2天注射另一侧穴位，每日1次，12次为1个疗程，单疗程间隔4天。

3. 艾灸疗法

【主穴】神阙。

【操作】选新鲜生姜切成姜片，厚度约为5分硬币厚，面积大于艾炷的底面，再将姜片中央穿刺数个小孔，嘱患者平躺，将生姜置于脐部正中，置于穴位上，然后把蚕豆大小样艾炷（重量约3 g）置于姜片上，灸3壮，若姜片烤干皱缩，或感觉灼热时更换姜片，务必其温热透入肌肤，以局部皮肤潮红为度。每日灸治1次，12天为1个疗程，治疗结束后休息3天，继续第2个疗程。

4. 拔罐疗法

【操作】

第一步，患者俯卧，暴露躯干部，常规消毒，沿足太阳膀胱经、督脉在躯干部循行处按从上至下、从左至右的顺序闪罐治疗3遍；在脾俞、大肠俞、肾俞穴摇罐10分钟，脾俞、肾俞行补法，大肠俞行泻法。

第二步，患者仰卧，暴露腹部，常规消毒后涂适量按摩乳液，以神阙穴为圆心，在腹部顺时针摩罐10分钟；沿足阳明胃经、任脉在腹部循环处按从上至下、从左至右的顺序抖罐10分钟；在梁门、天枢、水道、中脘、关元穴振罐各1分钟，其中梁门、天枢、水道行泻法（提罐），中脘、关元行补法（按罐）。

隔日治疗1次，10次为1个疗程。

5. 穴位敷贴

【主穴】神阙。

【药物】丁香、小茴香、肉桂、五味子、艾叶、白胡椒、冰片。

【操作】上药共研细末备用。取上述中药散剂适量，以生姜汁调成糊状，涂抹于纱布上，涂抹面积10cm×10cm大小，贴于脐中神阙穴周围腹部皮肤上，以TDP灯照射30～40分钟，每日1次。

6. 耳穴压豆

【主穴】脾、大肠、内分泌、交感、皮质下。

【操作】局部用75%乙醇常规消毒后，用粘有王不留行的0.4cm×0.4cm的胶布，贴在耳穴上，使之固定，耳穴部位有酸、痛、胀、热感，每天按压3～5次，每次每穴按压10～20下。

7. 刮痧疗法

【操作】在人体腰背部、腹部用茶子油和牛角刮痧板按"从上到下，由内到外，先轻后重"的规则推刮皮肤出现红色小麻点（俗称痧疹点）或片状红色瘀斑为止，刮痧后在红色麻点、红色瘀斑和肺、脾、胃、肝、肾、大肠俞等穴，用8号注射针头将皮肤刺破出血，以壮医竹罐用闪火法进行拔吸10分钟，排出积聚于皮下的淤血、乳酸等有毒体液和湿气，每5天治疗一次，3次为1个疗程。间隔3天后行第2个疗程。

8. 足浴疗法

【药物】桂枝30g，白术50g，葎草200g，无花果叶100g，桔梗30g。

【方法】上药用水2500～3500mL浸泡30分钟，然后煮沸约20分钟，待药液温度降至30～45℃，将双足放入药液中浸洗，注意药液不要过膝，每天30～40分钟，每日1剂，每日3次。

第十二节　肝硬化腹水

一、临床表现

腹水常提示肝硬化已进入失代偿期。腹水发生前常先有下肢水肿和肠腔内胀气。少量腹水不易检出，有时仅靠超声才能发现。腹水形成后，腹胀感明显，患者直立位时耻前饱满。大量腹水时，腹部膨隆呈蛙腹；可见脐下垂（从剑突至脐的距离大于脐至耻骨联合的距离，是有一定诊断价值的体征）或脐病。重度腹水时出现心悸、呼吸困难或过度通气综合征。

二、治疗方法

1. 艾灸疗法

【操作】施灸安排在午休后，嘱患者排空小便，平卧，先指压按摩穴位，选择任脉中的关元（腹正中线，脐下3寸）、气海（腹正中线，脐下1.5寸）、水分（腹正中线，脐上1寸），自上至下，按任脉走行方向循序渐进的按摩，使患者全身肌肉放松，消除恐惧与紧张心理后，行隔姜灸。用艾炷隔姜灸神阙、中极2穴位，隔日1次，15天为1个疗程。

2. 穴位敷贴

【药物】大戟、甘遂、芫花、牵牛子、小茴香、冰片。粉碎后过100目筛，密封备用。

【操作】上药每次20g，用蜂蜜适量调成膏状，摊于5cm×5cm专用纱布上，局部用安尔碘消毒后贴敷神阙穴，胶布固定，24小时换药1次。

3. 刮痧疗法

【操作】用经络全息刮痧板和刮痧油自上而下先刮拭督脉，再刮拭足太阳膀胱经，并于肝俞、脾俞、膀胱俞、水分、气海、阴陵泉、三阴交、太冲穴位行重点按揉，每次刮拭10～15分钟，每周1次，8周为1个疗程.

4. 穴位注射

【主穴】委中。

【操作】常规消毒，用注射针快速刺入，上下提插，得气后注入呋塞米10～40mg，出针后按压针孔勿令出血。每日1次，左右两侧委中穴交替注射。

第十三节　高血压

一、临床表现

大多数起病缓慢、渐进，一般缺乏特殊的临床表现。常见症状有头晕、头痛、颈项板紧、疲劳、心悸等，呈轻度持续性，在紧张或劳累后加重，不一定与血压水平有关，多数症状可自行缓解。也可出现视物模糊、鼻出血等较重症状。约1/5患者无症状，仅在测量血压时或发生心、脑、肾等并发症时才被发现。

二、治疗方法

1. 耳穴压豆

【主穴】降压沟、角窝上、神门、心、肝、肾。

【配穴】头晕加枕；头痛加额。

【操作】用75%乙醇棉球消毒耳郭皮肤，再用消毒干棉球拭干。将粘有王不留行的方形小胶布贴在选定的耳穴上。嘱病人每天按压3～4次，每次以按压局部微热微痛为度，两耳交替贴压，4～6天换帖1次，8周为1个疗程。

2．穴位注射

【主穴】肾俞。

【操作】以2mL注射器5号针头、肾俞穴位注射川芎嗪10mg／次（0.5mL），1天1次，注射时，针头进入肾俞穴后，行捻转提插，患者有针感后，缓慢注入药液，1天1次。7次为1个疗程。

3．穴位敷贴

【主穴】百会、风池、神阙。

【操作】在贴敷膏药前，清洁局部皮肤。膏药制备选用有活血化瘀的中药附子、川芎、三棱等中药研成粉末，干燥放置备用，贴敷时用醋调成糊状，以橡皮膏固定穴位处。每贴至少24小时以上，每周不少于3贴。

4．刮痧疗法

【主穴】百会、天柱、曲池、内关、肩井、风池、人迎、足三里。

【操作】根据上述经穴，依下列顺序进行刮拭治疗。

（1）头部：由百会穴向颞部刮至太阳穴2～3圈，并在百会、风池穴位各重刮3～5下，不用抹油；

（2）后颈部至肩井穴；

（3）背部；

（4）肘内侧；

（5）肘外侧；

（6）大腿外侧；

（7）小腿前侧。

刮拭手法：一般采用平补平泻或泻法，对体质极弱者平补平泻或补法。曲池、足三里、风池、人迎等穴位，一般采用泻法。刮拭完后让患者喝1杯热开水，避免受风着凉，待痧退后（一般5～7天）再刮下一次，直至达到理想效果。刮拭疗程、次数及时间：一般5～8次，多为7次，每次约20分钟。

5．自体保健推拿

【操作】

（1）预备势：闭目静坐，双手扶膝，舌抵上腭，两唇稍分，呼吸均匀，为时5～10分钟。

（2）运顶：两手10指略张开，按于额上，从前发际开始，由前向后推按头皮像梳头之状，当移动的两手拇指到达风池穴时，则用拇指端在风池穴做环状按揉，如此来回

15次左右，以头皮微热为宜。

（3）按揉太阳：两拇指端分别置于两太阳穴，两食指端分部置于两攒竹穴，两手同时做由内向外的环形揉动1～2分钟，酸胀为度。然后闭目，用食、中、无名指腹按压眼球，不可太重，一松一按，反复10～15次。

（4）按压百会：用拇指或食指按揉百会穴1～2分钟，按至发胀为止。

（5）搓足心：两手搓热，左手置于右足心，右手置于左足心，同时搓动100次，直至发热。

（6）按拨曲池：左前臂曲90°，置于腹前，掌心向腹，右大拇指的指端按在曲池穴做前后方向拨动，以同样要求左大拇指指端拨动曲池穴。

（7）抹项：头微向左倾，左大鱼际置于右桥弓穴处（耳后高骨斜向前下方，动脉搏动处），然后做自上而下的抹动，头微向右倾，右大鱼际置于左桥弓穴，然后自上而下的抹动。

（8）调气：两肘部、两手手指微屈曲，掌心向下，两上肢慢慢提起至于肩平，同时深吸气，反复3～5次。以上操作安排在早起床后和晚睡前各做1次，每次30～40分钟。

第十四节　冠心病稳定型心绞痛

一、临床表现

心绞痛以发作性胸痛为主要临床表现。其部位主要在胸骨体中段或上段之后可波及心前区，有手掌大小范围，甚至横贯前胸，界限不很清楚。常放射至左肩、左臂内侧达无名指和小指，或至颈、咽或下颌部。胸痛常为压迫、发闷或紧缩性，也可有烧灼感，但不尖锐，不像针刺或刀扎样痛，偶伴濒死的恐惧感觉。发作常由体力劳动或情绪激动所激发，饱食、寒冷、吸烟、心动过速、休克等亦可诱发。疼痛多发生于劳力或激动的当时，而不是在一天劳累之后。疼痛出现后常逐渐加重，然后在3～5分钟逐渐消失，可数天或数星期发作1次，亦可1天内多次发作。

二、治疗方法

1. 艾灸疗法

【主穴】膻中。

【操作】患者取平卧位，充分暴露膻中穴部位，用清艾条作灸材；点燃艾条一端后，施灸膻中穴，灸火约离皮肤5～10cm。采用温和悬灸法，使患者局部有温热感而无灼痛为宜；施灸10分钟，以局部皮肤呈红晕为度；每日灸治1次，灸治2周为1个疗程。

2．穴位敷贴

【药物】三七1份，水蛭、黄芪各1.5份，沉香粉、冰片各0.5份，丹参、葛根各7.5份，天然麝香0.002份，制成流浸膏，加入苯甲酸钠防腐，置阴凉处备用。

【主穴】第1组为心俞（双）、内关（双）、膻中；第2组为厥阴俞（双）、心平（双，奇穴，在心经线上，肘横纹下3寸）、巨阙。

【操作】用乙醇消毒皮肤并脱去表面皮脂，将药膏2g（相当于原药材56g）涂于上述穴位上，用塑料薄膜覆盖后，加胶布固定。每次选用1组穴位，48小时后更换另一组。

3．穴位注射

【主穴】心俞、厥阴俞。

【操作】患者取俯卧位，用无芯圆珠笔在穴位处标记；穴位局部2.5%碘酊和75%乙醇常规消毒；用5mL注射器配6号针头，抽取丹参注射液2mL，将针与皮肤呈90°刺入约13mm，缓慢转动针尖待有针感后，注射器回抽无血，缓缓注入丹参注射液1mL后出针，棉球按压针孔。另一侧同法操作。治疗隔天1次，心俞和厥阴俞交替进行。10次为1个疗程，共治疗3个疗程。

4．耳穴压豆

【主穴】心、神门、交感、肾。

【配穴】肝、脾、肺、内分泌。

【操作】以人体信息观察仪的探针刺每个穴后，取王不留行用小块胶布固定在穴位上，令患者每日自行按压5～8次，以每个穴位麻痛为度；每周贴压2次，两耳交替，治疗10次。

5．推拿疗法

【主穴】心俞、厥阴俞、内关、神门、膻中、曲池、中冲、少冲、大陵等。

【操作】滚法、指揉法、点揉法、拿法、一指禅偏峰推、摩法、搓法等。

（1）患者取坐位，术者先以滚法在背部以心俞、厥阴俞为中心治疗3～5分钟，继以指揉法刺激心俞、厥阴俞各3～5分钟。

（2）患者取仰卧位，术者先以一指禅偏峰推膻中1～3分钟，以掌摩法在心前区治疗5～10分钟。

（3）患者取仰卧位，以指揉法分别刺激内关、神门、大陵穴各1～2分钟，刺激曲池、中冲、少冲穴各1分钟。

（4）患者取仰卧位，以滚法、按揉法沿手厥阴心包经、手少阴心经来回各治疗3～5遍，然后搓上肢各3～5遍，结束治疗。

6．刮痧疗法

【平时刮治部位】头部：额中带、额旁带（右侧）。背部：督脉——大椎穴至阳穴。膀胱经——双侧厥阴俞至心俞、神堂。胸部：任脉——天突至膻中穴、巨阙穴。上肢：手厥阴心包经——双侧郄门穴至间使穴、内关穴。下肢：足少阴肾经——双侧太溪穴、三阴交穴；足明阳胃经——足三里穴。

【心绞痛发作时刮治部位】重点刮治至阳穴、双侧心俞穴、膻中穴、双侧内关穴。额中带：额部正中发际内，自神庭穴向下1寸，左右各旁开0.25寸的条带，属督脉。额旁带：额中带外侧、目内眦直上入发际，自眉冲穴向下1寸，左右各旁开0.25寸的条带，属足太阳膀胱经。

第十五节　心律失常

一、临床表现

心律失常是指心脏冲动的频率、节律失去正常活动的规律。当心脏冲动的产生与传导异常时，整个心脏或部分心肌活动过快、过慢、不规则或各部分活动的程序异常，即形成了心律失常。

二、治疗方法

1. 艾灸疗法

【操作】患者取侧卧位或俯卧位，背俞穴取厥阴俞至膈俞段（双侧）。用特制固定器同时点燃2支清艾条，在所取范围往返温和熏灸，艾条与穴位距离以患者能耐受为度，施灸结束时，灸处应皮肤潮红，患者自觉有股温暖之气，有背部向胸部（心脏）部位透散者为良。1次约30分钟，每日1次，10天为1个疗程，疗程间休息5天，共治疗2～4个疗程。

2. 耳穴压豆

【主穴】心、交感、神门、枕、皮质下。

【配穴】因器质性疾病导致心律失常者，加小肠、耳迷根；合并神经衰弱者，加肾；合并内分泌紊乱者，加内分泌；合并高血压者，加耳背沟。

【操作】采用0.40mm×13mm毫针，在所取耳穴处找到敏感点针刺，针刺深度，刺入耳软骨而不刺透。每日治疗1次，每次1侧耳穴，两耳交替。10次为1个疗程。心律恢复正常后，改用耳穴压丸法，巩固疗效。

3. 穴位注射

【主穴】平心穴（经验穴，在手少阴心包经上，腕横纹上3～5寸压痛点）、厥阴俞为第1组，内关、心俞为第2组。

【配穴】气血虚型加足三里，阴虚火旺型加太溪，痰火型加丰隆，血瘀型加血海。

【药物】生脉注射液、丹参注射液。

【操作】主穴每次选择一组，配穴随症加减。用一次性10mL注射器抽取生脉注射液4mL及复方丹参注射液4mL混合均匀，进行针刺，针刺深度以病人产生针感为度，回抽无血时将药物注入1mL，依次在所选穴位针刺注射。2天注射1次，两组穴位交替使用，10次为1个疗程。

4．穴位敷贴

【药物】自制醋调吴茱萸粉末。

【主穴】双侧内关、心俞。

【操作】将中药吴茱萸打成粉末，置于干燥容器内，每次取适量，醋调，将调好的吴茱萸粉取约2g置于2cm×2cm的胶布上，贴于指定穴位上，每日1次，每次贴敷8h。

5．推拿疗法

适用于胸椎小关节紊乱所致心律失常。

【操作】

（1）掌推法：患者卧位，胸前垫一软枕，两上肢置于身旁，自然放松。医者位于患者左侧，右手掌根按压在患椎棘突，左手放在右手背上，嘱患者做深吸气，在呼气末时，医者手掌（与脊柱呈45°）向前下方推按，听到"咯"声时，手法告毕。

（2）按揉捏脊法：沿竖脊肌及椎旁用拇指向内向下按摩，然后用两手掌呈纵行向上推挤，其余4指提挤耸起皮肤旋转提挤，顺延向下。

（3）膝顶法：此法适用于胸椎上段后关节紊乱。患者端坐低凳上，双手自然垂放，医者双手自患者两肩外侧环抱上胸，双手掌在患者胸骨上端指交叉处相握，嘱患者略后仰背靠医者右膝前，头置于医者右肩，医者上身略前俯，右肩顶住患者椎棘突，在患者深吸气后呼气时，双手用力往后下方压，右膝同时往上顶推，听到"咯"的一声后，手法告毕。

第十六节　肥胖

一、临床表现

肥胖症的临床表现包括肥胖本身的症状和并发症的症状。肥胖症患者因体重增加，可引起下腰痛、关节痛、消化不良和气喘。肥胖症的患者可因体型而引起自卑感、焦虑、抑郁等身心问题。与肥胖症密切相关的一些疾病，如心血管病、高血压、糖尿病等患病率和死亡率也随之增加，肥胖症的并发症有睡眠呼吸暂停综合征、静脉血栓等，并增加麻醉和手术的危险性。肥胖症患者因长期负重易患腰背痛、关节痛，皮肤皱褶处易发生皮炎、破溃，并容易合并化脓菌和真菌感染。

二、治疗方法

1. 艾灸疗法

【主穴】脾虚湿阻型：水分、天枢、关元、丰隆、三阴交；胃热湿蕴型：支沟、内庭、曲池、腹结、三阴交；冲任失调型：关元、带脉、学海、太溪、三阴交。

【操作】患者均应用灸法，用单头灸器，每穴5分钟，自上而下施灸，4周为1个疗程，前2周每周5次，后2周隔日1次，每两个疗程之间间隔1周，进行下1个疗程。

2. 耳穴压豆

【主穴】胃、脾、交感、内分泌、饥点等。

【配穴】嗜睡者加耳穴神门、脑点；便秘者加便秘点、大肠点；血压高者加降压点等。

【操作】选用75%乙醇棉球消毒选定的耳穴，然后用胶布把王不留行贴压在耳穴各点处，每次贴压一侧耳穴，双耳交替进行，每3天更换1次，10次为1个疗程。嘱患者每次饭前按压贴有中药的耳穴，每穴每次按压20～30下，每日3～4次。

3. 推拿疗法

【操作】

(1) 找准腹部的任脉经、肾经、胃经、脾经、肝经5条经脉，9条循环线路进行点穴推拿2～3cm。

(2) 环摩脐周，以两手掌搓热，趁热以一手掌置于脐上，顺、逆时针，从小到大，从大到小，稍用力摩腹各2～3分钟。

(3) 提拿腹肌，以一手提拿中脘穴肌肉组织，另一手提拿气海穴处肌肉组织，提拿时宜面积大，力量深沉。拿起时可加捻压动作，放下时动作应缓慢，反复操作20～30次。

(4) 推擦腹部，双掌自肋下向腹部用力推擦，以透热为度。

(5) 拿胁肋，双手从胁下向胁肋部肌肉，一拿一放，拿起时亦应加力捻压，并由上向下操作，反复进行20～30次。

(6) 分推腹阴阳，用两手4指分置于剑突下，自内向外下方沿季肋下缘分推20～30次。

(7) 按揉经络穴位，以一手手指按揉上脘、中脘、神阙、气海、关元、天枢等穴各0.5分钟。

前5天每天1次，以后则隔日1次，20次为1个疗程，1个疗程后休息5天后行下1个疗程。一般治疗2个疗程为度。

4. 刮痧疗法

【药物】生大黄30g，泽泻30g，首乌20g，丹参20g，山楂15g，决明子15g，全瓜蒌20g，白芥子15g。上药加水300mL，浸泡30分钟后，先武火煮沸后改文火慢煎30分钟，去渣取汁。如此反复煎煮3次，取药汁文火浓缩，加入适量的凡士林调匀而成。

【操作】后背刮治脾俞至肾俞，腹部刮治中脘至关元，配合刮梁丘三阴交两穴。腹部肥大、脂肪堆积者测量腹围。从脐中线向两侧刮拭腹部，另刮治中脘至关元。臀部肥大者测量臀围。刮背俞穴至会阳，另从臀裂向外侧刮拭。腿粗肥者测量腿围。重点沿足阳明胃经刮拭。初次刮拭前，测量必要的数据，如体重、腹围、臀围、腿围等。刮痧前，嘱受术者沐浴清洁，选择合适的体位，并确定治疗部位，尽量暴露。

施术者右手持刮痧板，蘸取清脂液，顺着一个方向刮：一边蘸取介质，一边刮拭，以皮下出现微紫红或黑色斑点、斑块即可。间隔3～5天，再行下次刮痧。直至刮痧部位无明显斑块或斑点时，测取相关数据，评测疗效。

5．穴位贴敷

【药物】制天南星、三棱、莪术、大黄、冰片。

【主穴】中脘、关元、气海、天枢、水道、大横。

【操作】上述药物研成粉末，按3：3：3：3：1比例混合均匀，加甘油调成膏状，制成大小1.5cm×1.5cm、厚度约0.3cm药贴，贴于穴位处，用胶布固定，保留6～8小时，由患者自行取下。每日1次。

6．中药熏蒸

【药物】玉米须、冬瓜皮各40g，茯苓、木瓜各20g，大黄、白芷、益智仁、荷叶、细辛各10g，番泻叶30g。

【操作】每日1次，10次为疗程。疗程之间休息5～7天。

第十七节　高脂血症

一、临床表现

高脂血症是由于脂肪代谢或转运异常使血浆中一种或几种脂质高于正常，可表现为高胆固醇血症、高三酰甘油血症或两者兼有。可在相当长时间无症状，其主要表现有两方面，即脂质在皮内沉积引起黄色瘤以及脂质在血管内皮沉积引起动脉粥样硬化、冠心病、脑血管病和周围血管病。

二、治疗方法

1．艾灸疗法

【主穴】手三里、足三里、神阙。

【操作】选用华佗牌灸用太乙条在相距穴位皮肤10cm处，在以穴位为中心直径5mm范围内回旋灸，每个穴位灸5分钟，共治疗25分钟。

2．穴位注射

【主穴】双侧曲池、足三里、三阴交、丰隆。

【操作】选用丹参注射液8mL用0.55mm×40mm针头的5mL一次性注射器给患者注射。局部用75%乙醇消毒后，于相应穴位进针，待酸胀得气后回抽无血，将丹参注射液注入，每穴1mL。隔日1次，10次为1个疗程。

3．穴位敷贴

【主穴】足三里、丰隆、三阴交、脾俞、中脘。

【药物】麝香20g，沉香65g，冰片15g。

【操作】先把沉香粉碎后，再按配方将其他药材放入研钵内反复研磨，混合均匀后储瓶备用。用时取药粉0.5g放在所选穴位上，用胶布固定。每周敷药3次，一般21天为1个疗程。

4．耳穴压豆

【主穴】脾、胃、肝、肾、心。

【配穴】脑、降压沟、神门、额、交感等。

【操作】将木香顺气丸置于6mm×6mm大小的胶布上，每次选上述穴位中的6～8个贴压，嘱患者自行按压，使耳郭充血、胀痛，按压力度适中，避免皮损引起感染。每日按压5次，每次按压5分钟，每3～4天换帖，两耳交替，30天为1个疗程。

5．拔罐疗法

【操作】沿膀胱经背部第一侧线进行走罐，患者俯卧位，以凡士林油均匀涂于背部，根据患者体质及耐受程度，取大小合适的玻璃罐，以适当的力度吸附于背部，推动其上下移动，要求在移动过程中患者没有明显疼痛感，上下推动5次，以出现皮下瘀点或瘀斑为度。选取心俞、膈俞、肝俞中一个腧穴，在穴位处观察是否有小络脉扩张或浮于皮肤上，如有，则选用三棱针点刺其上；如没有，则选用七星针扣刺，中等力度，以出现血珠为度。3个穴位交替选用。

第十八节 甲状腺功能亢进症

一、临床表现

甲状腺功能亢进症简称甲亢，是由多种原因引起甲状腺激素分泌过多所致的一组内分泌疾病。本病多见于女性，男女之比为1：（4～6），各年龄组均可发病，以20～40岁多见。一般起病缓慢，不易确定发病日期，精神刺激为重要诱因。临床表现轻重不一，典型病例常有高代谢症群、甲状腺肿大及凸眼征。

1．高代谢　常有多食、易饥、疲乏无力，怕热多汗、皮肤温暖湿润，尤以手足掌、脸、颈、胸前、腋下等处为多，皮肤红润，平时可有低热，危象时有高热。

2．甲状腺肿　一般甲状腺左右两叶呈弥漫性、对称性肿大，峡部也肿大呈蝶型。吞咽时上下移动，质软，久病者较韧。也可不对称或有结节。由于甲状腺内血管扩张，血流增多、加速，在颈部腺体上下极常可闻及血管杂音或可扪及震颤，但须与颈静脉血管音相鉴别。极少数甲状腺位于胸骨后纵隔内，则需用同位素或X线方可查明。甲状腺肿大程度与甲状腺亢进症轻重一般无明显关系。

3．眼征　是甲亢重要症状之一，具有特殊性，分为非浸润性和浸润性突眼两种类型。

（1）浸润性凸眼：又称良性凸眼，占本病的大多数，一般属双侧对称性，可能由于交感神经兴奋，眼外肌群和上睑肌张力增高所致。临床上表现为：眼裂增宽；少眨眼和凝视；眼球向下看时，因上眼睑后缩而往往不能随眼球下垂；眼向上看时，前额皮肤不能皱；眼球向内侧聚合欠佳。

（2）浸润性凸眼：又称内分泌性凸眼、眼肌麻痹性凸眼或恶性突眼，较少见，但症状较重。患者有畏光、流泪、眼部胀痛、刺痛、异物感，甚而有复视、视野缩小、视力减退。凸眼一般在18mm以上。由于眼球高度突出，眼睑不能闭合，结膜和角膜经常暴露，易受外界刺激而发生结膜充血、水肿、角膜炎、角膜溃疡，严重时会引起全眼球炎以致失明。

二、治疗方法

1．艾灸疗法

【主穴】大杼、风门、肺俞、大椎、身柱、风池。

【操作】分别采用麦粒灸、实按灸方法，每次每穴灸7～10壮，至局部皮肤红晕、药气温热透达深部为度。每日或隔日1次，10次为1个疗程。

2．耳穴压豆

【主穴】耳穴轮1～6、耳门、内分泌、甲状腺点。

【配穴】心动过速者加心，多汗者加肺、肾；烦躁易怒者加肝、交感；易饥者加胃；口干者加渴点；失眠者加枕；眼凸胀者加眼。

【操作】按摩用具为直径约1.5mm的无尖圆头针，将针头对准所取耳穴，每次按摩5秒左右，间隔14天再按摩第2次，以此类推。

第十九节　糖尿病

一、临床表现

糖尿病患者由于胰岛素绝对或相对不足及或胰岛素抵抗，摄入的葡萄糖机体不能利用，出现以高血糖为主的一系列代谢紊乱。典型临床表现为多尿、多饮、多食、体重下降，称之为三多一少症状。病程中可发生急性或慢性并发症。

二、治疗方法

1. 艾灸疗法

【主穴】气海、关元、三阴交、阴陵泉、太溪、肾俞、命门、脾俞、中级、复溜、足三里。

【操作】操作时将艾炷置于穴位上点燃，每穴灸治5～10壮，每次选用6个穴，以上各穴交替使用。每日疗程1次，15天为1个疗程。

2. 穴位敷贴

【主穴】肾俞、脾俞、气海。

【药物】丁香、肉桂、细辛、冰片、姜汁。

【方法】贴膏穴位敷贴，3天1次，每周2次，第7天皮肤休息，10次为1个疗程。

3. 耳穴压豆

【主穴】胰胆、内分泌，同时依据患者上、中、下三消的症状，分别加用肺、脾、肾三穴。

【配穴】缘中、肾上腺、交感、渴点、饥点。

【操作】常规消毒耳郭后，以磁珠对准耳穴贴紧并稍加压力，以胶带固定。嘱患者每日自行按压双侧耳穴上的磁珠3次，间隔4小时，每次1～2分钟，以耳部感到酸胀发热为度。每次贴压5～10天更换。

4. 推拿疗法

【操作】自颈肩、背部、腰臀、腿至足跟滚法反复10次，顺足太阳膀胱经的大杼、肺俞、心俞直至膀胱俞进行推按，顺双下肢膀胱经和少阳经自臀部至足部推按。一指禅推阳谷、太溪、三阴交、肝俞、脾俞、肾俞、胃俞、梁门、天枢、足三里、血海等穴3～5遍，以上手法均治疗10分钟。整脊推拿法如下。

（1）小杠杆整脊法：在胸椎6～11椎关节推按治疗，令病人俯卧或侧卧，术者双手拇指按压两棘突间做前后推按60次。

（2）椎间小关节按法：令病人俯卧位，术者双手拇指放置于棘突旁1.5cm处分别按压左、右侧，推按60次。

（3）左、右斜动按脊法：术者双手拇指放置于棘突侧面进行推按，推按的方向力向对侧倾斜45°，推按60次。

（4）整脊法：包括三维立体斜扳法、顶整脊法。三维立体斜扳法：病人侧卧位，髋、膝关节屈曲，下肢伸直，术者立于病人侧面，肘关节置于病人的肩部，中指置于偏歪的棘突，另一前臂肘关节置于髋关节及臀部，两侧臂肘关节相对用力，使上身和臀部做相反方向旋转（肩部旋后，臀部旋前，同时嘱病人尽量放松），用力做稳妥推扳动作，此刻往往可听到清脆的弹响声。

（5）顶法：病人取坐位，双手抱住颈部，术者立于病人后方，用膝关节顶住胸椎棘突间，双手分别握住病人双侧肩部，前顶、后拉同时用力，听到清脆的弹响声，手法结束。每天治疗1次，治疗30天。

第二十节　糖尿病周围神经病变

一、临床表现

临床上先出现肢端感觉异常，分布如袜子或手套状，伴麻木、针刺、灼热或如踏棉垫感，有时伴痛觉过敏。随后有肢体痛，呈隐痛、刺痛或烧灼样痛，夜间及寒冷季节加重。后期可有运动神经受累，出现肌张力减弱、肌力减弱以致肌萎缩或瘫痪。

二、治疗方法

1．艾灸疗法

【主穴】肾俞、脾俞、足三里、涌泉。

【配穴】上肢麻木、疼痛者加曲池、外关，下肢麻木、疼痛较甚者加三阴交、太虚。

【操作】取艾条1支，将艾条的一端点燃，对准施灸部位（穴位处），距15～25mm进行熏灸，使患者局部有温热感而无灼痛，至皮肤稍起红晕为度。对于知觉减退的患者，施灸者可将食、中两指置于施灸部位两侧来测知局部受热程度，以便随时调节施灸距离，掌握施灸时间，防止烫伤。肾俞、脾俞每穴灸8～10分钟；其余各穴每穴灸3～5分钟。施灸的次序及体位：先灸背部脾俞、肾俞，后四肢穴位，由上及下。体位或坐或卧，皆需平直。点定穴位后，不能变动体位及姿势。隔日治疗1次，10次为1个疗程，休息2天再进行下1个疗程。

2．穴位注射

【主穴】双侧足三里

【操作】采用穴位注射复方当归注射液疗法，用5mL注射器抽取复方当归注射液（成分为当归、川芎、红花）2mL，每侧穴位注射1mL，隔日1次，10次为1个疗程。

3．推拿疗法

【主穴】脾俞、胃俞、足三里、血海、阳陵泉、地机、三阴交、悬钟、太溪、解溪及八风。

【操作】病人仰卧位，施用疏肝开胸顺气法，以玄门为主，点三脘，开四门，提拿足三阴，揉拿血海、梁丘，点按足三里、三阴交，掐拿八风，病人仰卧位，揉滚背俞穴，以脾俞、胃俞及肾俞为主，掐拿八风。以上推拿治疗，每日1次。

4．足穴推拿

【操作】采用全足按摩、重点加强的方法。重点推拿垂体、肾、肾上腺、胰腺、胃、十二指肠、脾等反射区和涌泉、三阴交、太冲、足三里、承山等穴位。以上操作20分钟，双足共40分钟。每天1次。

5．足浴疗法

【药物】透骨草、威灵仙、苏木各30g，桂枝20g，红花、伸筋草、木瓜、王不留行各30g，艾叶20g。

【操作】将通络洗方原方1付加水淹没并浸泡30分钟后，武火煎沸20分钟，滤取药汁300mL，加盖静置使水温降至36～38℃，嘱患者将双足放入药液中浸泡，每次30分钟，每日2次。

第二十一节　痛风性关节炎

一、临床表现

常午夜起病，因疼痛而惊醒，突然发作，下肢远端单一关节红、肿、热、痛和功能障碍，最常见为拇指及第一跖趾关节，其次依序为踝、膝、腕、指、肘等关节，患者有发热，血白细胞增高，血沉增快，给予秋水仙碱治疗后，关节炎症可以迅速缓解，有特殊治疗效果。初次发作常呈自限性，一般经1～2天或多至几周后可自行缓解，此时受累关节局部皮肤出现脱屑和瘙痒，为本病特有的症状，但非经常出现。伴高血尿酸症，关节液白细胞内有尿酸盐结晶或痛风石针吸活检有尿酸盐结晶，是确诊本病的依据。急性期缓解后，患者全无症状，称为间歇期。此期可持续数月或数年，少数患者仅有一次单关节炎，以后不再发作，但大多数患者在一年以内复发。有的患者急性期症状轻微未被注意，待出现关节畸形后始被发现。受寒、劳累、饮酒、高蛋白、高嘌呤饮食或穿紧鞋、外伤、手术、感染等为常见的发病诱因。

二、治疗方法

1. 艾灸疗法

【主穴】阿是穴（红肿热痛最明显处）、双侧小肠俞、足三里、丰隆。

【操作】以百合与冰片按10：1的比例用饴糖制成1.5mm厚药饼；将药饼覆盖于上述穴位，并把灸柱置于饼上燃烧，以不灼伤皮肤为度。每次3壮，2天1次，10次为1个疗程。疗程间休息1周。

2. 中药贴敷

【药物】大黄2份，侧柏叶2份，黄柏1份，泽兰1份，薄荷1份。

【操作】按比例制成粉剂，以医用凡士林为基质，倒入适量双柏散，搅拌而成双柏膏。将药膏平摊在棉垫上，敷于患处，每天1次，5天为1疗程。

3. 中药熏洗

【药物】天麻15g，红花10g，川牛膝30g，豨莶草50g，伤筋草30g，土茯苓30g。

【操作】每日1剂，加水煎煮2次，每次30分钟，合并滤液，与开水同入桶中，先熏蒸后泡洗，早、晚各1次，每次45分钟，连续治疗1周。

4. 穴位注射

【主穴】外关、合谷、八邪、足三里、阳陵泉、昆仑、照海、八风、阿是穴。

【操作】穴位局部常规消毒后，用5mL注射器抽取正清风痛宁药液，快速刺入穴位一定深度，以产生酸麻胀感（不必强求）为佳。回抽无血即可注药，每日1次，每次用药100mg（2支）。每次选2~4穴，每穴注药约0.5mL左右。（注意事项：首次注射药量为50mg，观察无过敏反应方可继续注射）。10次为1个疗程，共治疗3个疗程。

5. 刮痧疗法

【操作】采用牛角刮痧板及广西壮族地区特产的生山茶油；刮痧部位以背部为主，局部为辅。患者俯卧或坐位，暴露背部和患处，在刮拭部位涂上刮痧油，以均匀的力度按照由上到下，由轻到重，先中间后两边（脊柱及华佗夹脊穴）反复刮拭，以局部出现痧斑、痧疹或灼热感为度。

第二十二节 类风湿关节炎

一、临床表现

以缓慢而隐匿的方式起病，在出现明显关节症状前有数周的低热、乏力、全身不适、体重下降等症状，以后逐渐出现典型关节症状。少数则有较急剧的起病，在数天内出现多个关节症状。

1. 晨僵　病变的关节在夜间或日间静止不动后出现较长时间（至少1小时）的僵硬，如胶粘着样的感觉。出现在95%以上的患者。晨僵持续时间和关节炎症的程度呈正比，它常作为本病活动指标之一。

2. 关节痛与压痛　关节痛往往是最早的症状，最常出现的部位为腕、掌指关节、近端指间关节，其次是足趾、膝、踝、肘、肩等关节。多呈对称性、持续性，但时轻时重。疼痛的关节往往伴有压痛。受累关节的皮肤出现褐色色素沉着。

3. 关节肿　多因关节腔内积液或关节软组织炎症引起。病情较长者可因滑膜慢性炎症后的肥厚而引起肿胀。受累的关节均可肿，常见的部位为腕、掌指关节、近端指间关节、膝等关节，亦多呈对称性。

4. 关节畸形　多见于较晚期患者。因滑膜炎的绒毛破坏了软骨和软骨下的骨质结构构成关节纤维性或骨性强直，又因关节周围的肌腱、韧带受损使关节不能保持在正常位置，出现手指关节的半脱位如尺侧偏斜、屈曲畸形、天鹅颈样畸形等。关节周围肌肉萎缩、痉挛则使畸形更为严重。

二、治疗方法

1. 艾灸疗法

【主穴】膈俞、血海、肾俞、关元、足三里、阴陵泉。

【配穴】肩部取肩贞、肩髃，肘部取曲池、尺泽，腕部取外关、阳池、阳溪，手部取合谷、八邪，股部取环跳、风市，膝部取膝眼、鹤顶、阳陵泉，踝部取昆仑、申脉、照海、太溪、三阴交，足部取太冲、八风及各部位相应阿是穴。

【操作】艾条温和灸穴位及相应阿是穴5～15分钟，以局部皮肤红晕透热为度。

2. 穴位注射

【主穴】曲池、足三里。

【配穴】手指关节取八邪、后溪；腕关节取外关、阳溪；肘关节取尺泽、天井；肩关节取肩三针；膝关节取膝眼、阳陵泉；踝关节取照海、太溪；指关节取八风穴。

【操作】严格无菌操作，用6～7号针头刺入所选穴位，提插得气后，回抽无血，再将药液缓慢注入。八风、八邪注入0.5～1.0mL，其余每穴注入2～4mL。每天1次，10天为1个疗程。2个疗程中间休息3天。

3. 中药外敷

【药物】大黄2份，侧柏叶2份，黄柏1份，泽兰1份，薄荷1份，按比例制成散剂。

【操作】将双柏散粉末倒入碗内，加入适量的蜂蜜和水，成糊状。用生理盐水棉球擦洗患处皮肤，将调好的药物平摊在"舒适妥"胶布上，薄厚适中（过厚浪费药物，过薄影响药物的治疗效果），然后放入微波炉中加热1分钟，立即敷在患处。

4. 中药熏蒸

【药物】根据疾病辩证寒热不同，分为熏蒸1号和2号方，四肢熏蒸采用熏1方（羌活、独活、防风、桂枝、细辛、川芎、海风藤、徐长卿、姜黄、苏木、冰片等），治以祛风除湿、温经散寒、活血通络；而颈肩腰背熏蒸采用熏2号（羌活、独活、桂枝、川乌、草乌、姜黄、千年健、威灵仙、杜仲、续断、牛膝、冰片），以温补肾阳、强壮筋骨为主。

【操作】熏蒸时将熏蒸1号或2号方药装入纱布袋中，放入熏蒸治疗仪药箱内煮沸，蒸汽温度设置在55℃左右，淋洗的药液在48℃左右时即可治疗。患者将肢体、肩颈及腰背部皮肤暴露，即取坐位将患肢伸入治疗仪器中，在熏蒸的同时，间断喷出药物进行淋洗；取卧位暴露肩颈及腰背部关节患处进行治疗。每次20分钟，每天1次，20次为1疗程。

5．推拿疗法

【操作】

（1）上肢：

1）医者站于一侧，一脚踩在凳子上，将患肢搁在大腿上，用法于手臂内、外侧施治，从腕部至肩部上下往返，关节僵直者同时适当配合关节的被动活动。

2）从肩部到腕部，上下往返用拿法，重点在肩、肘、腕部配合按揉肩髃、肩贞、曲池、尺泽、手三里、合谷、阳池、大陵。

3）医者坐于前侧，捻揉腕部及各掌指和指间关节，同时给予适当摇法，然后摇肩、肘关节，搓上肢4～5次。

（2）下肢：

1）病人仰卧位，医者站于旁，用法施于大腿前部及内侧，向下至小腿外侧，沿足三里、阳陵泉穴向下至踝部，同时配合髋关节的外展、外旋被动活动。

2）在膝关节周围用揉法治疗，同时配合揉擦膝眼。

3）在踝关节周围及足背用滚法治疗，同时配合踝关节屈伸及内、外翻活动再捻摇足趾和踝关节。然后拿委中，自小腿后侧向下到跟腱4～5次施拿法。最后搓下肢，自大腿至小腿，不论上肢或下肢，病变较重关节，均加用擦法和热敷。一般视病情隔日按摩1次，重者每日按摩1次，15天为1个疗程。

6．刮痧疗法

【操作】

病变部位在上肢关节：

（1）刮手阳明大肠经：由曲池穴处沿前臂后外侧，经手三里、阳溪、合谷、二间等穴，刮至食指端的商阳穴处。

（2）刮手少阳三焦经：由天井穴处沿前臂后侧正中向下经支沟、外关、阳池等穴，刮至指端。

（3）刮手厥阴心包经：由曲泽穴处沿前臂前侧正中经内关、大陵、劳宫等穴，刮至中指端的中冲穴处。

（4）沿病变关节呈离心方向刮。

病变部位在下肢关节：

（1）刮足阳明胃经：由梁丘穴处沿下肢外侧向下经犊鼻、足三里、条口、解溪等穴，顺脚背刮至内庭穴处。

（2）刮足太阳膀胱经：由委中穴处沿下肢的后侧正中向下经承山、昆仑等穴，刮至小指端。

（3）刮足三阴经：由阳陵泉、曲泉穴处沿小腿内侧经地机、三阴交、太溪等穴刮至隐白穴处。

（4）沿病变关节呈离心方向刮。

病变部位在脊柱：

（1）刮督脉：由风府穴处沿脊柱正中向下经大椎、身柱、至阳、命门、腰阳关等穴，刮至腰俞穴处。

（2）刮足太阳膀胱经：由天柱穴处沿脊柱两侧向下经大杼、风门、膈俞、肝俞、关元俞等穴刮至次髎穴处。

7．拔罐疗法

【操作】拔罐的穴位多取背俞穴及膝关节、肩关节局部穴位为主。皮肤、罐具常规消毒，根据拔罐部位选择大小适当的玻璃罐，留罐时间1小时。根据起疱情况，取下罐时用针刺破水疱，用消毒棉擦干，外科常规处理，用消毒纱布盖好出水处即可，不必特殊处理，第2次更换穴位，每次拔3～5穴，交替进行。1天1次，连续拔10天，休息2天。

8．耳穴压豆

【主穴】指、腕、肩、肘、肩关节、踝、膝、颈、骶腰椎、胸椎、颈椎、上耳背、中耳背、下耳背。

【操作】耳郭常规消毒，找准穴位，取中药王不留行，用0.5cm×0.5cm胶布粘贴于耳穴上，并适当加压。根据病变部位每次取穴4～5个，两耳交替，隔日换帖1次，每日按压耳穴3次，每次持续20分钟，按压时活动病变关节。

第二十三节　强直性脊柱炎

一、临床表现

起病大多数缓慢而隐匿，男性多见，且一般较女性严重。发病年龄多在10～40岁，以20～30岁为高峰。早期症状常为腰骶痛或不适、晨僵等。也可表现为臀部、腹股沟酸痛或不适，症状可由下肢放射而类似"坐骨神经痛"。少数患者可以颈、胸痛为首发表现。症状在静止、休息时反而加重，活动后可以缓解。夜间腰痛可影响睡眠，严重者可在睡眠中痛醒，须下床活动后方能重新入睡。约半数患者以下肢大关节如髋、膝、踝关节炎症为首发症状。常为非对称性、反复发作与缓解，较少表现为持续性和破坏性，为区别于类风湿关节炎的特点。典型表现为腰背痛、晨僵、腰椎各方向活动受限和胸廓活动度减少。随着病情进展，整个脊柱可自上而下发生强直。

二、治疗方法

1．艾灸疗法

【操作】患者取俯卧位，充分暴露脊柱及两侧，消毒脊柱及两侧的皮肤，用消毒的七星针垂直叩刺皮肤，使其有明显充血、潮红，但不出血为度，然后在脊柱及两侧撒上薄薄的一层中药粉末（药物组成：麝香、马钱子、川芎、当归、淫羊藿、雷公藤等），在其上铺两层纱布，上面放约1.5cm厚的捣碎的生姜，再放上艾绒，然后点燃艾绒，让其自然燃烧，待无火后，去掉艾灰。换2次艾绒。热度以患者能忍受为度，若太热，可轻轻上提纱布并移动。每日1次，连续治疗7次为1个疗程，10天后再治疗7次。

2．穴位敷贴

【主穴】

（1）督脉穴位：大椎、至阳、筋缩、命门、腰阳关；

（2）膀胱经第1侧线穴位：大杼、膈俞、肾俞；

（3）膀胱经第2侧线穴位：膏肓、志室、秩边；

（4）阿是穴。

【药物】乳香、没药、皂角刺、白芥子、川乌、草乌、威灵仙、透骨草、穿山甲、吴茱萸。共研细末，密封保存。

【操作】用高纯度白酒将药粉和为糊状。先用热醋敷贴穴位30分钟，然后每穴贴花生米大小药糊1块，胶布固定，12小时后去掉。第1、4组穴每次必贴，第2、3组穴斟酌选用。每日1次，10次为1个疗程。疗程间休息5天。

3．穴位注射

【主穴】风池、大椎、身柱、腰阳关、环跳、秩边、足三里、悬钟、太溪。

【操作】注射用药骨肽针4mL，每次3～6个穴位，注射部位常规消毒，采用5mL一次性注射器，5号针头，快速进针，得气（酸胀麻沉）后回抽无血方可将药液注入，15次为1个疗程，疗程间休息5天，继续下1疗程。

4．中药熏洗

【药物】当归20g，川芎20g，独活25g，狗脊20g，木瓜20g，杜仲30g，伸筋草30g，川椒30g，制乳香20g，制没药20g。

【操作】使用时将药用纱布包好后放入大号砂锅内，加水300mL，浸泡30分钟，武火烧开，文火煎20分钟后将药倒入熏洗床的贮槽内，加入食醋100mL。令患者暴露其脊柱及骶髂部周围，仰卧于床上，并盖上棉被保温熏蒸，待药物不烫手时，用棉布擦洗患者，边洗边按摩，使药力充分到达患处。每次熏洗40分钟左右，也可根据患者体质情况适当调整，熏洗时勿令感受风寒。每日熏洗2次，每剂洗2天，15天为1个疗程。

5. 推拿疗法

预备手法：患者取俯卧位，解除腰带、全身放松，术者位于床边，用滚法自颈肩、胸背、腰臀、腿至足反复10次，主要使组织放松和温通足太阳膀胱经脉，再用左右拇指分别置于脊柱两侧，顺足太阳膀胱经的大杼、肺俞、心俞直至膀胱俞进行推按，顺双下肢膀胱经和少阳经自臀部至足跟推按。一指禅推大椎、命门、肾俞、腰俞、腰阳关、肝俞、脾俞、膀胱俞、四穴、环跳、承扶、殷门、委中、阳陵泉、承山、昆仑等穴3～5遍，一呼一吸为一息，以上手法要10分钟的治疗前准备，使局部肌膜放松，有利于推拿整脊平衡治疗。

推拿整脊平衡手法：采取脊柱生物力学的被动运动法。其方法：①脊柱前后运动法：令患者俯卧或侧卧，术者双手拇指按压两棘突间做前后运动200次。②棘突左右侧运动法：令患者俯卧位，术者双手拇指放置于棘突的左右旁侧，向对侧推动200次。③棘突左、右斜45°运动法：术者双手拇指置于棘突旁侧，用力方向向对侧成45°推动，200次／天。

脊柱小关节前后运动法：术者双手拇指按压棘突旁小关节，力的方向向腹侧直线进行，起伏按压200次。治疗顺序为自上而下，上自寰椎下止骶椎，每个运动节进行手法调整平衡，运动频率以60次／分钟为宜，手法中应在肩、肘、腕关节放松空虚行起伏性按压局部，动作要柔和、轻、巧，手到心会，由轻到重，逐渐用力，达到局部力学平衡的治疗作用，每20次为1个疗程。

6. 刮痧疗法

【刮痧部位】

(1) 近取范围：患者背部以脊柱为中心的病变区域，即以X线提示的脊柱病变最高位置为上限，以骶部为下限，两侧腋后线之间的范围。

(2) 远取部位：双侧涌泉穴。

【操作】

(1) 患者俯卧在治疗床上，显露背部，全身放松。

(2) 术者确定刮痧范围，在相应部位涂上一层自制"舒筋活络油"，并轻松按摩穴位，放松有关肌肉组织。

(3) 术者用消毒刮板在皮肤上以45°的倾斜角，沿着一定方向进行按摩，一般自上而下，由内到外，依次顺刮；其接触面应尽可能拉大、拉长，非平面部位可用棱角刮磨。操作中依据病情、病变特点，灵活运用点、线、面的结合，针对性刮摩重点部位。

(4) 刮磨力度以患者体质、胖瘦、病程及对疼痛的耐受程度而确定。一般胖者，病程长着重刮，反之，则轻刮。但用力应均匀，始终如一。

（5）术者应全神贯注，意念作用于手指，将自身正气通过刮具传达到皮肤，并与刮摩力相和，借助刮具快慢节奏变化，实施补泻手法。

（6）刮摩背部同时，交替对双侧涌泉穴者进行强力刮拭。

（7）每个部位刮拭3～5分钟，30～50次为宜，直至出现紫红色斑块，示体表出痧。刮摩完毕，嘱患者饮用大量热茵陈赤小豆汤，而使其周身汗出。

（8）7天1次，治疗4次为1个疗程。

第二十四节　风湿性关节炎

一、临床表现

风湿性关节炎属祖国医学中的"痹症"，其临床表现是肌肉关节疼痛剧烈、麻木，有冷感，反复发作，遇冷加剧，朝轻暮重，呈渐进性病变，性质偏寒，病名为"痛痹"。

二、治疗方法

1. 穴位注射

【主穴】可选大杼、肾俞、足三里、三阴交为主穴。根据不同部位的关节肿痛，再取配穴。如指关节肿痛可选用八邪；腕关节肿痛，选用阳溪、大陵；肘关节痛取尺泽；肩关节痛取肩髎；髋关节痛取风市；膝关节痛取膝眼。

【操作】用一次性2mL的消毒注射器，口腔科用的5号针头。抽取20%当归注射液2mL，穴位选定后，在局部先用75%乙醇消毒皮肤，然后将抽好药液的注射器针头在穴位上迅速刺入皮下。通过皮下后，针尖应保持一定方向，慢慢深入，当病人有酸胀等感觉时，可将针芯回抽一下，看看有无回血，如有回血，就要把针头退出一些，或再刺深一些，或略改变一下针头的角度，待无回血后，方可注入药液。一般每个穴位可注射药液0.5～2mL，注完后迅速拔针，无须留针，同时用消毒棉球按压针孔以防出血。穴位注射过程中，注意勿将药物注入关节腔内。一般每次取2～8个穴，隔日注射1次，10次为1个疗程，根据病情，可进行几个疗程。2个疗程之间，间歇1～2周，这样疗效会更好些。每个疗程最好固定注射几个穴位。

2. 艾叶浴

【操作】取新鲜艾叶30～50g，在澡盆中用沸水冲泡5～10分钟，取出艾叶加水调至适宜水温即可沐浴。此法对风湿疼痛有很好的缓解作用。

3. 穴位贴敷

【药物】白芥子、细辛、延胡索、姜黄、透骨草、红花等组成。

【选择穴位】天突、大椎、风门、肺俞、膏肓、脾俞、肾俞、足三里。

【操作】将中药研末、姜汁调配，取适量均匀放在医用纱布上，将1元硬币大小和厚度的药膏，按穴位贴敷后用胶布固定，每次贴敷40分钟～4.5小时，急性者每日1次，慢性者每3日1次，3次为1个疗程。

4．中药熏洗

【药物】红花30g，当归20g，乳香20g，没药20g，羌活20g，独活30g，防风20g，大黄20g，黄柏15g，川芎20g，秦艽20g，牛膝15g。

【操作】以上诸药用3000mL水煎至沸腾后15分钟，倒出药液，趁热用药液蒸发的水汽熏蒸膝关节，以患者耐受为度，待其温度降低至50℃左右时，用毛巾在药液中浸湿后用力擦洗膝关节，范围包括膝关节上下20cm。如此反复擦洗至药液低于30℃，把药液再次加入后，重复熏洗，每次熏洗30分钟。

第二十五节　特发性面神经麻痹

一、临床表现

特发性面神经麻痹是茎乳孔内面神经非特异性炎症导致的周围性面瘫。本病可发生于任何年龄，男性偏多。通常急性起病，症状可于数小时或1～3天内达到高峰，起病可伴麻痹侧乳突区、耳下或下颌角疼痛。患侧表情肌瘫痪，可见额纹消失，不能皱眉蹙额，眼裂变大，不能闭合或闭合不全；闭眼时眼球向上外方转动，显露白色巩膜，称为BELL征；鼻唇沟变浅，口角下垂，示齿时口角偏向健侧；口轮匝肌瘫痪使鼓腮和吹口哨漏气；颊肌瘫痪可是食物滞留于病侧齿颊之间。

二、治疗方法

1．艾灸疗法

【主穴】患侧的颊车、地仓、迎香、合谷、太冲。

【配穴】如有露睛流泪加阳白穴，耳后、耳下及面部疼痛加翳风穴。

【操作】放上一块约1mm厚的老姜片，然后点燃艾条，在老姜片上温灸，温度以患者能忍受为度，轮流温灸各个穴位，治疗大约15分钟，每天治疗2次。

2．穴位注射

【主穴】患侧听宫、翳风、率谷。

【操作】备10mL注射器抽吸维生素B₁₂ 0.5mg／mL，地塞米松2.5mg，2%利多卡因2mL，生理盐水5mL，经皮肤常规消毒后，将针头与皮肤成15°角进针，并分别向地仓、颊车、角孙透刺，当患者出现酸麻痛感时，抽吸无回血后将2mL药液缓慢注入各穴，出针后，嘱患者伏案休息5分钟。隔日1次，4次为1个疗程。

3．推拿疗法

【主穴】太阳、牵正、头维、四白、风池、攒竹、地仓、太冲。

【配穴】鼻唇沟平坦配迎香，人中沟歪斜配水沟，颏唇沟歪斜配承浆，温经散寒，配足三里。

【操作】对于风寒型与风湿型以温浊为大法，常用的手法有按摩法，点、按、揉法，按揉法，拿捏法。对于风热与风痰两型以清浊为主，常用提拿、推揪等手法。在头面穴施用手法的同时，还应注意体穴配合治疗。温经当自下而上推督脉经穴，以补发阳气；按揉足三里，点按揉阳陵泉、太冲，可泄其热；按压丰隆，三阴交，可助化痰散结。自上而下推督脉经穴可泄其热。风寒型和风湿型用补法，风热与风痰用泻法。

4．穴位敷贴

【药物】将天牛虫烘干研细粉备用，选干净黄连、当归、川芎各500g，加香油（亦可用茶油或花生油）2500mL，用文火煎枯除渣，加黄丹250g，制成黑药膏，将天牛虫粉0.1mg放入药膏中央即成。

【主穴】患侧听会、翳风、下关、健侧合谷。

【配穴】患侧颊车、大椎、太阳。

【操作】一般选2个主穴，1个配穴，配穴视病情加减，将药膏加温溶化，每个穴位贴1张，每5天更换药膏1次，总疗程不超过30天。

5．中药熏洗

【药物】红花9g，生艾叶15g，五加皮15g，白矾9g，黄丹6g，伸筋草30g，桑枝30g，透骨草15g，秦艽12g，制川乌9g，制草乌9g，白附子9g，独活12g，赤芍15g，花椒12g。

【操作】取一剂用食醋拌至湿为止，装入10cm×10cm的纱布袋中，放在锅里蒸20分钟后，先用热气熏蒸患侧面部，待袋温降低后，直接热敷于面部患侧15～30分钟。

第二十六节　三叉神经痛

一、临床表现

表现为历时短暂的电击样、刀割样或撕裂样剧痛，每次数秒至1～2分钟，突发突止，通常无预兆，间歇期完全正常。疼痛以面颊、上下颌及舌部最明显，轻触鼻翼、颊部和舌可以诱发，成为扳机点。洗脸、刷牙易诱发第2支发作，咀嚼、哈欠和讲话诱发第2支发作，以致患者不敢洗脸、进食，表现面色憔悴和情绪低落。

二、治疗方法

1. 穴位敷贴

【药物】川芎、白芷、石膏各等量，细辛量减半，上药研细末备用。

【操作】取患侧下关穴，第1支痛着加太阳穴。贴敷前局部皮肤常规消毒，取药末10g用温开水或白酒调成糊状敷于穴位，外用关节止痛膏固定，对皮肤过敏者换用疾宁固定。每日贴14～16小时，间隔6～8小时换药再贴。

2. 穴位注射

【主穴】间使、曲池。注射液用复方当归注射液4mL。

【配穴】听宫、下关、太阳、鱼腰、四白、阿是穴（扳机点）。注射液用野木瓜注射液或乙酰谷酰胺注射液4mL。

【操作】患者仰卧位，患侧穴位常规消毒，选用牙科专用5mL注射器，将药吸入，直刺或斜刺，针下得气有麻胀感回抽无血，注射入药液，主穴每穴1～2mL，配穴0.5mL。实证重刺激量，虚证轻刺激量。隔日1次，10次为1个疗程。

3. 耳穴压豆

【主穴】患侧面颊、额、上颌、神门。

【操作】用0.5cm×0.5cm的橡皮膏将王不留行贴压于所选的耳穴上，嘱患者每日按压3～5次，每穴3分钟，两耳轮换，3天换帖1次，疗程间隔3天。

4. 推拿疗法

【主穴】第1支痛者，穴取听宫、头维、攒竹；第2支者，穴取听宫、上关、巨髎；第3支痛者，穴取下关、颊车、大迎。

【操作】令患者坐位，身体自然放松，医者站立于患者病侧，面对患者，左手轻托患者头颈部，右手以拇指螺纹面或偏峰着力于所取穴位，手腕放松、沉肩、垂肘、悬腕、肘关节略低于腕关节，以肘为支点，顺时针方向，前臂做主动摆动并带动腕部摆动，腕部摆动时，尺侧低于桡侧用力持续的作用于治疗部位上。压力和频率及摆动幅度要均匀，力度由轻渐重，再由重渐轻，以患者感觉酸胀且能忍受为度，频率维持在120～160次／分钟。每个穴位作用时间为7～8分钟，做到对正病位，持久运力，轻而不浮，重而不滞，连贯协调，轻重适度，动作舒展。

5. 刺血拔罐

【操作】嘱患者反坐在靠背椅上，露出背部皮肤，术者先在其背部胸1～2范围内寻找阳性反应点。反应点一般隆起如粟粒状，呈粉红或紫红色；或呈卵圆形，散在发生，不高出皮肤。根据病情轻重，可找出5～8个反应点，局部皮肤常规消毒后，用三棱针对准反应点垂直刺入2～5mm，迅速出针；随后用闪火法于点刺局部拔罐，拔出3～5mm黑血，10分钟左右去罐，消毒针孔，用小纱布块盖住针孔。每天治疗1次，每次治疗重新选取反应点，刺后不按不揉，3～5天为1疗程。

6．刮痧疗法

【操作】采用背部自大椎穴水平至肋弓后缘水平范围。先用石蜡均匀涂抹，再用牛角刮痧片，由上至下单返，先内后外侧顺序刮治。以出现大片皮肤紫红或青黑瘀点且患者可忍受为度，隔日1次。

第二十七节　面肌痉挛

一、临床表现

面肌痉挛是一侧面部不自主痉挛性抽动。多在中年以后发病，女性多见。开始多为眼轮匝肌间歇性轻微颤搐，逐渐扩散至同侧其他面肌，如口角肌肉，严重者累及颈阔肌。抽动逐渐加重，可因精神紧张、疲劳和自主运动加剧，入睡后停止。

二、治疗方法

1．艾灸疗法

【操作】

（1）温和灸：让患者平卧床上，医师点燃艾条的一端，沿患侧面神经5个分支走行方向，距皮肤2～3cm，往返熏灸，以使患者局部皮肤有温热和舒适感为度。施灸时间20分钟。

（2）雀啄灸：温和灸后，重点在心俞、脾俞、肝俞、双侧合谷和双侧足三里穴位行雀啄灸，每穴2～3分钟，至皮肤出现红晕为度。

每日治疗2次。10天为1个疗程。

2．穴位注射

【主穴】四白、翳风和完骨。

【配穴】太阳、颧髎、下关、地仓。

【操作】根据痉挛部位，每次选用2个主穴，1个配穴，共3个穴位进行穴位注射。先用带5mL针头的一次性注射器抽取利多卡因注射液3mL分注3个穴位，然后抽取地西泮注射液2mL（10mg）分别注入上述穴位。

3．耳穴压豆

【主穴】眼、面颊、口、神门。

【配穴】心、脾、肝、皮质下。

【操作】将洗净的王不留行1粒，置于0.25cm×0.25cm的正方形胶布上备用。令患者取坐位，耳郭用酒精棉球消毒后，将准备好的胶布贴于所选取穴位上。用拇指、食指对压耳穴，手法由轻到重按压，使之产生酸、麻、胀、痛感。如耳郭出现发热，效果更佳。每穴按压3～5分钟，3次／天，隔天换压另一侧耳穴，10次为1个疗程。

4．推拿疗法

【操作】患者仰卧位，用双手掌左右分推前额正中线、鼻两旁，然后至额部、颞部和整个面部，以患侧为主用大鱼际推揉10～15次。同上面治疗姿势，双目微闭，术者双手拇指推揉沿睛明、鱼腰、瞳子髎、四白，在眼眶周围往返治疗15～20遍，在每个穴位停留20秒左右，再沿百会、印堂、人中、地仓、承浆，往返治疗5～10遍，在每穴位停留20秒左右。同上面治疗姿势，用点按法重点刺激合谷、太溪、三阴交、太冲、阳陵泉等，每穴约1分钟。患者坐位，拿风池穴约2分钟，然后在风池至大椎拿约3分钟，最后拿肩井穴2分钟。

5．药物熏蒸

【药物】桂枝10g，玫瑰花10g，附子10g，樟脑10g。

【操作】将待用的药物粉末置于蒸气喷雾机中，开机，患者坐于喷雾器正前方，距离喷雾器约25cm即可（也可以用热水瓶代替喷雾器，方法：将配方药物煮10分钟，然后将5～6层纱布浸泡在配方药物中1分钟，把装有70～80℃热水的水瓶盖打开，将纱布盖住瓶口，患者患侧颜面距离瓶口约5cm即可。如果温度太高可调节距离）。蒸气熏蒸时间每次为5～8分钟。

第二十八节　偏头痛

一、临床表现

典型偏头痛发作前出现短暂的神经症状即先兆，最常见为视觉先兆，特别视野缺损、暗点、闪光，逐渐增大向周围扩散，以及视物变形和物体颜色改变等；其次为躯体感觉先兆，如一侧肢体或面部麻木、感觉异常等；先兆持续数分钟至1小时，复杂性偏头痛先兆持续时间较长。伴先兆症状同时或随后出现一侧颞部或眶后搏动性头痛，也可为全头痛、单或双侧额部头痛及不常见的枕部头痛等，常伴恶心、呕吐、畏光或畏声、易激惹、气味恐怖及疲劳感等，可见颞动脉突出，头颈部活动使头痛加重，睡眠后减轻。大多数患者头痛发作时间为2小时至1天，儿童持续2～8小时。头痛频率不定，50%以上的患者每周发作不超过1次。头痛消退后常有疲劳、倦怠、无力和食欲缺乏等，1～2天即可好转。

二、治疗方法

1．艾灸疗法

【主穴】风池、天柱、阿是穴。

【操作】温和灸：点燃艾条的一端，沿督脉、患侧足太阳膀胱经、患侧组少阳胆经走行方向，距皮肤2～3cm，往返熏灸，以使患者局部有温热和舒适感为度。施灸时间15～20分钟。雀啄灸：温和灸后，重点在风池、天柱、阿是穴等穴位行雀啄灸，每穴3～5分钟，至皮肤出现红晕为度。每日治疗1次，连续治疗2周。

2．穴位敷贴

【操作】川乌、白附子、生南星、川芎、细辛、樟脑、冰片各等份研碎为末，过120目筛制成，使用时取其粉末适量，以蜂蜜调成糊状，置于直径约1.5cm的胶布上，将药物连同胶布一起贴于两侧的太阳穴，每次贴敷6～8小时，每日1次，5次为1个疗程，疼痛停止后继续巩固治疗1个疗程。

3．穴位注射

【主穴】丝竹空透率谷、风池、太阳、阿是穴。

【操作】用注射器抽取川芎嗪6mL，常规消毒穴位后，用5号牙科针尖由丝竹空刺入，进入皮下后，缓慢向率谷透刺，得气后回抽无血，边推药液边退针，推注药液3mL，拔针后压迫止血2分钟。然后缓慢刺入风池穴0.8～1.2寸，针尖向鼻尖方向，平补平泻，以出现向太阳穴放射的针感或局部得气为度，回抽无血推注药液3mL，拔针后压迫止血2分钟。一侧头痛取患侧，两侧头痛双侧交替取穴，痛处不在两侧者，取双侧风池穴。1次／天，每7天1个疗程。疗程间休息1天。

4．耳穴压豆

【主穴】神门、颞、交感、胰胆、内分泌。

【操作】消毒皮肤和探棒后，用探棒在病人的一侧耳上准确选穴将王不留行用胶布贴于相应穴位，嘱患者每次按压不少于3次，每次3分钟，使局部产生热、酸、麻、胀、重等感觉，隔3天更换1次，两耳交替，10天为1个疗程。

5．推拿疗法

【操作】患者俯卧，医者站于左侧，两掌跟自颈跟部分推至两上臂，掌根重推上背部膀胱经路线，多指轻揉颈部两侧紧张肌群，重压风池、肩井、肩中俞等穴，多指轻快扫散后枕部。患者仰卧，术者坐于头顶后，双拇指分推两侧眉弓，多指长时间扫散两侧颞部，掌根相对用力挤压头部两侧，按压攒竹、太阳、角孙、率谷，按压患侧眼球或眶上切迹，大鱼际推两侧胸锁乳突肌，再次扫散两颞部结束手法。对症加减：恶心呕吐者，加推膻中，开三门运三腕，重压前臂阴经路线，重压内关、神门；怕光者，轻揉眼眶周围，轻推眼球，压颤眼球，按眼周穴位。眩晕者，加仰卧拔伸颈部，并轻微左右旋转，缓缓放松；每逢遇经期头痛者，肾俞、八部位，以温热为佳，点压腹部天枢、气海、关元、子宫等穴，掌搓大腿内侧，按压三阴交、太冲。

6．刮痧疗法

【操作】从头部患侧前发际开始，由前向后刮至风池穴，从太阳穴起，沿悬厘、率谷、浮白向后刮，从百会穴向下刮至天柱穴。每组刮痧约3分钟。手法由轻至重，在同一经脉上刮至皮肤发红，以出现红紫色为度。7天1次，共治疗4次。

7．刺络拔罐

【操作】在太阳穴附近显露的浅静脉处常规消毒后，用中号三棱针刺破相应血络，以刺破血管靠近体表的管壁为度，不宜过深或过浅，然后迅速加拔火罐3～5分钟，出血量1～3mL。然后在患处查找触压疼痛点、敏感点（一般有结节）或显露的浅静脉，皮肤常规消毒后，用锋利的中号三棱针刺入，针尖达病灶（结节点）或刺破血络，以刺破血管靠近体表的管壁为度，挤捏出血0.5～2mL。每日1次，每7天为1疗程。疗程间休息1天。

第二十九节　紧张型头痛

一、临床表现

典型病例多在20岁左右起病，随年龄增长患病率增加；两性均可患病，女性多见。特征是几乎每日双侧枕部非搏动性头痛。通常为持续性钝痛，像一条带子紧束头部或呈头周缩箍感、压迫感或沉重感，无恶心、呕吐、畏光或畏声、视力障碍等前屈症状。许多病人可伴有头晕、失眠、焦虑或抑郁等症状。或为较频繁发作的头痛，头痛期间日常生活不受影响，可有疼痛部位肌肉触痛或压痛点，有时牵拉头发也有疼痛；颈肩背部肌肉有僵硬感，捏压时肌肉感觉舒适。

二、治疗方法

1．穴位注射

【主穴】风池、翳风、百会、率谷、头维，均为双侧。

【操作】常规消毒穴位局部皮肤。风池穴向对侧眼眶内下方进针2.0～2.5cm，翳风穴针尖向对侧乳突方向深刺2.5～3.0cm，得气有酸胀感，回抽无血液后，每穴注入2%利多卡因5mL、地塞米松2.5mg、维生素$B_1$100mg和维生素B_{12}500μg的混合液1mL。百会、率谷、头维穴针头向下与皮肤成45°刺入穴位深层，直达颅骨骨膜下，然后分别注入上述药液1mL，隔2天注射1次，共注射10次。

2．推拿疗法

头部推拿法：

（1）患者仰卧位，术者以食指或中指交叠点揉印堂、睛明、攒竹、太阳各30秒；双手拇指指腹呈八字状，自两侧睛明沿眉弓分推至两侧瞳子髎30遍，自印堂向上至发际推30遍。

（2）患者仰卧位，术者以食指或拇指点揉头维、率谷、百会、四神聪各30秒；用五指沿头部五经采用拿法10遍；用啄法作用于头顶部30次。

（3）患者坐位，术者以指禅作用于颈部3条经（正中督脉经及棘突连线两侧旁开1.5寸，即膀胱经），各经自上而下各3～5遍；施法予肩部5分钟；拿揉风池、风府、阿是穴及条索状肌筋结节各30秒；最后提拿双侧肩井3～5次。

腹部推拿法：取穴及部位：神阙、任脉。手法：运法、按法、推法。

【操作】腹部掌运神阙穴：患者仰卧，医者位于患者左侧，用拱手状右手掌食、中、无名指的指面和掌根的大小鱼际部，沿垂直机体纵轴方向，对置地扣放在神阙穴的两侧，通过腕关节的伸屈活动，先使掌根的大小鱼际部着力，将腹部向右侧做弧形推动，继以手指的指面着力，将腹部向左侧做弧形回带，如此反复，周而复始地操作8次，时间约10分钟。

腹部指推任脉：患者仰卧，医者位于患者左侧，用双手拇指指腹的桡侧面偏峰，对置地按在巨阙穴处，双手的四指分别附于两侧固定，当患者呼气时先用一手拇指着力沿任脉循行推至神阙穴，在患者吸气时，医者将手收回原位，待患者再次呼气时，另一手拇指着力进行第2次推动，如此交替操作3～6次，时间约10分钟。

第三十节　眩晕

一、临床表现

以头晕、眼花为主症，轻者闭目可止，重者如坐车船，旋转不定，不能站立，或伴有恶心、呕吐、汗出、面色苍白等症状。

二、治疗方法

1．艾灸疗法

【主穴】百会。

【操作】患者正坐位，于后发际正中直上7寸，或两耳尖连线的中点处取百会穴。将患者百会穴周围头发向两侧分开（可剪掉少许头发），露出施灸部位，局部涂上凡士林油以黏附艾炷；于穴位上点燃麦粒大小的艾炷，待患者局部有灼热感时，医者用干棉球由轻力到重力压灭艾炷并停留片刻，此时患者自觉有热力向脑内传，然后去掉残余艾绒继续施灸，每次灸3～5壮，每天灸1次。最后涂上万花油。施灸后一般穴位处会有小灸痂，不需特殊处理，如无感染1周左右灸痂自行脱落。

2．穴位注射

（1）颈源性眩晕：

【主穴】风池（双侧）、百会、颈2～7夹脊穴（一侧或两侧压痛点处）。

【药物】红花注射液5mL，2%利多卡因2mL，维生素B_{12}注射液0.5mg。

【操作】取一次性10mL注射器，配5号针头，吸取上述药液，局部皮肤常规消毒后快速刺入皮下，百会穴平刺，其他穴位平刺进针1寸，稍加捻转，有酸胀感回抽无血后缓慢注入药液1.5～2mL。每星期3次，6次为1个疗程。

（2）眩晕重症：

【主穴】双侧足三里。

【药物】柴胡注射液。

【操作】以5mL注射器，5～7号针头，抽取柴胡注射液4mL，双侧足三里穴位常规消毒后，垂直进针1.5寸左右，做提插捻转，得气后回抽无回血，各注入2mL。注射后嘱患者安静卧床休息、睡眠。注射后30～40分钟，局部有酸胀不适感，不用处理，可自行缓解。

3．耳穴压豆

【主穴】心、肝、肾、肾上腺、皮质下、神门。

【配穴】高血压者加降压沟；自主神经功能紊乱者加内分泌；颈椎病者加颈。

【操作】选取穴位后，局部常规消毒，然后采用0.6cm×0.6cm的胶布将王不留行固定在耳穴部位，按压数分钟，每隔3天更换1次，双耳交替贴压。耳穴压豆治疗期间，嘱患者每天按压数次，时间为每次30～60秒，头晕严重时可在对侧耳穴同时压豆，以增强疗效。

4．刮痧疗法

【主穴】百会、头维、正营、承灵、率谷、风池、风府。

【配穴】三椎、肩井、陶道、华佗夹脊、合谷、内关、足三里、气海、关元。

【操作】手持刮痧板（与皮肤成45°斜角），从太阳起向后刮至后发际（风池），沿悬厘、率谷向后刮；头顶部（百会）向下刮至悬厘、率谷、大椎、肩井、陶道处，而后向外刮华佗夹背、脾俞、肾俞、气海、关元，双侧合谷、内关、足三里均沿经络走行方向由上往下刮。手法：病情重、体质好的患者，刮痧宜用泻法或平补平泻法；病情轻、体弱年迈、精神紧张的患者宜用补法。皮肤上痧退后再进行下一次刮痧，通常每次选择3～5个部位。用泻法或平补平泻法进行刮痧时，每个部位一般刮拭时间为3～5分钟；用补法刮痧时，每个部位刮拭时间为5～10分钟，一般6次为1个疗程。

5．推拿疗法

【操作】局部松解法：患者取坐位（高龄病重患者仰卧位），以颈项肩背部为重点，医者运用常规推拿手法并以拔法为主，使颈项、肩背部肌肉松解舒展为宜。整复手法：根据体征、颈椎X线片、MRI改变及压痛点施以相应整复手法。

（1）抵颈前屈后仰法：患者取坐位，医者用左拇指指腹抵顶颈4～5棘突间或抵顶压痛点，自上而下，自下而上（颈2～6）按压；右手掌心按附头额部，让患者做前屈后仰慢动作。前屈5°～10°，后仰15°～30°（有时可以听到"咔咔"响声）；

47

（2）左右摇动旋转法：医者用左手夹持拿颈，用右手掌按扶头顶部，让患者做头颈部缓慢的左偏右偏摇动5～10次，再做顺时针、逆时针交替旋转动作（有时也可听到"咔咔"响声）；动作宜缓似太极，切忌朝一个方向旋转，如果感头晕则暂不宜做。

（3）拔伸引颈旋转法：医者用左手掌尺侧提抵枕下颈部，右手掌心端提对侧下颌部（或用肘关节），向上用力拔伸引颈，并缓慢左右旋转3～5次，左右旋转幅度5°～10°。

（4）抱颈旋转扳颈法：以患者右侧为例，患者坐位，医者站在患者右侧，用左手掌握贴患者颈项部，以保护固定，右手掌心托住患者对侧下颌角，双手掌抱握紧贴颈部，令患者头颈稍前倾略偏对侧，感颈部放松时，做旋颈扳颈动作（多数可以听到弹响声，但不可强求响声）；颈上段有压痛点者，可以用短杠杆微调旋转整复手法，即应力放在目标段，根据病点方位，一手抵顶病变目标点，另一手做旋转整复动作。5次为1个疗程，每日1次。用于颈源性眩晕。

6. 足反射疗法

【操作】眩晕自疗保健所用的反射区有大脑、小脑、三叉神经、前额、内耳迷路等反射区。其中需重点加强按摩的是小脑、内耳迷路两个反射区（每次5～10分钟）。

（1）小脑（反射区有交叉）；位于双脚大拇趾趾腹根部靠近第2趾的一侧。按摩时方向要从外向内扣按后再由内往外扣按，采重刺激手法。

（2）大脑（反射区有交叉）；位于双脚拇趾趾腹的全部。按摩方向是从上往下按摩。

（3）三叉神经（反射区有交叉）；位于双脚拇趾近第2趾的一侧。按摩方向是由上往下按摩。

第三十一节　脑卒中（恢复期）

一、临床表现

脑卒中是一种严重威胁人类健康和生命的常见疾病，又称中风、脑血管意外，是由于缺血或出血引起的急性局部、短暂或持久性的脑损害，通常指包括脑出血、脑梗死、蛛网膜下腔出血在内的一组疾病。临床以突然昏仆、半身不遂、口舌歪斜、言语謇涩或不语、偏身麻木为主症。

二、治疗方法

1. 中药熏洗

【药物】当归20g，红花20g，桃仁20g，桂枝20g，伸筋草30g，木瓜20g，透骨草

30g，艾叶10g。

【操作】取上药置于煎煮容器，加水浸泡30分钟，煎沸15～30分钟，去药渣，药液倒入盆内。患处置于上方，覆以毛巾，先用蒸气熏蒸15分钟，待药液温度适宜时，用毛巾吸取药液置于患处；温度降至40℃，将患肢放入药液内浸泡15分钟，至患处皮肤潮红为度，每日2次。

2．穴位敷贴

【药物】阳气不足型用黄芪10g，巴戟天10g，鹿茸3g，淫羊藿10g，附子10g，丁香6g，花椒6g；痰阻经络型用白芥子15g，细辛6g，延胡索10g，甘遂3g；瘀阻经络型用麝香3g，冰片6g，丹参10g，血竭10g，水蛭10g，乳香10g，花椒6g，豆蔻10g。

【操作】将上述中药按照以上剂量配齐，粉碎过80目筛，按1份药、4份凡士林比例制成软膏，根据患者证型选取药膏，将神阙穴常规消毒后，将药膏贴在神阙穴上，用纱布固定，每天不少于4小时，隔天更换1次，1个月为1个疗程。

3．推拿疗法

【操作】

（1）坐位：头面部，患肢对侧头皮施一指禅推法，约5分钟；太阳、迎香、地仓、牵正穴施揉法，约3分钟；百会、印堂、风池施点按法，约5分钟。

（2）仰卧位：上肢，从上往下施拿法，约2分钟，肌肉放松后施滚法，约5分钟，肩关节、肘关节、腕关节、指间关节活动法，约3分钟，最后施抖法、拍法；下肢，上往下施拿法，约2分钟，肌肉放松后施滚法，约5分钟，髋关节、膝关节、踝关节、趾间关节活动法，约3分钟，最后施拍法。

（3）侧卧位：患者在上，在患者后背、腰部、臀部、下肢后外侧施滚法，约10分钟，再在上述部位施拍法，约2分钟，结束。每日1次，10次为1个疗程，3天后第2个疗程。

第三十二节　脑卒中（后遗症期痉挛性瘫痪）

治疗方法

1．穴位注射

【主穴】患者上天泉（天泉上2寸，腋纹直上1寸，胸大肌上缘）、上尺泽（尺泽上2寸，肱二头肌腱外侧缘）上郄门（郄门上2寸，两筋之间）。

【操作】局部常规消毒，垂直进针，上天泉、上尺泽35mm，上郄门25mm，达到深度回抽无血，注入香丹注射液。药量：上天泉、上尺泽各3mL，上郄门2mL，然后边退针边注药，继续注药1～2ml，剩1／3深度时拔针。每周注射3次，20次为1个疗程。

2．中药熏蒸

【药物】制草乌、红花、苏木、艾叶、透骨草、伸筋草、白芍、木瓜、乳香、没药各30g，制川乌、杜仲、续断、桑枝各60g。

【操作】加水1000mL，浸泡6～8小时，放入熏蒸器的熏气锅中，药液离治疗部位15～25cm为宜，熏蒸病人头部及偏瘫肢体痉挛侧，以患者耐受为度，注意避免皮肤烫伤。每次30～40分钟，1次／天，10天为1疗程，连续3个疗程，疗程间隔3～4天。

3．中药湿热敷

【药物】路路通、透骨草、伸筋草各30g，桑枝、虎杖、川乌、草乌各20g，桂枝、艾叶、红花各15g。

【操作】将上述药物装入纱布袋后放入锅中，加水约3000mL，浸泡1小时后大火煮沸，将毛巾投入中药锅中文火续煮30分钟，降温至适当温度时，将毛巾拧半干，敷在患侧肢体上，外以橡胶单包裹，保留30分钟，期间更换毛巾2次。每日湿热敷1次，15天为1个疗程。

4．推拿疗法

【操作】平衡阴阳推拿法：

（1）针对患者上肢阴经循行的部位（即上肢屈肌分布的部位，痉挛优势侧），以疏通经络、放松肌痉缩为治则，手法以滚法、按揉为主，将患者上肢放在外旋、伸肘、伸腕、伸指位置并固定，沿手厥阴经循行路线。先做轻柔的揉法和滚法，后慢慢加重手法刺激量，直到患者肌腹部有酸胀感为度并持续3～5分钟，操作中手法要避开肌腱和关节的部位，以免加重痉挛。

（2）针对患者上肢阳经循行的部位（即上肢屈肌分布的部位，痉挛劣势侧）以重手法激发精气为主。将患者上肢放在内旋、伸肘、伸腕位置并固定，沿手少阳经循行路线先自上而下做快速擦法2～3分钟，再由轻到重自下而上做弹拨手法3～5遍，后再沿该经自下而上做重手法点按3～5遍，后重点点按合谷穴、阳溪穴、曲池穴等穴位以患者酸胀将要不能忍受为度。

（3）医者站于患者患侧上肢旁，一手固定患手指一手固定患手肘关节，缓慢将患者上肢肩关节屈曲度90°，后缓慢伸开肘关节和手各指间关节，约1分钟后快速屈曲肘关节和手指，后再缓慢伸开肘关节和手各指间关节，如此反复3～5次。总治疗时间30分钟，1次／天。

第三十三节　脑卒中（吞咽障碍）

治疗方法

1．穴位注射

【主穴】双侧风池。

【操作】常规消毒后，抽取丹香冠心注射液4mL，针尖朝向喉结方向刺入1.0～1.5cm，回抽无血液后，每侧缓慢推入药物1～2ml，有明显酸胀感为度，每日上午治疗1次。

2．耳穴压豆

【主穴】神门、肝、肾、胃、贲门、咽喉、皮质下等穴。

【操作】常规消毒后，将备好的粘有王不留行籽药粒的0.5cm×0.5cm活血止痛膏固定于耳穴上，方向以患者穴压有针刺感，嘱每日按5～6次，按至耳朵发热为止。3天1次，两耳交替贴压，10次为1个疗程。

第三十四节　痴呆

一、临床表现

痴呆是一组不伴有明显意识障碍的获得性皮质高级功能，包括记忆、日常生活能力、已习惯的技能、正确的社交技巧和控制情绪反应能力的全面障碍，并呈进行性加重的后天获得性综合征。智能活动在达到相当水平后进行性衰退。痴呆的基本症状是记忆障碍、性格改变、情感障碍和局灶性脑部症状。尽管因引起痴呆的病因不同而呈现多种脑功能受损的临床表现，且在不同时期症状特点亦有不同，但总体来说，凡痴呆者，其症状应包括认知、记忆、行为障碍和精神紊乱等内容。

1．遗忘期　此期的主要表现是记忆障碍。首先出现的是近期记忆减退，常将日常所做的事和常用的一些物品遗忘。随着病情的发展，可出现远期记忆减退，即对发生已久的事情和人物的遗忘，面对生疏和复杂的事物容易出现疲乏、易思、焦虑或消极情绪，还会表现出人格方面的障碍，如不爱清洁、不修边幅、易躁、易怒和自私多疑。

2．紊乱期　除记忆障碍继续加重外，患者可出现思维和判断力障碍、性格改变和情感障碍，患者的工作、学习新知识和社会接触能力减退，特别是原已掌握的知识和技巧出现明显的衰退。出现逻辑思维、综合分析能力减退，言语重复、计算力下降。有些患者还可出现癫痫、强直原少动综合征。此时患者常有较多的行为和精神活动障碍，有的因外出后找不到回家的路而走失；有的原来性格内向的患者现在变得易激惹、兴奋欣快、言语增多，而原来性格外向的患者则可变得沉默寡言，对任何事情（原来熟悉的事物、工作和个人爱好）提不起兴趣。甚至出现人格改变，如不注重卫生、仪表，甚至丧失廉耻（如随地大小便）等。

3．痴呆期　此期的患者除上述各项症状逐渐加重外，且有情感淡漠、哭笑无常、言语能力丧失，以致不能生活自理，如穿衣、进食，终日无语而卧床，与外界（包括亲友）逐渐丧失接触能力。四肢出现强直或屈曲瘫痪，括约肌功能障碍。此外，此期患者常可并发全身系统疾病的症状，如肺部及尿路感染、压疮，以及全身性衰竭症状等，最终因并发症而死亡。

二、治疗方法

1．穴位敷贴

【操作】选取黄芪、石菖蒲、川芎，混合研磨成细末。使用时三种药按1∶1∶1加黄酒，做成药丸状。贴敷大椎、神门、足三里、三阴交，用医用胶布将药丸固定在穴位上。每次贴敷6小时，每周2次。

2．穴位注射

【主穴】双侧风池、内关、肾俞。

【操作】1%麝香注射液2mL，穴位注射双侧风池、内关、肾俞依次选用，每次2穴，每穴1mL，每日1次，1周治疗5天，周六、日休息，5次1个疗程，共6个疗程。

3．耳穴压豆

【主穴】神门、脑、肾、枕。

【操作】医者用酒精棉球局部消毒后，左手手指托持患者耳郭，右手用镊子夹取方块胶布，中心粘上准备好的王不留行，对准穴位贴压其上。嘱患者或其家属每日揉按5次，每次5分钟。两耳交替贴用，每日1换。

4．刮痧疗法

【操作】循经刮痧的重点在头、背部，刮痧的顺序是：沿督脉由神庭穴刮至哑门穴；由大椎穴刮至长强穴；沿足太阳膀胱经由眉冲穴刮至天柱穴；由大杼穴刮至秩边穴；沿胆经由颔厌至风池穴。

第三十五节　帕金森病

一、临床表现

本病发病高峰年龄在50～60岁，起病隐袭，逐渐进展。静止性震颤、肌强直、运动迟缓和姿势步态异常为本病四大主征。

1. 震颤　常为首发症状，典型表现为静止性震颤，节律为3.5～5.0Hz，多自一侧手部开始，拇指和其他手指震颤形成"搓丸样"动作。震颤逐渐扩展到同侧下肢及对侧肢体，下颌、唇、舌和颈部通常最后受累。震颤在情绪紧张时加剧，随意运动时减轻或停止。入睡后消失。少数患者无震颤，尤其是发病年龄在70岁以上者。部分患者合并姿势性或动作性震颤。

2. 肌强直　多从一侧上肢近端开始，逐渐发展至远端、对侧肢体。由于屈肌和伸肌同时受累，被动运动关节始终保持增高的阻力，故称"铅管样肌强直"；伴有震颤时，在均匀的阻力中出现断续停顿，如同转动的齿轮感，称为"齿轮样肌强直"，颈部和躯干肌强直形成屈曲体姿，行走时上肢协同摆动动作减少或消失。

3. 运动迟缓　随意运动和自动运动普遍减少，动作启动困难（如从坐位起立、转动体位），书写时字越写越小，称为"小写症"；面肌强直使表情肌活动减少和瞬目动作减少，呈现"面具脸"；发音声小呈单音调；重复运动的幅度降低、速度减慢，间断地出现运动不能，此现象称为"冻结"。

4. 姿势步态异常　早期表现行走时下肢拖曳，逐渐步态变小变慢，因躯干僵硬呈现头前倾，躯干前屈；晚期患者自坐位、卧位起立困难，行走时为防跌倒越走越快，不能及时停止，呈"慌张步态"。

5. 其他症状　可有自主精神紊乱现象，包括唾液和皮脂分泌增高，汗腺分泌亢进，排尿困难，几乎所有患者伴有便秘、交感神经功能障碍致直立性低血压；反复轻敲眉弓上缘可诱发眨眼不止；认知功能障碍极为常见，有20%～30%的患者伴有痴呆，但60岁以下的少见；抑郁是常见的精神症状。

二、治疗方法

1. 艾灸疗法

【主穴】神阙。

【药物】制乳没、人参、猪苓、萆薢、续断、厚朴、两头尖，以上药材按照以下比例1∶0.5∶0.5∶1∶1∶1∶0.5配制。

【操作】嘱患者仰卧位，脐部神阙穴常规消毒后，以温开水调面粉成面圈状绕脐1

周后，将麝香末约0.02g纳入脐中，再取炼脐接寿散填满脐孔，用艾灸（艾灸底盘直径与面圈内径相同，约1.2cm，高约1.5cm）施灸20壮，灸后胶布固封脐中药末，再次治疗时换用新药，隔日治疗1次。

2．穴位注射

【主穴】双侧三阴交、足三里。

【操作】穴位常规消毒后，用2mL一次性注射器套上6号针头，吸入维生素B_{12}注射液0.5mg，分别针刺入双侧足三里，得气后各注入0.25mg的药液，次日依法将药物分别注射双侧三阴交，两穴交替注射。

3．推拿疗法

【操作】

（1）患者坐位，术者先以轻手法按揉风池、风府，拿五经，掌根震击百会，拳背震击大椎及腰阳关，再由上而下直擦背部督脉3～5遍。揉太阳，分推坎宫，开天门，掐揉头维、四神聪及百会，梳理头针疗法中的舞蹈震颤区，扫散胆经，先左侧后右侧交替推抹桥弓各50次。掌擦患者前胸、肩背、腰骶部，以透热为度，再拿肩井，按揉极泉，以出现得气感为宜。

（2）直擦患者手三阴经线，由腋至腕部拿捏上肢，搓抹手指，掐揉甲根，摇肩抖肘，屈膝屈髋，按揉血海、三阴交。操作时注意手法用力宜由轻到重，以患者能耐受为度。注意初期给患者做被动运动时要考虑其年龄因素，范围宜小，用力轻巧柔和，不能超过各关节正常活动范围。

（3）辨证加减，气血两虚者加揉脾俞、胃俞、血海、照海、足三里；肝肾两虚者重擦督脉，揉肝俞、肾俞、命门、涌泉、至阴。每次治疗时间30分钟，每日1次，10次为1个疗程。治疗期间患者加强饮食营养，适当活动，保持情志舒畅。

第三十六节　失眠

一、临床表现

失眠通常指入睡困难或维持睡眠障碍（易醒、早醒和再入困难），导致睡眠时间减少或质量下降，不能满足生理需要，明显影响日间社会功能或生活质量。

二、治疗方法

1．艾灸疗法

【主穴】百会、涌泉（双）。

【操作】患者仰卧位，暴露百会穴及双足。点燃艾条，先灸百会穴15分钟，再灸涌泉穴15分钟。可采用雀啄灸、回旋灸等。每日1次，10次为1个疗程。

2．穴位注射

【主穴】

（1）神门、安眠、心俞、膈俞；

（2）内关、三阴交、肝俞、脾俞。

两组交替选用。

【操作】 患者坐位，穴位周围严格消毒后，用10mL一次性注射器抽取丹参注射液8mL，在上述注射点注射，局部出现酸、麻、胀或放射感后，回抽，如无回血则可缓慢注入丹参注射液，每穴注射1mL。每睡前1次，10次为1个疗程，间隔2天，共治疗2个疗程。

3．刮痧疗法

【主穴】头颈部为百会、四神聪、印堂、神庭、攒竹、太阳、角孙、风池、鱼腰；背部为神道、心俞；上肢部为神门；下肢部为三阴交。

【操作】以补刮为主，先以补法刮拭，后用平补平泻法。先由轻到重，在同一经脉上刮至皮肤发红为度。中医辨证，肝阳上亢，血压高者，加间使、行间、曲池，用泻法；脾胃不和者，加中脘、脾俞、胃俞，用补法。

4．耳穴压豆

【主穴】耳神门、皮质下、神衰点。

【配穴】耳背取失眠穴，心、肝、肾、胃、脑点。

【操作】用耳穴探测仪器或用火柴梗按压，找到所取穴位敏感点。用75%乙醇棉球常规消毒，然后将已准备好的柏子仁耳穴贴（取10cm×10cm的医用胶布将柏子仁置于中间）对准敏感点贴于耳部穴位，并轻轻按揉1分钟左右，而后嘱患者每日按揉3～5次，以加强对穴位的刺激。4天换贴1次，4次为1个疗程。

5．推拿疗法

【主穴】百会、头维、印堂、神庭、率谷、四神聪、安眠、肩井、神门。

【配穴】心脾两虚配脾俞、心俞、三阴交；阴虚火旺配大陵、太溪、太冲；胃腑不和配中脘、丰隆、厉兑、隐白；肝火上扰配行间、足窍阴、风池。

【操作】患者仰卧位，术者先用右手拇指轻揉百会100次，再用一指禅法由印堂至百会交替推3分钟开天门、分法、拿五经、扫散法，约4分钟；双拇指自印堂起向内外依次揉睛明、鱼腰、丝竹空、太阳、四白等穴，中指点安眠、风池约3分钟；体表穴位点按：神门、内关、足三里、三阴交、心俞、肝俞、脾俞约5分钟。患者坐位，术者右手5指均匀张开，中指吸定印堂穴，其余4指对称定鱼腰及头维穴，通过腕关节及前臂的摆动，均匀地向后摆推，至风池上，并点按风池，反复4～5遍。

6．拔罐疗法

【操作】嘱患者取舒适的俯卧位，先用右拇指腹在背俞穴上按压寻找阳性点，根据病情进行辨证。后在背部涂抹润滑介质，用大号罐行闪火法，在膀胱经心俞、膈俞、肝俞、胆俞、脾俞、胃俞、肾俞，督脉神道先各行闪罐30次，利用温热罐体循经往返熨罐2次、直行走罐各5～6次、旋转走罐3～4次，使背部出现潮红色，在阳性点区域进行摇罐10～15次使其出现痧样瘀斑后，用排罐法行坐罐，用小号罐在双安眠穴行摇罐10～15次后坐罐，治疗部位均留罐5分钟。头痛加太阳；心悸不安加膻中、内关；痰湿重加丰隆；脾胃不和加中脘、足三里；肝肾亏虚加三阴交、涌泉、关元。要求：手法轻柔，力度适中，治疗过程中要不断询问患者感受，以患者感觉舒服为宜。每3天1次，每次治疗15分钟，4次为1个疗程，疗程间休息3～4天。

7．中药足浴

【药物】远志、红花各9g，枣仁、磁石、龙骨、桃仁各15g。

【操作】水煎2次，待温度适宜时将双足浸于药液中，使药液浸过足面。每晚睡前1次，每次浸泡30分钟，半个月为1疗程。

8．中药熏蒸

【药物】熟地黄20g，山药20g，茯苓15g，牡丹皮15g，山茱萸30g，五味子25g，枸杞子15g，酸枣仁15g，柏子仁15g，当归15g，龙齿30g，朱砂10g，黄连15g，炙甘草10g。

【操作】熏蒸仪器用中药熏蒸仪。患者躺在治疗舱内（头露舱外），温度控制在39～43℃，每次20分钟，每日熏蒸1次。

9．足底按摩

【主穴】大脑反射区、小脑反射区、脑干反射区、腹腔神经丛反射区及涌泉。

【配穴】随证可加减心脏反射区、肾反射区、肝反射区、胆反射区及胃反射区。

【操作】按摩前患者先用温水泡脚5分钟，平卧床上，放松心情和四肢，操作者以指掌贴在患者足底部，从足跟始至足趾端用指掌上下来回搓动，直至足底发热，注意指掌要紧贴足底，用力要均匀深透，来回动作要连贯，然后用单食指扣拳垂直缓慢按压足底的相应的反射区，每个反射区按压3～6分钟，每日治疗1次，10次为1疗程。

第三十七节　神经衰弱

一、临床表现

神经衰弱的最突出的特点是精神活动易兴奋和脑力易疲劳，易兴奋表现在事巨细均可使患者浮想联翩或回忆增多。患者极易被周围细微的事物变化所吸引，以至于注意力很难集中，且这种兴奋伴有不快感。脑力易疲劳体现在患者常感到没有精神和脑力迟钝，注意力不能持久集中，记忆差，以致影响正常工作。其他表现还有易激惹、易烦恼、紧张性头痛和肌肉酸痛，入睡困难，多梦，醒后感到头发沉和紧箍感，白天没精神，无精打采，打瞌睡。

二、治疗方法

1. 耳穴压豆

【主穴】神门、皮质下、内分泌、神经衰弱点。

【配穴】肝郁气滞型加肝、胆、三焦；痰热内扰型加胃、肺；心脾两虚型加心、脾、小肠；心肾不交型加心、肾；心胆气虚型加心、胆。

【操作】用定向磁棒在耳部探寻阳性反应点，即由所选穴位周围以均匀的压力向中心仔细探查，当患者出现皱眉、眨眼、疼痛、躲闪等反应，且与周围有明显差异者，即为穴位点，然后在耳郭局部常规消毒，将定向磁珠放在0.5cm×0.5cm医用脱敏胶布中央，贴敷在穴位上并给予轻轻按压，使耳郭有发热、胀痛感（即"得气"），嘱患者每日自行按压4～5次，每次每穴1分钟，3天后去掉，再贴压对侧耳穴，10次为1个疗程。疗程间休息1周。

2. 穴位注射

【主穴】足三里、安眠穴（位于翳风穴与风池穴连线的中点）。

【药物】维生素B_{12}注射液0.5mg（1mL）。

【操作】将穴位常规消毒，用2mL注射器，7号针头，吸入维生素B_{12}注射液1mL，将针分别刺入安眠穴、足三里穴，待出现针感、回吸无血，则各注入0.5mL药液（两侧穴位交替使用），出针后用棉球按压针孔。每日1次，10次为1个疗程，每疗程间隔3天，一般治疗1～3个疗程。

3. 穴位敷贴

【药物】

（1）当归、赤芍、川芎、桃仁、红花、桂枝、丁香、乳香各等份；

（2）白芷、砂仁、白术、木香各等份；

（3）吴茱萸等。

以上各组药物研成极细末，过100目筛，用白醋适量，调成厚糊状备用。

【主穴】内关、心俞、大椎、神阙、脾俞、肾俞、足三里、涌泉等，一般双侧取穴。

【配穴】痰热内盛加丰隆；心胆气虚加胆俞；肾阴虚加三阴交；心阴虚加神门；腹胀纳差加中脘、胃俞。

【操作】根据辨证配穴、药物归经选方。治疗时穴位常规消毒，然后将药糊敷于穴位上，并用胶布固定，24小时后取掉，每隔1～2天治疗1次。穴位敷贴处起水疱者应调整穴位或间隔治疗次数，一般10次为1个疗程。

4．刮痧疗法

【操作】刮拭部位：头面部：百会、太阳、风府、风池、天柱；胸部：中府、膻中、期门、章门；背部：心俞、胆俞、脾俞、肾俞；上肢：曲池、内关；下肢：血海、足三里、三阴交。或以全头、督脉、足太阳膀胱经为主，取百会、四神聪、风池、大椎、肩井、心俞、肾俞，配内关、神门、合谷、足三里等穴。辨证加减：心肝火旺者加刮行间、太冲、三阴交；痰热内扰者加刮丰隆、足三里；心肾不交、阴虚火旺者加刮三阴交、涌泉，加强刮肾俞、命门；心脾两虚者加刮神门、内关，加强刮心俞、脾俞；气血两虚者加刮神门、内关、阳陵泉，加强刮胆俞、肝俞、心俞。刮拭手法：首先根据患者体质强弱、年龄大小、胖瘦、承受能力等不同而分别采用补法、泻法、补泻结合的刮拭手法，循督脉、足太阳膀胱经，重点刮拭百会、风池、风府、大椎，头部可直接隔着头发刮拭。接着刮颈侧至肩井一带，重点刮拭肩井穴。再沿脊柱及脊椎两侧线从风池、哑门至腰阳关、大肠俞刮拭。最后点按内关、神门、合谷、足三里等穴，摩揉百会穴。

5．推拿疗法

【操作】枕头放平，病人仰卧，全身肌肉放松，上下肢伸直。嘱病人思想集中在头颈部推拿手法的刺激上，医者坐于病人头后，进行操作。

（1）点揉印堂穴1分钟；一指禅推法从印堂穴到神庭穴往返3遍，然后由印堂穴推到太阳穴。用力由轻而逐渐加重，再由重转轻。

（2）顺时针点揉太阳穴1分钟；然后用掌根和掌平摩法，平摩由病人前额向太阳穴到本神穴处时，再到风池穴来回平推几次。

（3）用扫散法，自太阳→头维→耳郭上缘→耳后高骨→风池，5～8遍。

（4）用双手拇指平推病人颈部及两侧3遍，然后用左手固定左侧头部，用右拇指沿头部正中线督脉经，由前发际向后推到发际为止，特别用指按百会穴，手法由轻而重，再由重返轻。

（5）在病人头部取风府穴、风池穴用指按法；如有头痛，取太阳穴，可用一指禅推和指按法；如有失眠，可用一指禅推，从印堂沿眉弓到太阳穴左右各往返10次，轻按太阳穴和攒竹穴3分钟左右。

（6）拍背手法拍前额后结束。

以酸枣仁汤为介质，治疗时间每次20分钟左右，每日1次，10次为1个疗程，疗程完休息1周，再继续治疗；病程在1年以上者，治疗时手法稍加重。

6．足反射疗法

【操作】首先病因及辩证，并给予病人心理安慰，开导病人消除紧张的情绪，鼓励病人加强战胜疾病的信心。全足按摩，重点加强肾、输尿管、膀胱、甲状腺、甲状旁腺、头部等反射区及消化系统的反射区。如心悸严重可加心反射区；如伴有更年期综合征可加垂体反射区；如头痛失眠可加三叉神经反射区。在足反射疗法中，一般施以重手法，每个反射区必须得气，即有一定的感觉反应，但以患者能承受为限。应边操作边主意患者反应，以调整（加重或减轻）力度，每次治疗不得少于30分钟。10天为1疗程。

第三十八节　抑郁症

一、临床表现

抑郁症的临床表现为情绪低落、缺乏愉悦、自卑、自责自罪、兴趣缺乏、疲劳、早醒、便秘、食欲缺乏、体重下降等，严重时自杀意念和行为。有的患者还会转化为躁狂型发作，兴奋话多，自我夸大，严重时有易激惹、冲动及精神病性分作。

二、治疗方法

1. 艾灸疗法

【主穴】百会、膻中。

【操作】采用悬起温和灸法，每次20～30分钟，灸至穴位局部有红晕为度，1周3次，共治疗8周。

2. 穴位敷贴

【主穴】心俞、肝俞及双侧内关。

【药物】贴敷药膏由酒曲、红花、酸枣仁、沙棘藤组成，用量按4：1：2：3投料，经科学加工提纯后加入氮酮渗透药制成药膏，再装入渗透膜中。

【操作】使用前清洁局部皮肤，再用手指在穴位上摩擦10秒，以皮肤红热为度，将膜面对准穴位，适当加力加压半分钟即可。每48小时更换1次，每6周为1个疗程。

3. 穴位注射

【主穴】双侧肺俞、心俞、肝俞、脾俞、肾俞、膈俞。

【操作】常规消毒后，用5mL一次性注射器抽吸维生素B_{12}注射液，快速刺入穴位，针尖向脊柱方向，与皮肤成45°斜刺0.5～0.8寸，待患者出现酸胀感时，回抽无血，缓慢推进注射液，每穴各注入液体1mL。拔针后，用棉签按压数分钟。隔日1次，2周为1个疗程。

4. 耳穴压豆

【主穴】神门、心、交感、肝、脾。随症加胃、三焦、胆、内分泌。

【操作】耳部消毒后，在神门、心、交感、肝、脾等穴区敏感点，用王不留行贴敷并按压，每日自行按压3次，每次1分钟，各穴位按压以能耐受为度，切勿强刺激，双耳交替使用，每周5次，30天为1个疗程。

5. 推拿疗法

【体位】患者取俯卧位，全身放松，呼吸自然，医者立其侧方；亦可取用坐位，伏于椅背，医者立其后方。部位：督脉、足太阳膀胱经背段，背部压痛点。

【手法】滚法、一指禅推法、按揉法、点法（指按法）、掌按法、提捏法、掌推法、擦法。

【操作】

（1）撑腰背部：用双手掌置于大椎与腰骶部正中，相对向下向外用力按压，然后两手掌分置于肩背部与对腰骶部，同时用力向下撑腰背部各3遍，坐位者可不行此法。

（2）滚法：以滚法施于腰背部及两侧膀胱经，掌指关节滚法华佗夹脊及腰眼，自上而下，往返多次，以肺俞、厥阴俞、心俞、肝俞、胆俞、脾俞、胃俞、肾俞、大肠俞等为重点穴位。

（3）一指禅推腰背部诸穴：推腰背部督脉及膀胱经诸穴。

（4）掌揉法：以掌根揉两侧腰背部膀胱经。

（5）提捏督脉：以单手或双手的拇指与食指相对，将脊柱上皮肤用力提起，边移边提，一直从长强提至大椎，操作1～3遍。

（6）提捏膀胱经：用单手或双手的拇指与食指相对，将脊柱旁边的一条形肌肉用力提起，边移边提，边提边拿。先自上而下（从颈部以下做到臀部以上），再自下而上（从臀部以上做到颈部以下）操作。上下反复操作2遍。操作中注意对称提捏，不宜用力抓拧。

（7）点按及揉按背俞及背部压痛点：此为重点手法。将双手拇指指端放在大椎穴左右各旁开一横指的地方，用一定的力量揉按并持续数秒钟，下、左、右移1cm左右的距离再揉按，如此操作直至整个背部揉按完毕；如遇到疼痛敏感的部位可以适当加长按压时间，疼痛点提示此处经气郁滞不通，气血流通受阻。通过揉按可以疏利经气，部分缓解这些不适，郁滞患者常于此时出现嗳气。

（8）掌压法：用双手按压腰痛部脊柱（督脉所在）；坐位患者不可行。

（9）擦法：先用手掌横擦命门区，然后用小鱼际直擦督脉，接着用手掌直擦腰背部两侧膀胱经，最后擦整个腰背部，以微热为度。

【注意事项】行第7步时，自长强至大椎行推拿疏理，沿两侧膀胱经，后背部两侧，注意点按，寻找压痛点，并予重点揉按，患者常在此时出现嗳气，随着手法的进行，压痛点及嗳气渐消，患者胸中满闷消失，感觉非常舒适。第1次治疗，此步骤需用1小时，故用力柔和，不宜用急劲。一次手法之后，常需1周左右方可进行下1次，3～5次后，患者症状明显缓解。4次为1个疗程，间隔1个月，行下1个疗程。多次治疗之后，压痛点明显减少，嗳气亦消，病情趋于稳定。

6. 针刺拔罐

【主穴】百会、印堂、合谷、内关、心俞、肝俞、三阴交、足三里、期门、气海、血海、中脘。

【配穴】脏躁加劳宫、神门、曲池；气郁嗳气加太冲；奔豚气加膻中；咽喉异物感加天突、膻中、照海；肠鸣腹胀加天枢。辨证配穴：肝气郁结，加太冲、风池；心脾两虚加脾俞、间使、太阳。

【操作】毫针刺入主穴百会、印堂、合谷、内关、心俞、肝俞、三阴交、足三里、期门、气海、血海、中脘，配穴（根据临床取穴）得气后，脏躁、气郁嗳气、奔豚气及肝气郁结选用泻法进行调针。心脾两虚选用补法进行调针。然后将心俞、肝俞、足三里、中脘、期门、气海、血海穴位上的针拔入罐内，若病程时间长，留针留罐1.5小时，若病程时间短，留针留罐1小时，达到出水疱为止。取下罐和针，用针刺破水疱，让渗出淤血排出体外，用消毒棉花盖在渗出处，第2天用同样的方法继续拔渗出处，一直拔到渗出没有为止。1次／天，10次为1个疗程。

7．足反射疗法

【操作】选取肾、输尿管、膀胱、消化系统、甲状腺、甲状旁腺、小脑、头部、垂体、肝、心、腹腔神经丛、生殖腺等反射区为重点。先全足施术，然后再选上述反射区，按照《足部反射区健康法学习手册》的方法进行操作，以"得气"为准。用平补平泻手法为主，每次30分钟，7天为1疗程。

第二章　新生儿科常见疾病

第一节　新生儿窒息与复苏

新生儿窒息（asphyxia of newborn）是指胎儿因缺氧发生宫内窘迫或娩出过程中引起的呼吸、循环障碍，发生率为5%～10%，是引起死亡和残疾的重要原因之一。

一、病因和发病机制

（一）胎儿窘迫

各种原因引起的胎儿窘迫未能在宫内得到纠正，尤其已有酸中毒时易发展为新生儿窒息。

（二）呼吸道梗阻

出生后未能及时清理呼吸道内黏液，或因胎儿窘迫时在产道内已吸入羊水或胎粪，或合并胎膜早破、胎儿宫内感染时其呼吸道内黏液黏稠不易吸出等因素，易致出生后新生儿呼吸道的不全或完全性梗阻，导致呼吸衰竭。

（三）胎儿呼吸中枢抑制

早产儿呼吸中枢功能不健全；产程未发动行剖宫产术胎儿呼吸中枢缺乏相应的应激刺激而处于相对抑制状态；产程中曾用过吗啡、哌替啶等抑制呼吸药物，以及产伤如颅内出血、脑水肿等皆可对呼吸中枢产生抑制作用。

（四）其他

胎儿先天性发育异常，如发绀型先天性心脏病、窒息性胸廓发育不全等均可发生出生后致死性窒息，早产儿肺泡表面活性物质不足亦可引起肺不张而致呼吸衰竭。

新生儿窒息由于呼吸障碍，血氧含量迅速下降，造成血液重新分布，非生命器官，如肠、肾、肌肉及皮肤的血管收缩，以保证脑、心肌、肾上腺等重要生命器官的供血。当缺氧继续加重，乳酸堆积，造成代谢性酸中毒、pH明显下降。窒息早期由于儿茶酚胺释放，可出现高血糖血症，但因新生儿糖原储备少，很快因耗竭而出现低糖血症。上述诸因素可导致心功能衰竭、心率减慢、血压下降、静脉压上升、生命器官供血不足，加重脑损害，可留有后遗症，甚至死亡。

二、临床表现

胎儿缺氧早期为胎动增加，胎心率加快≥160次／分；晚期为胎动减少或消失，胎心减慢或停搏。羊水被胎粪污染呈黄绿或墨绿色。临床上根据出生后1分钟的Apgar评分（表2-1）将窒息分为轻、重两度，0～3分为重度，4～7分为轻度。如5分钟评分仍低于6分者，神经系统受损较大。

表2-1 Apgar评分标准

体征	出生1分钟内			5分钟	5分钟
	0	1	2		
心率	0	<100	>100		
呼吸	无呼吸	呼吸表浅	呼吸佳		
肌张力	松弛	哭声弱	哭声响		
		四肢屈曲	四肢活动好		
弹足底反应或导管插鼻反应	无反应	有些动作	反应好		
皮肤颜色	紫或白	躯干红、四肢紫	全身红		
总分			分	分	分

大多数窒息婴儿经过及时抢救，能建立起有规律的自主呼吸，皮色转红。少数严重患儿虽有自主呼吸，但呼吸浅表不规则，哭声微弱，反应低下，皮肤颜色苍白，体温不升，仍呈休克状态；也有表现呼吸困难者，吸气时胸骨、剑突和肋间凹陷，伴有呻吟，听诊肺部可听到粗湿啰音或捻发音。心音大多有力，心率稍快，心前区可听到收缩期吹风样杂音，系由动脉导管开放或三尖瓣关闭不全引起的，病情好转后很快消失。新生儿窒息后可并发多脏器功能损害，如胎粪吸入综合征、缺氧缺血性脑病和颅内出血、缺氧性心肌损害、坏死性小肠结肠炎、高胆红素血症和急性肾衰竭等，因此重度窒息儿复苏后必须严密监护，发现有异常症状应及时给予处理。据统计，随访至3～5岁时重度窒息儿智力异常者占4.1%，轻度窒息儿占2.6%。新生儿窒息是围生期新生儿死亡的重要原因之一。

三、实验室及其他检查

1. 血气分析 PaO_2下降，$PaCO_2$升高，pH下降，剩余碱（base excess，BE）值下降，为混合性酸中毒。pH≤7.2提示有严重缺氧。

2. 血生化 低血糖、低血钙、低血钠、高血钾等。

3. X线胸片 可见肺不张、肺气肿、肺炎或气漏等。

4. CT检查 可协助诊断缺氧缺血性脑病和颅内出血。

四、诊断标准

胎儿娩出后1分钟，仅有心跳而无呼吸或未建立规则呼吸的缺氧状态称新生儿窒息。窒息的程度以出生后1分钟评分为标准，常用Apgar评分法。

五、复苏步骤及方法

最好由产科和儿科共同处理，在胎儿娩出前就做好抢救的准备工作，必须分秒必争，积极进行复苏（resuscitation）。复苏的目的是建立呼吸，确保肺泡通气，提高氧张力，恢复心脏正常跳动，保证重要器官供血。复苏方案为ABCDE方案，即清理呼吸道（A）、建立呼吸（B）、疏通循环（C）、药物复苏（D）及评估（E）。具体步骤如下。

（一）保暖

贯穿复苏全过程，以减少新生儿为适应环境需独自产热而消耗更多氧。

（二）清理呼吸道

胎头仰伸复位时或剖宫产娩头时，接生者应自上而下挤出胎儿鼻腔内的黏液。胎体完全娩出后应立即用吸痰管吸净新生儿口咽部黏液，吸引动作须轻柔，避免损伤咽部黏膜。如为重度窒息，最好用咽喉镜，在照明下提起会厌，显露声门，插入气管导管，先吸出黏液和羊水，再加压给氧，每分钟30次左右，氧气压力不可过大，以防肺泡破裂。一般加压氧后皮管内插管，给予一般吸氧。如无吸管等设备，紧急情况下，助产者可用对口法吸出黏液。

（三）建立呼吸

在清除呼吸道内的黏液和羊水后，才可刺激呼吸。对轻度窒息者，可用手指轻弹足心，或以75%乙醇抹擦胸背，或针刺人中、十宣、涌泉穴，即能刺激婴儿啼哭。切忌倒悬婴儿，粗暴拍打，否则可能造成脑震荡等创伤。如经上述处理后婴儿仍不啼哭、不呼吸，可做口对口人工呼吸，即模仿自然呼吸之节律，用一块纱布盖在婴儿口上，一手托起新生儿颈部，另一手挤压上腹部，以防气体吸入胃内，然后口对新生儿的口，轻轻吹气，每吹1次，随即以手轻压婴儿胸部，使二氧化碳排出，这样一吹一压，每分钟30次直至呼吸恢复为止。吹力不可过大，以免肺泡破裂。重度窒息者宜用气管内插管加压给氧。

（四）心脏按压

气管插管加压给氧后，心率仍在60次／分钟以下，应进行胸外心脏按压以保证充足的心搏出量。常用方法有两种：第一种是用两手拇指并列或重叠于患儿胸骨下1／3处，其余手指围绕胸部托在背后，拇指轻轻向胸骨加压，幅度为1cm（图2-1）；第二种是用右手食、中两指并排轻压患儿胸骨中段，左手托在背部（图2-2），以100次／分钟左右速度，有节奏地按压。每次按压后即放松，使胸骨复位、心脏扩张。

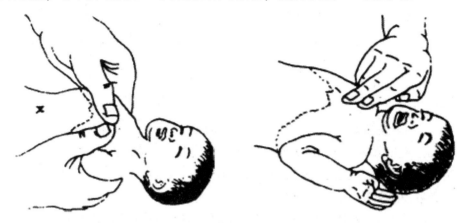

图2-1 双手胸外心脏按压法　　　　图2-2 手指压迫胸骨胸外心脏按压法

（五）药物治疗

目的是改善心脏功能、增加组织灌流和恢复酸碱平衡。

1. 肾上腺素

（1）作用：可直接兴奋心肌起搏组织和传导系统的β受体，使心率加快、心排血量增加，同时兴奋血管α受体，使血管收缩、血压增高。

（2）指征：胸外心脏按压30秒后，心率仍然<80次／分或心率为0。

（3）方法：给予1:10 000肾上腺素0.1～0.3 mL／kg，静推或气管内注入，5分钟后可重复1次。

（4）疗效：给药30秒后，有效者心率≥100次／分钟；无效者应考虑是否存在代谢性酸中毒和有效血容量减少等。

2. 扩容剂

（1）作用：增加血容量，改善循环。

（2）指征：有急性失血的病史并伴有血容量减少表现者。

（3）方法：应给予扩容剂如全血、血浆、5%白蛋白和生理盐水等，剂量为每次10 mL／kg，于5～10分钟内静脉输注。

（4）疗效：有效者脉搏有力、血压上升、皮肤转红及代谢性酸中毒减轻。

3. 碳酸氢钠

（1）作用：碳酸氢钠入血后，分解为碳酸氢根和钠离子，碳酸氢根和血中的氢离子结合，产生CO_2和水（CO_2由肺排出），从而降低血中氢离子浓度，纠正代谢性酸中毒。

（2）指征：在保证通气的条件下，有代谢性酸中毒存在的证据（临床表现或血气分析证实）。

（3）方法：如无血气分析结果，可给予5%碳酸氢钠3～5mL／kg，加等量5%葡萄糖液后缓慢（>5分钟）；若有血气分析结果，可根据公式：5%碳酸氢钠量（mL）=-BE值×体重（kg）×0.5，先给半量。

（4）疗效：若心率≥100次／分，提示效果良好。

4．多巴胺

（1）作用：主要是兴奋心脏β受体。小剂量［1～2μg／（kg·min）］可扩张脑、肾、肠系膜和冠状血管，对心脏无明显作用；中等剂量［2～10μg（kg·min）］直接兴奋心脏β受体，使心率加快，心排出量增加；大剂量［>10μg（kg·min）］兴奋血管α受体，使血管收缩，血压增高。

（2）指征：应用肾上腺素、扩容剂和碳酸氢钠后，仍有循环不良者。

（3）方法：开始剂量为2～5μg／（kg·min），以后根据病情可增加剂量，最大剂量为15～20μg／（kg·min）连续静脉点滴（其半衰期极短）。

（4）疗效：有效者血压增加，心率稳定（有时可出现心动过速）。

5．纳洛酮（naloxone）

（1）作用：是半合成吗啡拮抗剂，阻断吗啡样物质与其受体结合，从而拮抗所有吗啡类镇痛药的呼吸抑制、缩瞳、胆总管痉挛及致幻作用，并降低镇痛效应。半衰期为1～1.5小时，无习惯性和成瘾性，无明显不良反应。

（2）指征：出生后有呼吸抑制表现，其母亲产前4小时内用过吗啡类麻醉镇痛药者。

（3）方法：应给予纳洛酮，每次0.1mg／kg，静脉或肌内注射或气管内注入，均应快速输入。

（4）疗效：有效者自主呼吸恢复，如呼吸抑制重复出现，可反复给药。

（六）窒息复苏后的处理

窒息复苏后送入新生儿重症监护治疗病房监护，至少观察3天。

1．待呼吸平稳，脸色转红，心率、血压正常，心律规则后可停止给氧，用氧过久可导致氧中毒。

2．继续保持呼吸道通畅，随时清除分泌物。如仍有呼吸困难，胸片示异常改变者，根据病情严重程度、血气分析结果用机械通气治疗。反复呼吸暂停，可用氨茶碱治疗。

3．观察神经系统症状，临床或CT明确诊断缺氧缺血性脑病或颅内出血者，应及早处理。注意有无颅内压增高症状，如拟有脑水肿者，则用20%甘露醇每次0.5～1.0g／kg，每日2～4次，2天后减量；地塞米松每次0.25mg／kg，每日2次；呋塞米1mg／kg，以减低颅内压。

4．监测肾功能，记录首次排尿时间及尿量，必要时监测尿素氮及肌酐等。

5. 疑有感染者，凡曾气管插管和手术者，均应选用广谱抗生素预防感染。

6. 重度窒息者应注意监测大便潜血3天，适当延迟开奶时间，注意有无呕吐、腹泻、腹胀或便血等表现，必要时作X线腹部平片，了解有无并发坏死性小肠结肠炎。喂养困难者静脉输液持续3天仍不能喂哺者，予以静脉高营养以保证热卡有利康复。

7. 窒息后易发生低血糖、低血钙、低血钠和电解质紊乱，应动态监测并及时做相应治疗。监测血红蛋白、红血球压积、血胆红素，以早期诊断红细胞增多症、高胆红素血症，并给予及时处理。

8. 保暖 在整个复苏抢救过程中要注意保暖。

六、预后

慢性宫内缺氧、先天性畸形、重度窒息复苏不及时或方法不当者、20分钟Apgar评分低、出生两周时神经系统异常症候仍持续者，预后均不良。

七、预防

孕妇应定期做产前检查，发现高危妊娠应及时处理，避免早产和手术产；提高产科技术；对高危妊娠进行产时胎心监护，及早发现胎儿宫内窘迫并进行处理；产时，当胎头娩出后，立即挤净口、鼻内黏液，出生后再次挤出或吸出口、鼻、咽部分泌物，并做好一切新生儿复苏准备工作。

第二节 新生儿呼吸窘迫综合征

新生儿呼吸窘迫综合征又称新生儿肺透明膜病，系由于缺乏肺表面活性物质所引起，临床以出生后不久即出现进行性呼吸困难为主要表现，病理以肺泡壁上附有嗜伊红透明膜和肺不张为特征。本病主要发生于早产儿。

一、病因

目前认为未成熟儿的肺泡缺少表面活性物质是比较重要的一个致病因素。表面活性物质具有降低肺表面张力、保持呼气时肺泡张开的作用。肺表面活性物质缺乏时，肺泡表面张力增加，肺泡半径缩小，吸气时必须增加压力，因而造成呼吸困难。由于增加压力亦不能使肺泡维持原有直径，遂使肺泡逐渐萎陷、通气降低、通气与灌注血流比失调，造成低氧血症和二氧化碳蓄积；严重的低氧血症和酸中毒使肺血管收缩又致肺灌注不足；肺萎陷和肺血管收缩所致的肺动脉高压又导致动脉导管和卵圆孔的右向左分流，加重了低氧程度；而低氧血症、酸中毒和肺灌注不足等又抑制表面活性物质的合成及分泌，使病情进一步加重，导致肺组织缺氧、毛细血管通透性增高、细胞外液漏出、纤维蛋白沉着于肺泡表面形成透明膜，严重妨碍气体交换。此外，早产儿呼吸单位小、胸壁薄弱，不利于产生足够的胸内负压，都是发生肺不张、肺萎陷的内在条件。窒息、母亲患糖尿病、剖宫产、肺发育不良、血容量过高、红细胞过多、弥散性血管内凝血（disseminated intravascular coagulation，DIC）、有肺水肿倾向等可能与本病发生有关。

二、病理

可见肺不张、肺水肿、肺血管瘀血和出血；肺泡上皮坏死程度随病程而加重。透明膜形成初期为斑片状，后转为播散。36小时后肺泡上皮开始恢复，透明膜被巨噬细胞和纤维蛋白的溶解作用清除。在恢复过程中，肺泡表面开始出现表面活性物质，并逐渐增加。

三、临床表现

本病多见于早产儿，胎龄愈小，发病率愈高。出生时Apgar评分正常，但也有出生后就有窒息者。如仔细检查一些重症病例生后数分钟便可见呼吸形式改变和呼吸频率增加。一般在出生后6小时内出现呼吸困难，呈进行性加重，呼吸急促，吸气时出现胸骨、剑突下和肋间凹陷，提示肺顺应性下降，需用力呼吸方能使肺泡扩张。呼气性呻吟是早期症状，呼气时声门部分关闭，使一部分气体停留在肺泡内，以保留一定的功能残余气量。随着呼困难加重，呼吸率明显增加，每分钟可达80～100次，青紫也逐渐加重。严重患儿呼吸反而减慢，继之呼吸节律不整，出现呼吸暂停，是病情恶化的早期症候。

肺部听诊，两肺呼吸音减弱，若出现中或细湿啰音，提示已合并肺水肿、肺出血或肺炎等。由于缺氧、酸中毒不断加重，可出现脑、心肌受损表现，患儿反应迟钝、四肢松弛、体温不升，心率先增快而后变慢，心音由强变弱，有时可听到收缩期杂音。血压下降，末梢血管收缩而使皮色苍白，反将青紫掩盖。肝脏可增大，四肢末端出现浮肿，系由心力衰竭所致。

四、实验室及其他检查

（一）X线检查

具有特征性，胸片显示弥漫性网状粟粒样斑点，以后两肺几乎全部实变，肺泡无气呈毛玻璃状阴影，唯支气管内有空气充盈而呈葱管状透亮影像。

（二）血气分析

pH降低明显（可低于7.15），$PaO_2\downarrow$，$PaCO_2\downarrow$，$BE\downarrow$，HCO_3^-。

（三）电解质

血钠↓；血钾早期正常，以后如持续酸中毒则可升高；血氯偏高。

（四）血生化检查

最近国内外均报道，测定脐血总蛋白来预测新生儿呼吸窘迫综合征的发生，结果两者之间有较密切的关系。以51.0g／L为分界点，低于或等于此值者，新生儿呼吸窘迫综合征的发生率为29.6%，高于此值者仅0.58%。两者差异非常显著（P＜0.01），脐血总蛋白与肺泡表面活性物质的关系目前尚不清楚，但脐血总蛋白可代表胎儿的成熟程度。检查方法为在出生后即刻取脐静脉血2～3mL，测血清总蛋白。此可作为一种普查方法，简单而快速预测新生儿呼吸窘迫综合征的发生。

（五）脐血内分泌激素测定

文献报道皮质类固醇、甲状腺素、环磷酸腺苷、雌激素及催乳素可促进胎儿肺成熟，而胰岛素则拮抗皮质类固醇的作用，抑制卵磷脂的合成，并通过实际检测发现发生新生儿呼吸窘迫综合征组与未发生组上述激素水平有显著差异。

（六）测定肺的成熟度

泡沫试验：取胎儿娩出时流出的羊水或出生后12小时的胃液做泡沫稳定试验。将羊水或胃液0.5mL置于直径1cm试管内，加95%乙醇0.5cm，以拇指按住管口用力振荡15秒，然后静立15分钟观察管内泡沫情况，可协助诊断。

阴性：无泡沫；

+：试管液面周边1／3有小泡沫；

++：液面周边＞1／3至整个管周有一层泡沫；

+++：试管周边有泡沫层。

阴性支持肺透明膜病，"+"或"++"可疑，"+++"排除本病。

五、诊断

根据出生后数小时内出现呼吸困难和X线胸片特点即可诊断，必要时可做胃液泡沫稳定试验。还应注意可能有肺部感染同时存在。出生12小时后开始出现呼吸困难者一般不考虑本病；但轻症患儿也可较晚起病，有迟至24～28小时者。

六、鉴别诊断

新生儿呼吸窘迫综合征需与出生后不久出现呼吸困难的其他疾病相鉴别。

1. 新生儿B族β溶血性链球菌性肺炎　其临床表现和X线所见，不易与本病鉴别，如遇诊断困难时，可按此菌所致的感染性肺炎选用抗生素等治疗，以免贻误时机。如孕母患此菌败血症而致宫内感染，则有助于鉴别。

2. 湿肺　又称新生儿暂时性呼吸困难，是因肺淋巴管或静脉转运液体的功能存在一时性不全，使肺泡内液体过多所致。临床表现与本病类似，但症状较肺透明膜病为轻，病程较短（1～3天），胸部X线片所见不同，预后良好。

3. 吸入性肺炎　此类肺炎，多有窒息史，经复苏后即呈现呼吸困难症状。胸部X线摄片，其改变与肺透明膜病不同。

七、治疗

本病是可逆的，若能度过72小时，新生儿自身能产生相当量的肺泡表面活性物质，则病情渐趋缓解。关键在于早期诊断、细心护理、采取紧急综合措施，使患儿度过危险阶段。

（一）一般治疗

维持中性温度，保持腹部皮肤温度在36.5℃，多需在远红外辐射保暖台上保温。注意维持营养及水、电解质平衡，一般在氧需浓度超过40%时不经口喂养，静脉注射10%葡萄糖液每日60～80mL／kg，注意避免液量过多引起肺水肿。光疗者每日增加20mL／kg液体量。出生后第2天起每日钠需要量为2～3mmol／kg，钾为2mmol／kg。纠正酸中毒可按pH或BE值计算碱性液用量，pH＞7.25，不需纠酸。无条件测血气时，可先给予5%碳酸氢钠3～5mL／kg，以后酌情补充。避免给钠过多或速度过快而引起高钠血症及颅内出血。

（二）供氧

轻症可用面罩或鼻导管给氧，吸入氧要温化到36℃左右。若经上述给氧效果不好，吸入60%浓度的氧后，PaO_2仍低于6.65kPa时，应用气管插管行持续气道正压通气（continuous positive airway pressure，CPAP）。其氧流量及浓度根据临床表现和血氧结果进行调整，其压力不宜过高，以防止肺泡破裂而致气胸或纵隔气肿。停用时宜逐渐降压和减低氧浓度。若应用CPAP效果仍不好，且无自主呼吸或频发呼吸暂停时，则应及时应用呼吸机进行间歇正压通气（intermittent positive pressure ventilation，IPPV），使吸入氧浓度达60%～80%，最高吸气压力不超过2.9kPa，呼气末压在0.49～0.78kPa，平均气道压＜0.98kPa，呼吸频率25～30次／分钟，吸气与呼气时间之比为1：1，然后根据血气分析和临床表现进行调节。

（三）表面活性物质替代疗法

20世纪80年代初国外首次使用表面活性物质替代疗法治疗呼吸窘迫综合征（respiratory distress syndrome，RDS），取得成功，近年来国内已开始应用于临床。表面活性物质制剂有4种。

1. 天然型表面活性物质，从人类羊水中取得，为同种蛋白，但羊水来源少，不易大量生产。

2. 从牛或猪肺中提取，但存在异种蛋白问题。

3. 人工合成制剂，采用人工合成的二棕榈卵磷脂酰胆碱和磷脂酰甘油按7：3配方，但疗效不理想。

4. 混合制剂即人工合成制剂中加入少量天然制剂可提高疗效。

用替代疗法时，需同时使用人工呼吸机，氧浓度40%，气道平均压＞0.69kPa

（7cmH$_2$O），混合制剂的剂量每次50～200mg／kg，将制剂溶于生理盐水中（浓度含表面活性物质为30mg／mL），加温到37℃，分3～5份，从气管插管中分次滴入。为使药液在各肺叶均匀分布，需改变体位（左、右侧卧位，正面）分批滴入。每次滴入后用100%氧浓度，简易手控加压复苏器加压给氧使药物渗入肺泡内，然后调节呼吸机压力比原设定的吸气压高0.39kPa（4cmH$_2$O），呼吸频率每分钟60次，吸／呼=1：1，使患儿PaO$_2$上升到10.64kPa（80mmHg）再行注药。全部操作5分钟左右结束，然后呼吸机参数恢复到原来状况。RDS形成的时间是在出生后6～12小时，因此应在出生后6小时尽早使用，一般只用1次即可。用后1～2小时呼吸困难减轻，血气分析明显改善，X线改变好转。可逐步调低各项呼吸机的参数，先降低氧流量，然后减少呼吸频率，最后减低吸气压。若吸入氧流<0.4，气道平均压<0.69kPa（7cmH$_2$O），不能维持PaO$_2$，胸部X线未见好转时，追加1次给药，剂量与方法同第一次。

（四）抗生素的应用

由于RDS不易与B族溶血性链球菌感染性肺炎相鉴别，或用机械通气时，可用青霉素或其他广谱抗生素。

（五）对症治疗

1. 纠正酸中毒及电解质紊乱　呼吸性酸中毒只能用改善氧气交换来纠正；代谢性酸中毒可用5%碳酸氢钠治疗，剂量可按酸中毒程度及BE结果而定，应补充的NaHCO$_3$（mEq）=BE×体重（kg）×0.3；或按3～5mL／kg次计算，每日剂量不宜超过6～8mmol／kg，并应在稀释成等张溶液后静脉滴入。

2. 控制心力衰竭　用洋地黄快速制剂，如毒毛旋花子甙K每次0.01mg／kg，或毛花苷C每次0.015mg／kg，缓慢静脉注射。动脉导管重新开放者可使用吲哚美辛每次0.02mg／kg，共用3次，每次间隔12小时；小于2天者后2剂的剂量减半。

3. 其他　严重缺氧出现抽搐时，用20%甘露醇每次5mL／kg，静脉注射。呼吸衰竭时，及时用山梗菜碱或尼可刹米。烦躁和抽搐者用地西泮每次0.2～0.3mg／kg，静脉注射；或苯巴比妥钠每次5～7mg／kg，肌内注射。改善细胞内呼吸可加用细胞色素C、三磷酸腺苷、辅酶A及维生素B$_6$等。维生素E能减少活性氧的生成，活性氧通过脂质过氧化物来损伤机体，维生素E有终止过氧化反应的作用，故有治疗作用。

八、预后

预后一般较严重。多数在2～3天内死亡，仅少数可在出生后第3天逐渐好转。故凡能存活至第3天者往往可望好转。死亡率主要决定于胎龄大小、窒息程度和出生后的处理。应用机械呼吸疗法可明显降低死亡率。

九、预防

预防早产。对孕妇患有妊娠毒血症及糖尿病者应认真做好防治工作。严防羊水吸入，有可疑吸入羊水者，可多次吸引。

第三节　新生儿肺炎

新生儿肺炎是围产儿最常见的疾病之一，发病早期症状和体征均不明显，尤其是早产儿，给诊断带来一定困难。临床上将新生儿肺炎分为吸入性肺炎和感染性肺炎两大类，两者可独立存在，也可先后发生或同时并存。

一、病因

（一）产前感染

1. 吸入污染的羊水　由于羊膜早破或羊膜炎，阴道内细菌上行污染羊水。一般羊膜早破12小时以上羊水即可被污染，12～72小时，污染率高达50%甚至80%以上。正常胎儿在宫内有浅表呼吸，吸入污染之羊水导致肺炎。常见菌为大肠埃希菌、克雷白杆菌、B组溶血性链球菌等；常见的病毒是肠道病毒、巨细胞病毒、单纯疱疹病毒等。

2. 血行播散　妊娠后期孕母受风疹病毒、单纯疱疹病毒、巨细胞病毒、肠道病毒或弓形虫感染后，病原体可通过胎盘造成胎儿全身感染，肺炎是全身感染的一部分。

（二）产时感染

因羊膜早破、滞产使胎盘处于高度伸张状态，通透性增加，产道细菌易侵入羊膜腔内；吸入污染的羊水或急产时消毒不严而感染。常见病原菌为大肠埃希菌、病毒和B族β-溶血性链球菌。多在出生后12～48小时发病。

（三）产后感染与呼吸道感染

患者密切接触后感染；因患败血症由血行播散至肺；或因在复苏抢救过程中，所用器械消毒不严而引起的医源性肺炎。

二、临床表现

可有胎膜早破、产程过长或难产、母亲分娩前2周内有感染，或新生儿吸入羊水或胎粪、有与呼吸道感染者接触史。

宫内感染多于出生后3天内出现症状；产时及出生后感染，多于出生后3天出现症状。常见体温不升或发热、反应低下、拒奶等一般感染的症状，随后出现咳嗽、气喘、口吐白沫、呛奶、呕吐等症状。

患儿口唇青紫、呼吸增快、鼻煽、三凹征明显，常伴心率增快、心音低钝，两肺可闻及细湿啰音，如呼吸每分钟>60次，或呼吸减慢、节律不整甚至呼吸暂停、皮肤瘀斑、前囟紧张、发绀加重、精神萎靡、腹胀、肝肿大等，提示合并呼吸衰竭或心力衰竭等其他系统器官功能受累的表现。

三、实验室及其他检查

（一）X 线检查

吸入性肺炎可有肺门阴影增深，肺纹理增粗，肺内有斑片状阴影以肺底部较多，可伴有肺气肿和肺不张。胎粪吸入者有时可出现纵隔气肿或气胸。感染性肺炎胸片可见两侧肺纹增粗，肺纹周围散布点片状浸润阴影，肺野外侧带因有代偿性肺气肿常有透亮度增加，透视阴性也不能排除新生儿肺炎。

（二）血气分析

轻型肺炎血气分析仅提示轻度缺氧，无明显二氧化碳潴留。重型肺炎氧分压<6.65kPa（50mmHg），二氧化碳分压>6.65kPa（50mmHg），代谢性酸中毒明显。

（三）血、尿、便常规化验

血象检查白细胞数在感染性肺炎中可升高，体弱或病重者可降低，有明显核左移及中毒颗粒提示有细菌感染；从尿常规可了解肾脏是否受损；大便检查可了解消化道是否出血。

四、诊断和鉴别诊断

（一）诊断标准

1. 全身反应差，如反应低下、软弱、吃奶差等。

2. 有下述表现任何两项均可诊断

（1）口周青紫和（或）口吐白沫。

（2）安静时呼吸持续增快，>60次／分钟。

（3）点状呼吸或三凹征。

（4）有羊水吸入史或反复呛奶。

（二）鉴别诊断

1. 湿肺　出生后2～5小时出现呼吸困难，肺部体征不多，一般状况好。无感染中毒症状，病程短，X线胸片有其特点可资鉴别。

2. 吸入综合征　足月儿或过期产儿多有宫内窘迫或出生后窒息史，气管内吸出羊水或胎粪，出生后很快出现呼吸困难和青紫，两肺呼吸音低或满布细湿啰音。X线胸片为广泛粗颗粒阴影或斑片状絮影及透亮的泡型气肿。

3. 肺透明膜病　多见于早产儿，出生后较早（1～3小时）出现呼吸困难、青紫，且进行性加重，两肺可闻密集细湿啰音。X线胸片有特异性改变可助鉴别。

五、治疗

（一）保持一定的温度、湿度

室温保持在23～25℃，湿度50%左右为宜，早产儿和体温不升的患儿可置暖箱内，保持皮肤温度达36.5℃。

（二）喂养与补液

喂奶以少量多次为宜，以免发生呕吐与误吸。不能进食者可静脉补液，滴入1／6张维持液，总量不宜过多，以免增加心脏负担，并严格掌握输液速度，不超过每小时4mL／kg。

（三）纠正酸中毒

有代谢性酸中毒应根据血气分析BE值，按公式应用碳酸氢钠予以纠正。

（四）纠正缺氧

用鼻管供氧不能改善缺氧症状，可改用面罩或头罩给氧，仍无改善可用持续正压呼吸，上述方法仍无效，血气分析有Ⅱ型呼吸衰竭时，采用气管插管和人工呼吸器辅助呼吸。

（五）控制感染

早破水的孕母在分娩前用抗生素预防胎儿感染，婴儿娩出后继续应用抗生素2～3天，根据临床表现决定是否停用。宫内和分娩过程中感染的肺炎病原菌多为革兰氏阴性杆菌，选用氨苄西林、阿米卡星；出生后感染球菌的可能性大，选用美沙西林或头孢氨苄；疑似B组溶血性链球菌感染，可采用大剂量青霉素（每日20万～30万U／kg）；大肠埃希菌肺炎选用氨苄西林或头孢哌酮；克雷白杆菌肺炎选用阿米卡星或第二代头孢类药物；假单胞菌肺炎选用羧苄西林或头孢他啶；沙眼衣原体肺炎选用红霉素，口服每日40～60mg／kg，用2～3周；病原体不明时，宜用广谱或两种抗生素联合应用。目前有人主张用甲硝唑治疗，主要针对分娩时感染。病毒性肺炎目前无特效治疗，可酌情选用更昔洛韦、阿糖腺苷、阿昔洛韦、干扰素等。

（六）对症治疗

1．危重患儿可少量多次输血或血浆，纠正酸中毒，维持水、电解质平衡。呼吸性酸中毒时改善通气和供氧。

2．合并脓胸时胸腔穿刺抽脓，液量多和脓气胸者作闭式引流。

3．有心力衰竭者可给予洋地黄，剂量宜偏小；反复呼吸暂停者，可给予氨茶碱治疗；合并脑水肿者给予甘露醇及呋塞米处理。

4．痰液黏稠时给予雾化吸入。

（七）气管内冲洗

重症肺炎呼吸道分泌物较多，血气$PaCO_2>8.0kPa$（60mmHg）时可考虑行气管内冲洗，所需用具有喉镜、气管导管、呼吸复苏器、内径$1.0\sim1.5mm$的吸痰管、吸引器和氧气。操作步骤如下。

1．常规经口做气管内插管，固定。

2．用吸痰管吸净气管内分泌物，时间约20秒。

3．将复苏器接上氧气，经气管内导管加压呼吸，捏球$8\sim12$次。

4．将患儿头转向一侧，经导管滴入含抗生素的生理盐水$6\sim8$滴，接呼吸复苏器，捏球$8\sim10$次。生理盐水与气管内分泌物充分混合，气管内吸分泌物。

5．再滴入生理盐水、捏球、吸痰，如此反复$4\sim5$次。

6．将患儿头转向另一侧，重复上述过程$4\sim5$次，滴入液体总量为$2\sim4mL$。

7．最后再次加压呼吸，捏球$20\sim30$次，拔管，吸净口、咽部分泌物，继续吸氧。

8．一般每日1次，经$1\sim3$次冲洗后，病情逐渐好转。重症肺炎分泌物多，可每日2次气管内冲洗。

六、预防

做好孕妇保健，防止胎内感染。如母亲有感染，急、难产娩出的新生儿均应选用抗生素预防。注意新生儿保护，避免交叉感染。

第四节　新生儿败血症

新生儿败血症（Neonatal septicemia）是指新生儿期致病菌侵入血循环，并在其中生长、繁殖，产生毒素而造成的全身感染性疾病，血培养常可检出致病菌，是新生儿期常见的危急重症。在败血症发展过程中，病原菌通过血流到达机体某些组织或器官，产生新的化脓性病灶者，称为脓毒败血症。细菌短暂侵入血循环中，未在血液中生长繁殖，无明显毒血症症状者称为菌血症。毒血症是指细菌毒素进入血循环引起全身感染中毒症，血中只含毒素而无细菌。

一、病因和发病机制

（一）病原菌

致病菌随不同地区和年代不断发生变化。我国以葡萄球菌最多见，其次为大肠埃希菌等G^-杆菌。近年来随着新生儿重症监护治疗病房的建立，由于静脉、气管插管等支持治疗技术的发展和广谱抗生素的普遍使用，以及极低出生体重儿存活率的提高等因素，使机会致病菌（表皮葡萄球菌、绿脓杆菌、克雷白杆菌、肠杆菌、枸橼酸杆菌、不动杆菌、变形杆菌、沙雷菌、微球菌、D组链球菌）、厌氧菌（类杆菌群、产气荚膜梭菌）和耐药菌株感染有增加趋势，空肠弯曲菌、幽门螺杆菌等亦成为败血症的新的致病菌。20世纪70年代以后，B组链球菌（group B streptococcus，GBS）在美国和欧洲成为新生儿败血症和脑膜炎的主要病原菌，但在我国极少见，可能与中国孕妇产道GBS定植率低有关。应当指出，当某一种病原菌占优势，另一种致病菌并不消失，同时应该注意局部地区的经验并不代表该国的情况和另一些国家的情况。例如北美B族β溶血性链球菌成为新生儿败血症占优势的致病菌，而在埃塞俄比亚则较少见。

（二）感染途径

可分为宫内感染、出生时感染、出生后感染三种，其中以出生后感染为最多见。

1. 宫内感染　母亲有感染病灶，通过血行感染胎儿；或羊膜早破超过24小时，羊水污染后感染胎儿。

2. 出生时感染　分娩过程中，婴儿吸入或吞下污染的羊水后感染；或因医护人员在助产过程中消毒不严所致。

3. 出生后感染　多数由脐部、皮肤或呼吸道感染发展而致，此外亦可由消化道或泌尿道感染引起。

（三）免疫功能缺陷

1. 非特异性免疫功能缺陷

（1）淋巴及网状内皮系统：局限能力差，清除力弱。白细胞吞噬过程中调理、趋化及吞噬作用均较差，储备也不足。

（2）屏障功能弱：①皮肤：皮肤角化层和真皮层都很薄，胶原纤维排列疏松又易受损，使表面完整性受到破坏为病原菌入侵提供方便之路；②黏膜：呼吸道、消化道表面的黏膜不仅其通透性高而且其防卫结构如纤毛、腺体细胞的功能不全，病原菌容易通过黏膜屏障到达血循环；胃酸少，杀菌力弱，溶菌酶含量不足。

（3）补体的功能：新生儿血清内各种补体的成分为成人的50%～60%，早产儿更低。血清C_3、C_5含量仅及成人的一半。脐血中总补体平均浓度仅为900mg／L，是母亲补体水平的1／2，因而特别容易患细菌感染。

2. 特异性免疫功能缺陷

（1）细胞免疫功能发育尚未完善：新生儿T细胞对特异抗原反应较成人差。由于正常胎儿在宫内缺乏接触各种病原微生物的抗原物质，出生后5～10天未致敏的T细胞不能充分发挥特异的细胞免疫作用，而且反应速度缓慢，产生各种淋巴因子和干扰素的量不足，因此致敏T细胞对病原体的直接杀伤能力亦不如成人。

（2）体液免疫不足：

1）IgM：分子量大，不能通过胎盘传给胎儿，胎儿末期才开始形成IgM。正常脐血

IgM 含量是成人的1/10，1岁时只有成人的75%，而 IgM 是某些 G⁻杆菌的主要抗体，对保护新生儿防止 G⁻杆菌透过肠黏膜有一定作用。因此新生儿易患大肠埃希菌败血症。

2) IgA：是黏膜局部抗感染免疫的主要因素。新生儿血清中 IgA 水平仅及成人的3%，出生后3周可合成 IgA，但速度较慢，2周岁才接近成人的75%，因而新生儿易患呼吸道及胃肠道疾病。

3) IgG：出生前几周合成 IgG 并从母体获得，但出生后由母体所得 IgG 逐渐消耗，且总血容量有所增加，故 IgG 在出生头几个月下降。

二、临床表现

早期表现为食欲欠佳，哭声减弱，体温异常，足月体壮儿常有发热，早产儿常体温不升。重者拒乳，不哭，不动，腹胀，精神萎靡，嗜睡或有激惹和惊厥发生，尚有呼吸不规则或暂停，心动过速或过缓，周围循环不良甚至休克。出现腹泻、呕吐、中毒性肠麻痹，也可出现硬肿。典型表现有黄疸，肝脾肿大，出血倾向，重者发生 DIC。常可找到局部感染灶，如皮肤脓疱、脐部感染、肺炎、脑膜炎等。

三、实验室检查

血培养有致病菌生长。血白细胞增高或明显降低，白细胞内有中毒颗粒。C反应蛋白增高（≥15μg/mL）。白细胞层涂片检查可发现较多的细菌。暴露感染灶或脐部涂片、深部脓液等培养有参考价值。血浆、浓缩尿的对流免疫电泳、乳胶凝集试验阳性对诊断B组链球菌败血症有帮助。

四、诊断

根据病史中有高危因素和临床表现特点、实验室检查中白细胞总数和分类的改变以及C反应蛋白（C-reaction protein，CRP）值增高等，应考虑本病的可能性；确诊常有赖于病原菌或病原菌抗原的检出。细菌质粒DNA分析和PCR技术已在我国临床应用，对确诊本病有极大帮助。

（一）病史

具有以下病史者均易发生败血症。

1. 早产儿、小于胎龄儿。
2. 有免疫缺陷病的新生儿。
3. 临产孕妇有发热等感染史。
4. 胎膜早破、产程延长、羊水混浊或发臭。
5. 接生时消毒不严或过多产科操作。
6. 皮肤、黏膜损伤史。
7. 脐部、皮肤、黏膜、甲床等感染史。
8. 有气管插管、脐血管或外周静脉插管史。

9．抢救器械消毒不严，医疗用品被污染。

（二）临床表现

1．一般感染中毒表现　进奶少，吸吮无力，少哭、哭声低微；少动、精神萎靡、面色欠佳，可发黄、发青、发白、发灰；体温异常（发热多见于足月儿，早产儿常有体温不升）；重症者常拒食、不哭、不动、神志不清、面色不佳、体温不升。

2．有或无病理性黄疸（黄疸迅速加重或退而复现）　有瘀点、肝脾肿大，有脐部、皮肤、黏膜、甲床等感染灶或深部脓肿、浆膜腔积液。

（三）实验室检查

1．血培养　各个环节均须严格无菌，戴消毒口罩，严格洗手。最好从上肢、头皮取血，股静脉取血较易污染，且可导致骨髓炎、髋关节炎，对出、凝血异常者可致大量出血。培养瓶盖应双层，内盖以橡皮为宜，以便将血注入，外盖可用铝盖或用纸结扎。培养液10～20mL，取血0.5～1mL。争取在用抗生素前从不同部位取血两份，也可1次取血，更换针头，分别注入两培养瓶内。有条件者可作厌氧菌培养、L型细菌培养。

2．外周血白细胞计数及分类（应列出杆状核细胞的百分数）。

3．抗凝血离心后取其上层白细胞作革兰及亚甲蓝染色后找细菌。

4．C-反应蛋白等。

（四）诊断标准

1．确诊败血症

（1）有临床表现，两份血培养出同一种细菌；或一份血培养阳性，又从尿液、脑脊液、浆膜腔液或非暴露病灶处分离出或涂片找到同一种细菌。

（2）有临床表现，白细胞层涂片找到细菌。

（3）有临床表现，血培养1次阳性，病原菌为非条件致病菌，如为表皮葡萄球菌等条件致病菌，有脐血管或外周静脉插管史者，也可确诊。

2．临床诊断败血症

（1）具有败血症的临床表现，白细胞总数$<5 \times 10^9 / L$，或出生3天后$>20 \times 10^9 / L$，或杆状核细胞≥20%中性粒细胞总数。

（2）具有易发生败血症的病史及其临床表现，C-反应蛋白明显增高而无肺炎等其他可使C-反应蛋白增高的疾患。

五、鉴别诊断

（一）颅内出血

出现神经系统症状或合并脑膜炎时，应与颅内出血相鉴别。颅内出血有产伤或窒息史，大多发病早，出生后1～2天起病，脑脊液可为均匀血性或有皱缩红细胞而无炎性变化。

（二）呼吸道疾病

出现呼吸系统症状时，应与肺炎、肺不张等呼吸系统疾病相鉴别。可根据肺部体征及X线胸片结果进行鉴别。

（三）消化道疾病

有呕吐、腹泻、腹胀时应与新生儿腹泻鉴别。单纯腹泻一般状态好，无发热及中毒表现。

六、治疗

（一）一般治疗

注意保温，纠正缺氧。供给足够的热量和水分，维持水与电解质平衡，口服量不足时，给予10%葡萄糖溶液或1∶4液（生理盐水∶5%葡萄糖溶液）每日50～60mL／kg，静脉滴注。病情严重者可给予少量多次输血浆或新鲜全血。

（二）控制感染

在病原菌未明确前选用球菌、杆菌兼顾的抗生素联合给药，经静脉给药，疗程2～3周，脓毒败血症则需4～6周。一般先用两种抗生素，明确病原菌后根据药物敏感试验调整用药。

1．病情危重而病原菌不明时可用头孢他啶加氯唑西林静脉滴注。

2．病情不严重病原菌不明时用新青霉素Ⅱ加氨苄西林或阿米卡星静脉滴注。

3．革兰阴性杆菌败血症用氨苄西林加阿米卡星或头孢噻肟。

4．金黄色葡萄球菌败血症用新青霉素Ⅱ、氯唑西林、头孢霉素或万古霉素。

5．链球菌、肺炎双球菌败血症用大剂量青霉素，每日10万～20万U／kg，或头孢吡肟、头孢噻肟。

6．绿脓杆菌败血症用羧苄西林，≤7天者，每日200mg／kg，分2次；>7天者，每日300mg／kg，分3次。

7．厌氧菌败血症时首选甲硝唑，其用量≤7天者每日15mg／kg，分2次；>7天者每日15～30mg／kg，分3次，也可用林可霉素。

（三）治疗并发症

休克者扩充血容量及使用血管活性药物如多巴胺。高胆红素血症时应进行光疗，肾上腺糖皮质激素的应用必须在有效、足量抗生素的前提下方可应用。

（四）免疫治疗

1．免疫球蛋白治疗　尤其是早产儿，可用大剂量免疫球蛋白0.5～1.0g／kg，静脉点滴。

2．部分交换输血　主要用于严重感染，白细胞减少或有高胆红素血症，不仅供给抗体、补体、调理素、粒细胞，还可将含毒素或未结合胆红素的血换置换出来，一般用新鲜肝素化全血（150mL／kg）。

七、预防

加强孕妇保健工作，注意对高危孕妇的管理，避免临产时感染；加强临产时监护，防止新生儿感染，保持皮肤及脐部清洁。注意保暖，供给足够热量，鼓励母乳喂养，一旦感染立即隔离治疗。

第五节　新生儿破伤风

新生儿破伤风是由破伤风梭状芽孢杆菌侵入脐部而引起的急性感染性疾病，主要表现为牙关紧闭和全身肌肉强直性痉挛，死亡率较高。一般在出生后4～7天发病，故俗称"七日风"。随着我国城乡新法接生技术的推广和医疗水平的提高，本病发病率已明显降低。

一、病因和发病机制

破伤风杆菌为革兰阳性厌氧菌，其芽孢抵抗力强，煮沸一小时或高压蒸气（120℃）10分钟方可杀灭，石炭酸溶液中需10～12小时，含碘消毒剂或环氧乙烷亦可杀灭，而普通消毒剂则无效。破伤风杆菌广泛存在于土壤、尘埃和粪便中，在耕地中较多。用被破伤风杆菌污染的剪刀、线绳、纱布进行断脐、结扎和包扎脐残端时，破伤风杆菌即进入脐部，包扎造成的缺氧环境更有利于破伤风杆菌的繁殖。破伤风杆菌所产生外毒素有痉挛毒素和溶血毒素两种，主要是前者对中枢神经组织有较大的亲和力，而引起肌肉痉挛，但其传导途径与作用点并未十分清楚。一种认为是神经传导，破伤风痉挛毒素由神经末梢运动终板吸收，沿着运动神经的淋巴间隙或神经轴上行，到脊髓前角运动细胞，可出现临床症状。以后在脊髓中扩散到对侧前角，从而累及整个中枢神经系统。有人则认为，毒素是通过血液、淋巴的途径，附着于血浆蛋白上，到达全身，作用脊髓前角细胞和神经末梢的运动终板，引起临床症状。此外还有人认为是由于毒素作用于横纹肌的神经感受器所引起的反射性冲动，传到中枢神经系统所致。总之，破伤风的发病机制是破伤风的痉挛毒素作用于中枢神经的结果。

二、临床表现

出生后1周（3～14天）左右起病，最初的表现是不能吸奶，患儿牙关紧闭，呈苦笑面容，继以痛苦的全身性强直性痉挛，角弓反张，痉挛发生时可引起呼吸暂停或呼吸抑制而危及生命。体温一般仅中度升高。体格检查可发现背部僵硬，颈部及腹部肌肉强直，轻微刺激即可诱发抽搐，早期无明显抽搐时，用压舌板轻压舌根可发现患儿牙关紧闭。在病程的头2周症状通常会逐渐加重，3～5周后开始恢复，但如果不用抗毒素，则症状将持续至破伤风毒素停止产生和结合，新的神经肌肉连接形成时为止，约需数周至数月。

三、实验室及其他检查

脐部脓汁涂片可见细菌及中性粒细胞，培养阳性率较高。早期尚无典型症状时，用压舌板检查咽部，用力下压时，牙关咬得很紧。压舌板不易拔出，有助于早期诊断。

四、诊断

根据消毒不严的接生史，出生后4～8天发病，有典型的牙关紧闭和苦笑面容，即可诊断。诊断标准如下。

1．旧法接生或产后脐带处理不洁，或有外伤史。

2．出生后4～7天发病（最迟14天），患儿哭闹不安、张口困难、牙关紧闭。颜面肌肉抽搐呈"苦笑"面容，全身肌肉呈阵发性、强直性痉挛，呼吸肌痉挛，遇光、声或触动等刺激即引起痉挛发作，重者呈角弓反张状。喉肌、呼吸肌痉挛可引起发绀、窒息。

3．脐部或伤口处分泌物作厌氧菌培养，部分患儿可查到破伤风杆菌。

4．一般无发热，但反复抽搐可引起体温升高，病程中神志始终清楚。

五、治疗

原则是保证营养，控制痉挛，预防感染。

（一）保证营养减少刺激

病初应暂时禁食，以免误吸，以静脉输液供给营养，痉挛减轻后，用胃管喂养，给予充足的营养和热卡。减少刺激，治疗要集中，操作要轻快，病室需安静、避光。

（二）控制痉挛

应选用对呼吸中枢抑制作用较小的药物。宜两种以上药物交替使用，以增强止痉效果，减少不良反应，剂量及用药间隔以恰能控制痉挛发作又不影响呼吸为度。给药途径以静脉或鼻饲为宜，尽量避免肌内注射，以减少刺激。可选用氯丙嗪和异丙嗪各0.5～1mg／kg，静脉滴注或肌内注射，每4～8小时1次；地西泮0.1～0.3mg／kg，静脉滴注或肌内注射，每4～8小时1次；苯巴比妥钠5～8mg／kg，肌内注射，每4～8小时1次；10%水合氯醛0.5mL／kg，口服或保留灌肠。上述药物的应用以安静或小刺激时不抽为宜，长期大剂量用药的婴儿可能从痉挛状态转为松弛苍白状态，应予注意。

（三）抗毒素

应早用，一般第1天用破伤风抗毒素血清2万U加入葡萄糖液中静脉滴注或肌内注射，次日重复半量，病情重或治疗晚者，可适当加大剂量。脐部周围皮下注射

3000～5000U。用药前先做皮肤敏感试验。亦可使用破伤风免疫球蛋白500～3000U肌内注射。

（四）抗生素

目的在于阻止脐部的需氧杂菌繁殖和破伤风杆菌繁殖，还能防治肺炎、败血症等细菌感染并发症。常用青霉素每天剂量为20万～30万U／kg，分次静脉滴注，连用10天。甲硝唑能杀灭体内的破伤风杆菌，消除破伤风外毒素的来源，每天剂量为50mg／kg，分3～4次口服，重者可用7.5mg／kg静脉点滴。有并发症时应加用广谱抗生素，并延长青霉素的用药时间。

（五）气管切开

用于病情严重者如潜伏期在出生后4天内，反复抽搐、喉痉挛、窒息且咳嗽及吞咽反射消失，或支气管内分泌物阻塞时，应尽早做气管切开术，但必须控制痉挛后才可施行手术。

（六）脐部处理

用3%过氧化氢或1：4000高锰酸钾溶液清洗脐部，再涂以2.5%碘酊，再用75%乙醇脱碘，每日1次，直到创面愈合。

（七）其他

缺氧时吸氧。有呼吸衰竭表现用东莨菪碱每次0.03～0.05mg／kg，间隔10～30分钟重复使用，病情好转后延长使用时间。必要时气管插管使用人工呼吸器。有脑水肿时应用呋塞米或甘露醇等脱水剂。水肿、少尿者应限制液量。

六、预防

1．接生时严格执行无菌操作。紧急情况下断脐剪刀可用2.5%碘酒涂抹，待干后使用，结扎线亦应在碘酒中浸泡后使用。

2．脐残部曾经不当处理者，可在24小时内将残留脐带剪去一段，重新结扎，用3%过氧化氢或1：4000高锰酸钾液冲洗后涂以碘酒，并肌内注射破伤风抗毒素1500～3000U，或人体破伤风免疫球蛋白75～250U。

第六节　新生儿寒冷损伤综合征

新生儿寒冷损伤综合征是指由寒冷引起体温和多器官功能损伤，严重者出现皮肤硬肿，此时又称新生儿硬肿症。

一、病因和发病机制

发病机制可能与寒冷、早产、感染、缺氧等有关。

1. 新生儿体温调节中枢发育不成熟，体表面积相对较大，皮下脂肪少，皮肤嫩薄等，导致新生儿易于散热，体温易偏低。新生儿皮下脂肪组织中饱和脂肪酸成分多，溶点高，体温低时易凝固。局部血液循环不良导致毛细血管通透性增高，导致皮下水肿。

2. 棕色脂肪含量少，新生儿在寒冷时主要靠棕色脂肪产热，如果由于寒冷时棕色脂肪消耗过多，则不能保持正常体温。而早产儿棕色脂肪含量更少，更易发病。在感染、窒息、缺氧时，不但增加了热量的消耗，并且使棕色脂肪产热受到抑制，致低体温而发生硬肿。

3. 新生儿血液中红细胞多，血红蛋白高，血液黏稠，而低体温、缺氧、酸中毒，使血流更缓慢。血流缓慢、组织灌注不良及缺氧是肾衰竭并发DIC及肺出血的病理基础。

二、临床表现

本病多发生在寒冷季节，以早产儿及出生1周内的新生儿多见。初期表现体温降低、反应差、哭声弱、吮乳差或拒乳等，病情加重时即发生硬肿和多器官功能损伤。

（一）低体温

体温常降至35℃以下，重症常<30℃，早期腋-肛温差为正值，病程长和重症者为负值，表示能量贮备耗竭。夏季由于重症感染致病者多无低体温，仅见皮肤僵硬，且无水肿，其发病机制可能为周围循环衰竭所致。

（二）硬肿

多发生在全身皮下脂肪积聚部位，皮肤紧贴皮下组织，不能移动，其特点为硬、亮、冷、肿、色暗红，压之轻度凹陷。硬肿发生顺序是：小腿—大腿外侧—整个下肢—臀部—面颊—上肢—全身。严重硬肿可使肢体僵硬，面部、胸腹硬肿可致呼吸困难、不哭及吮吸困难。硬肿范围计算，头颈部20%，双上肢18%，前胸及腹部14%，背及腰骶部14%，臀部8%，双下肢26%。

（三）多器官功能受损

早期常有心音低钝、心率变慢、微循环障碍表现。严重时可导致休克、心力衰竭、DIC、肺出血、急性肾功能衰竭等多器官功能衰竭，常合并肺炎、败血症。

根据临床表现，病情可分为轻、中、重度，见表2-2。

表2-2 硬肿症病情诊断分度

评 分	体 温℃		硬肿范围（%）	器官功能改变
	肛温	腋-肛温差		
0	≥35	负值	<30	无、轻度功能低下
1	<35	0或正值	30~50	器官功能损害
4	<35或30	正值或负值	>50	功能衰竭

说明：①总分为0者为轻度，1~3分为中度，4分以上为重度；②体温检测：肛温在直肠内距肛门约3cm处测，持续4分钟以上；腋温将上臂贴紧胸部测8~10分钟。腋-肛温差正值说明产热良好，负值提示产热衰竭；③器官功能低下包括不哭、不吃、反应低下。功能损害表现有心率缓慢、心电图异常、血生化异常等。器官功能衰竭指休克，心、肾衰竭，DIC，肺出血等。

三、实验室及其他检查

1. 血象 以血小板减少为主，若合并感染时，白细胞增高，以中性粒细胞为主。

2. 血生化检查 低血糖，血细胞比容升高，凝血酶原时间延长。血气分析示低氧血症及代谢性酸中毒，$PaO_2\downarrow$，$PaCO_2\uparrow$。

3. 心电图 P-R间期延长，Q-T间期延长，低电压，T波低平、倒置，ST段下降。

4. 胸部X线 肺部有炎症、瘀血、水肿、出血改变。

四、诊断和鉴别诊断

（一）诊断标准

1. 有受寒、低体重、早产、感染、产伤、出血、高胆红素、喂养不当及窒息等诱因。

2. 多见于出生后1周内，体温不升、反应低下、不哭、拒食、少动、呼吸浅表。

3. 脂肪堆积处皮肤有不同程度的硬肿，受损皮肤紧贴皮下组织呈紫红或鲜红至苍白，触之冷，伴水肿。重者易合并心、肺、肾衰竭症状，硬肿面积>50%，常合并有肺出血、消化道出血、败血症、休克及DIC。

（二）鉴别诊断

1. 新生儿皮下坏疽 系皮下组织急性化脓性感染，病原菌多为链球菌或金葡菌，好发于背、骶、臀、枕部等受压部位，局部皮肤硬而发红，略肿，边缘不清，迅速扩大，病变中央由硬变软，色转暗红，触之漂浮感，最后呈紫黑色坏死、脱落，形成溃疡。本病有感染中毒症状，常伴发热、哭闹，血培养呈阳性。

2. 新生儿水肿 正常新生儿，尤其早产儿，可因肾脏暂时性钠、氯排泄功能不足，水潴留，引起手、足背、眼睑、头皮、女婴阴唇等处水肿；全身性水肿可见于早产儿、新生儿溶血症、先天性心脏病、先天性肾病、先天性脚气病、低蛋白血症、失血性贫血等，其特点是四肢、躯干广泛的凹陷性水肿，肤色苍白发亮、不凉、不硬，体温正常。

五、并发症

（一）肺出血

新生儿维生素K依赖因子缺乏，而硬肿症时机体处于低氧血症、酸中毒状态。以上原因使血管脆性增加、通透性增强，血液外渗或血管破裂发生出血。突然出现严重呼吸困难，两肺细湿啰音，心率先快后慢。病情恶化时大量泡沫血性分泌物或鲜血从口鼻涌出。

（二）弥散性血管内凝血（disseminated intravascular coagulation，DIC）

硬肿症时机体处于低氧，酸中毒状态这是引起DIC的主要原因。临床可见皮肤黏膜自发性出血，可见注射的针孔处渗血不止、脐残端出血、皮下出血、吐血、尿血。由于肾血管内凝血出现少尿或无尿、酸中毒、高血钾、高尿素氮血症等肾衰竭的临床症状。肺血管内凝血则出现肺功能障碍的症状，甚至发生肺性脑病，表现为烦躁不安、谵妄、昏迷。其他脏器如心、脑均可由于血管内凝血而发生临床症状。

（三）急性肾功能衰竭

新生儿期肾脏血流量较少，当出现心力衰竭、出血等情况时，肾的血流灌注更少，同时缺氧、酸中毒可直接损伤肾脏使其功能受损。而出血、缺氧、酸中毒是硬肿症的常见情况。急性肾功能衰竭可出现少尿或无尿（每小时每千克体重少于1mL为少尿，少于0.5mL为无尿）、酸中毒、高血钾、高尿素氮症等临床表现及实验室检查的改变。

（四）心功能衰竭

新生儿心肌纤维发育不成熟，出生时从胎儿循环变成成人型循环，心脏负担骤然增加；硬肿症时的酸中毒、缺氧使心肌受损，收缩障碍而发生心力衰竭。心力衰竭时心跳或快或慢，心音低钝，肝脾进行性增大。

六、治疗

本病多见于出生后1周内，体温不升、反应低下、不哭、拒食、少动、呼吸浅表。脂肪堆积处皮肤有不同程度的硬肿，受损皮肤紧贴皮下组织呈紫红或鲜红至苍白，触之冷，伴水肿。重者易合并心、肺、肾衰竭症状，硬肿面积>50%，常合并有肺出血、消化道出血、败血症、休克及DIC。本病治疗原则包括正确复温，合理供应热量和液体，积极去除病因，早期纠正脏器功能紊乱和加强监护。

（一）一般治疗

患儿居室宜温暖，耐心喂养，供给充分热量，使身体产热而复温。

（二）复温

正确的复温措施是治疗是否成功的关键。一般采用慢复温法，即将患儿置于室温在25～26℃的室内，并以预热的衣被包裹，或应用热水袋（必须密切注意勿使烫伤）、电热毯等，在条件差的边远地区，可置婴儿与父母怀中取暖，上述措施适用于轻度低体温（34～35℃）患儿，可在12～24小时内使其体温恢复至正常。

重度低体温患儿由于其棕色脂肪和糖原耗竭，慢复温效果不佳，需要快速复温。目前多主张应用主动复温方法，具体措施如下。

1．远红外辐射加热暖床或早产儿培养箱　温度设置需高于患儿皮肤温度1℃，以后每隔2～3小时随患儿体温的升高而渐渐调高床温，复温速度为0.5～1℃／h，直至患儿的皮肤温度达到正常，此时，床温应设置在患儿所需的中性环境温度。核心温度可能在12～24小时内恢复。远红外线穿透力强，可深达皮肤深层4～5cm，使深部组织温度升高，扩张血管，促进血液循环，增进新陈代谢，消除体液循环障碍，增加组织再生能力；能调整自主神经兴奋并抑制感觉神经异常兴奋促使肾血管反射性扩张而利尿。但过量照射会引起皮肤和眼的灼伤，故照射时应注意用黑布罩住双眼及外阴部。

2．微波复温　微波辐射产生的热效应可穿透人体3～5cm，体温上升快，6～7分钟可上升1℃，照射时需要应用细钢丝网覆盖双眼和生殖器，并注意防止烧伤和其他的微波辐射损害。

3．内复温　即为输送热源进入人体以提高患儿的核心温度，包括温盐水灌肠或灌胃、静脉输入温化（37℃）液体、温化腹膜透析（透析液加温至43℃）以及体外血液温化复温。

4．温水浴或电热毛毯　在一些条件较差的贫困地区，可应用温水浴，将患儿置于40℃温水中，每日1～2次，每次10～15分钟；或应用电热毛毯，毛毯温度控制在38～40℃。

（三）供给足够热卡

硬肿症在做好生命体征监护的同时，必须补足能量，保证热卡来源，从209.2kj／（kg·d）～50kcal／（kg·d）开始，随体温上升增至418.4kj／（kg·d）100～120kcal／（kg·d）。在消化功能未恢复时，早期喂乳要防腹胀、呕吐，可先用静脉高营养，待消化功能正常后再喂奶。

（四）控制感染

硬肿症常同时伴有感染，须注意隔离。适当选用抗生素，一般用青霉素或氨苄西林，如合并肺炎或败血症者可加用其他广谱抗生素。

（五）肾上腺皮质激素的应用

能促进机体代谢，促进糖原异生和分解以增加热量，增强耐寒力。轻症者可口服泼尼松每日1～2mg／kg，分3～4次；重症者以氢化可的松每日5～10mg／kg静脉滴注，连用3～5天。

（六）纠正器官功能紊乱

1. 循环障碍　有休克或循环障碍者及时扩容、纠酸。扩容先用2：1液15～20mL／kg（明显酸中毒者用1.4%碳酸氢钠等量代替）在1小时内静脉滴入，继用1／3或1／4张液，每日70～90mL／kg。纠正酸中毒，以5%碳酸氢钠2～3mL／kg，或以血气BE值公式计算：补充碳酸氢钠的mmol数＝BE×体重（kg）×0.3。先给1／2量，稀释成等张液后滴注，必要时余量4～6小时内给予。早期伴心率低者首选多巴胺，每分钟5～10μg／kg静点；或用酚妥拉明，每次0.3～0.5mg／kg，每4小时1次；或山莨菪碱（654-2），每次0.5～1.0mg／kg，15～20分钟1次，可连用2～4次。

2. DIC的治疗　重症硬肿常伴有DIC是硬肿症死亡的重要原因，抓紧高凝期治疗是关键。肝素应慎用，掌握好指征。

（1）出现重度微循环障碍。

（2）肛温≤34℃，收缩压≤5.3kPa（40mmHg）。

（3）红细胞变形及红细胞碎片。

（4）出血倾向：血小板≤6×10^9／L（6万／mm^3），纤维蛋白原≤1.5g／L（≤150mg／mL），纤维蛋白裂解产物≥10μg／mL。亦有主张血小板≤10×10^9／L时，DIC高凝阶段及早应用肝素，常用量首次0.5～1mg／kg，以后6～8小时1次，每次0.5mg／kg，随病情好转延长时间和减少用量，直至凝血恢复正常逐渐停止。为补充凝血因子可少量输鲜血或血浆。

双嘧达莫有抑制血小板凝集、降低血黏度作用，常用量1～2mg／（kg·d），加入葡萄糖液中静脉滴注，注意不与其他药物混合，以免发生沉淀。

3. 急性肾功能衰竭　严格限制液量，尿少或无尿给予呋塞米每次1～2mg／kg。无效时加用多巴胺或氨茶碱静脉滴注。有高钾血症时给予胰岛素加葡萄糖静脉输注（每4g葡萄糖加1U胰岛素），同时控制钾的摄入。低钙血症时，补充葡萄糖酸钙。

4. 肺出血　早期做气管内插管，进行CPAP或IPPV治疗，平均气道压（mean airway pressure，MAP）1.05～1.25kPa（10.75～12.75cmH$_2$O）。2～3天后病情好转，减低呼吸器参数并撤离。同时要积极治疗引起肺出血的原因。

5. 其他　有出血倾向或已出血者选用维生素K$_1$、酚磺乙胺；有缺氧表现给予氧疗；维生素E除抗氧化作用外，影响红细胞膜结合和功能，促进组织呼吸和氧化磷酸化过程，维生素E每次5mg，每日3次口服。维生素C 100～200mg／kg加入能量合剂中静脉滴注。

七、预防

预防寒冷损伤应考虑内因和外因两个方面，并涉及产科和儿科。针对上述相关因素可知：减少早产、低体重儿发生率，加强对难产的监护，减少产时窒息，改善产房条件，做好初生婴儿保温，提倡母乳喂养以及早期开奶等均可减少寒冷损伤的发生。目前我国普遍采用的产房温度为24℃左右，对产妇可能是适宜的，但对新生儿并不适宜，对寒冷损伤的流行病学调查资料曾显示，近80%的寒冷损伤发生在产房和出生的当日，产房温度≥28℃时寒冷损伤发生最低，≥26℃时与≤26℃相比较，低体温发生率明显下降，且无1例硬肿症发生。

第七节　新生儿低钙血症

当血液中总钙低于1.8～2.0mmol／L（7～8mg／dL）或游离钙低于0.75mmol／L（3mg／dL）时称低钙血症（hypocalcemia）。

一、病因和发病机制

低钙血症按起病时间分为早期和晚期。

1. 早期低血钙　发生在出生后48小时内，多见于早产儿、缺氧、窒息、颅内出血儿和糖尿病母亲的婴儿。由于胎儿钙贮存不足，或甲状旁腺功能抑制，或降钙素增多引起。

2. 晚期低血钙　发生在出生48小时后，多见于牛乳喂养的足月儿。因牛乳含磷比人乳高，使血总钙降低。

3. 其他低血钙　甲状旁腺功能低下、低血镁、呼吸机使用不当、换血等也可使血钙降低。

二、临床表现

症状轻重不一。主要是神经、肌肉的兴奋性增高，呈现惊跳、手足搐搦、震颤、惊厥等。新生儿抽搐发作时常伴有不同程度的呼吸改变、心率增快和发绀；或因胃肠平滑肌痉挛引起严重呕吐、便血等胃肠症状；最严重的症状是喉痉挛和呼吸暂停。早产儿在出生后较早即出现血钙降低，其降低程度一般与胎龄成反比，但常缺乏体征，这与早产儿血浆蛋白低下，常伴有酸中毒、血清游离钙与总钙比值相对较高等因素有关。发作期间一般情况良好，但肌张力稍高，腱反射增强，踝阵挛可呈阳性。出生后早期发病者血钙低，血磷正常或升高，可伴低血糖；晚期发病者血钙低，血磷高。

三、实验室及其他检查

1. 血钙降低足月儿<2mmol/L（8mg/dL），早产儿<1.75mmol/L（7mg/dL），血磷正常或升高，碱性磷酸酶可增高。

2. 苏氏（Sulkowitch）尿钙试验阴性。

3. 对顽固性低钙血症应测甲状旁腺素（parathyroid hormone，PTH）。必要时测母血钙、磷和PTH，以了解其母甲状旁腺的功能，有助探测病因。

4. 心电图示Q-T间期延长。

四、诊断

对出现惊厥疑诊低钙血症的新生儿应结合病史和血钙、尿钙等检查结果明确诊断。

诊断标准如下：

1. 有引起低钙血症的病因。

2. 患儿有不安、惊跳、震颤、惊厥，偶有喉痉挛和呼吸暂停。发作期间肌张力高，腱反射增强。

3. 血钙总量<1.75mmol/L（7.0mg/dL），游离钙0.625～0.875mmol/L（2.5～3.5mg/dL）。

4. 心电图可有Q-T延长。

五、鉴别诊断

本病应与颅内出血相鉴别，颅内出血多有异常分娩史、产伤及围生期窒息史，出生后不久即出现症状，如烦躁不安、脑性尖叫、惊厥等；前囟隆起或张力高，拥抱反射减弱或消失。头颅B型超声或CT检查可资鉴别。

六、治疗

1. 钙剂是治疗低血钙的特效药，可用10%葡萄糖酸钙1.2mL/kg，以5%葡萄糖液稀释1倍，缓慢静脉注射，注射过程中要一直监测心率，需保持在80次/分钟以上，否则立即停止注射钙剂，以免血中钙离子浓度突然过高而导致心脏停搏。钙液不能溢到血管外，否则可造成局部组织坏死。亦可用10%葡萄糖酸钙持续静脉点滴，每天4mL/kg（要有ECG监测），总钙量为每日35mg/kg（10%葡萄糖酸钙含钙为9mg/mL），症状控制后，改口服氯化钙或乳酸钙，剂量为每日1g。

2. 惊厥不易控制时，用地西泮每次0.2～0.3mg/kg，肌肉或静脉注射；或10%水合氯醛每次0.5mL/kg，保留灌肠。同时给予维生素D制剂。对于少数仍有惊厥者，应考虑伴低血镁的可能，可予25%硫酸镁0.2～0.4mL/kg，肌内注射。惊厥停止后口服钙剂维持。

第八节　新生儿颅内出血

新生儿颅内出血（intracranial hemorrhage of the newborn）主要因缺氧或产伤引起，早产儿发病率较高，是新生儿早期的重要疾病，预后较差。

一、病因和发病机制

（一）缺氧

以早产儿多见，可引起室管膜下生发层基质出血，还可引起脑实质点状出血或早产儿的蛛网膜下隙出血。

（二）产伤

足月儿比未成熟儿多见，如头盆不称、胎位异常、胎儿过大、急产等均可造成硬脑膜撕裂伴有静脉窦破裂。胎儿头过度变形，脑静脉在进入静脉窦处可被扭曲、伸展或撕裂。顶骨过度重叠可使大脑上静脉在进入上矢状窦处被撕裂。

臀位产和急产儿由于儿头来不及变形，容易发生静脉窦撕裂。使用产钳容易造成颅骨凹陷性骨折，压迫脑组织或损伤脑膜。

（三）其他

快速输注高渗液体，机械通气不当等可致医源性颅内出血；早产儿因颅骨较软，在使用面罩加压给氧、头皮静脉穿刺或气管插管时常将头部固定于仰卧位，可因此压迫枕骨而致小脑出血；母有原发性血小板减少性紫癜病史，或孕期使用抗惊厥药（苯妥英钠，苯巴比妥）、抗结核药（利福平）者，亦可引起胎儿或新生儿颅内出血。新生儿肝功能不成熟、凝血因子不足，也是引起出血的一个原因。

二、临床表现

1. 常见症状有烦躁不安、脑性尖叫或抽搐等兴奋症状；或表现为嗜睡、昏迷、肌张力低下、拥抱反射消失等抑制症状；呼吸不规则或出现暂停。颅内压增高者有前囟紧张或隆起，瞳孔可不等大，对光反应消失。一般先出现兴奋，随即抑制。

2. 由于出血部位不同，表现也有差异。小脑幕上出血的症状较轻，预后较好，小脑幕下出血因易波及生命中枢故预后差。硬脑膜下血肿可于出生后数周至数月才出现症状。早产儿的脑室周围-脑室内出血多发生在出生后72小时内。严重者很快出现昏迷、呼吸衰竭等而死亡。出血量少者可无症状或病程起伏，兴奋及抑制交替出现，持续多日后逐渐好转。

3. 出血轻者可无后遗症，较重者以脑积水最常见，其他有癫痫、脑性瘫痪或智力低下等。

三、实验室及其他检查

1. 血常规　出血量多者有贫血表现，血细胞比容下降，血红蛋白下降。

2. 脑脊液检查　脑脊液前后均匀血性，镜检红细胞呈皱缩状。

3. B型超声检查　散在广泛或局部高回声区，提示有散在或局灶的脑出血。

4. CT　能精确了解病变类型、部位及程度，并对预后作出估计。

5. 脑电图（electroencephalogram，EEG）　常显示暴发抑制型的高波幅慢波，有类似α活动明显的波幅抑制。

四、诊断

病史和临床表现仅能提供诊断线索。脑脊液检查如为均匀血性并发现皱缩红细胞，则有助于诊断，但检查正常亦不能排除本病，且病情危重时不宜进行此操作。影像学检查有助确诊，CT和B超扫描可提示出血部位和范围，有助于判断预后。

（一）诊断标准

1. 出生后短期内出现窒息而非周期性呼吸性窒息者，或出生后2～4天内出现无感染性颅内压增高表现，伴有中枢性呼吸节律改变者。

2. 脑性尖叫，逐渐伴随由兴奋转向抑制状态，或兴奋、抑制状态交替出现而病情逐渐变重者。

3. 脑脊液检查说明有脑室、蛛网膜下隙出血者，或尸检证实者。

判定：凡具有上述三项中之两项者，即可确诊本病。

（二）鉴别诊断

本病应与新生儿化脓性脑膜炎、新生儿肺炎、电解质紊乱、核黄疸等相鉴别。

五、治疗

1. 护理　保持安静，减少搬动，以免加重出血。抬高头部并侧卧，保持呼吸道通畅，注意保暖。

2. 纠正缺氧　出生后有窒息者要快速复苏供氧。

3. 营养　病情严重者静脉补液，保证每天液体入量及热量，每日补10%葡萄糖溶液60～80mL／kg，严重呕吐者给予1/4或1/5张液，或鼻饲喂奶。

4. 控制出血　可用维生素$K_1$10mg，肌内注射或静脉注射，每日1次，共3次；维生素C每日100～300mg，静点或口服；6-氨基己酸、抗血纤溶芳酸等也可应用。严重患儿或伴有其他出血倾向者，可输少量鲜血，其量不大于每次10mL／kg。

5. 控制惊厥　颅内出血常伴发低血糖和低血钙，故出现惊厥后，先用10%葡萄糖酸钙，无效时用地西泮每次0.3～0.5mg／kg肌内注射或静脉注射；或苯巴比妥每次5～8mg／kg或氯丙嗪每次1～2mg／kg及水合氯醛等，必要时6个小时后重复使用。

6．降颅压　对明显颅内压增高者，可适当应用脱水剂如甘露醇等；地塞米松为降低颅压的首选药物。用法：地塞米松首次1～2mg，以后按每日0.2mg／kg给药；甘露醇用量宜小，以每次0.5g／kg计算为宜，也可两药合用。

7．保护和恢复脑功能　急性期可用ATP、辅酶A等营养脑细胞。急性期后为改善脑代谢和保护脑功能，可采用胞磷胆碱和脑活素。恢复期为促进大脑皮质功能可配合应用吡拉西坦，每次0.2g，每日1次口服，疗程3～6个月。

8．呼吸、循环衰竭的治疗　有呼吸、循环功能衰竭表现者，可给予小剂量呼吸中枢兴奋剂和洛贝林、醒脑静等。

9．防治继发感染　及早使用抗生素，以预防肺炎等并发症。

10．硬脑膜下穿刺　硬脑膜下出血有压迫症状者，可行穿刺，每日或隔日1次，每日放液量不超过15mL，直至痊愈。反复穿刺无好转者可手术治疗。

11．脑积水的治疗　如合并脑积水，用乙酰唑胺可减少脑脊液的生成，每日剂量为30mg／kg，分2～3次口服。每周头围增大超过2cm者，可行脑室引流，如颅内压仍继续增高者可行脑脊液分流手术。

六、预后

轻型颅内出血几乎全部存活，后遗症0～10%，重型死亡率达50%～65%，后遗症65%～100%。常见的后遗症有脑积水、脑串通性囊变、癫痫、脑瘫、智力低下、视力或听力障碍、共济失调等后遗症。

预后与病因、出血量、出血部位、类型以及其他围生期因素有关。一般认为足月儿、急性缺氧、20分钟Apgar评分正常、蛛网膜下隙出血、小量脑室内出血及额叶小血肿预后较好；早产儿或小于胎龄儿、慢性缺氧、宫内感染、20分钟Apgar评分过低、大量脑室出血伴脑室扩大、顶枕部脑实质出血或同时伴有顽固性低血糖者预后差。

七、预防

积极去除病因，如对早产、难产、手术产及产时有窒息及其他缺氧、损伤史的新生儿，应限制对早产儿的刺激，减少能引起血压急剧升高的状态（肌张力增强、呼吸暂停、惊厥等），尽量避免药物因素引起血压升高，避免有害刺激。密切监护酸碱平衡等。

第九节　新生儿缺氧缺血性脑病

新生儿缺氧缺血性脑病（hypoxic ischemic encephalopathy，HIE）是由于各种围生期因素引起的脑缺氧和（或）缺血而形成的新生儿时期最常见的脑损伤，主要表现为意识状态及肌张力变化。根据病情变化可分为轻、中、重度。轻、中度表现为兴奋或迟钝，肌张力正常或减低。重度可有昏迷、肌张力松软、惊厥频繁等。多伴有严重的后遗症，如脑瘫、癫痫、学习困难、共济失调等。

一、病因

围生期窒息主要发生在产前和产时，少数发生在产后。母亲患病（严重的心肺疾病、妊娠中毒症、严重贫血、大出血和休克等）、胎盘和脐带的异常、滞产、急产、胎位异常等均可引起胎儿或新生儿的血氧降低。此外反复呼吸暂停、RDS、胎粪吸入、重度心力衰竭也可导致新生儿窒息。

持续缺氧脑神经细胞代谢障碍、脑毛细血管上皮细胞钠泵失调、血管通透性增加，可导致脑水肿，脑组织坏死及颅内出血。

窒息对新生儿的影响在缺血再灌注后也非常重要，会加重脑细胞损伤。例如产生的氧自由基可致细胞膜裂解，破坏血脑屏障，形成脑水肿。另外钙泵失灵、大量钙离子内流，出现细胞膜再次损伤及能量耗竭，造成脑组织结构破坏，加重脑损害。

二、临床表现

（一）病史

胎儿在母体内的发育情况，有无胎动加快、胎心率增加的病史，这是胎儿宫内早期缺氧的表现。出生时有无产程过长、羊水污染及新生儿Apgar评分和复苏经过。出生后新生儿有无心、肺、脑严重疾病。

（二）症状和体征

主要表现为意识和肌张力变化，严重者可伴有脑干功能障碍，根据病情程度的不同，可分为轻、中、重三度。

1. 轻度　主要表现为兴奋、激惹，肢体及下颏可出现颤动，吸吮反射正常，拥抱反射活跃，肌张力正常或增强，呼吸平稳，前囟平，一般不出现惊厥。上述症状一般在出生24小时内明显，于3～5天逐渐减轻至消失。预后良好，很少留有神经系统后遗症。脑电图正常，影像诊断不一定阳性。

2. 中度　表现为嗜睡、反应迟钝、肌张力减低、肢体自发动作减少，可出现惊厥，前囟张力正常或稍高，吸吮反射和拥抱反射均减弱，瞳孔缩小，对光反应迟钝。足月儿上肢肌张力减退比下肢严重，表明病变累及矢状窦旁区；早产儿则表现为下肢肌张力减退比上肢严重，这是早产儿的脑室周围白质软化所致。一般症状在出生后24～72小时最明显，病情恶化、反复抽搐、嗜睡程度加深甚至昏迷，很可能留有后遗症。脑电图检查可见癫痫样波或电压改变，影像诊断常发现异常。

3. 重度　意识不清，常处于昏迷状态，肌张力消失，肢体自发动作消失，惊厥频繁，反复呼吸暂停，前囟张力高，吸吮反射、拥抱反射消失，瞳孔不等大或放大，对光反应差，心率减慢。本型死亡率高，存活者多数留有后遗症。脑电图及影像诊断明显异常，脑干诱发电位也异常。

三、实验室及其他检查

1. 血气分析　示低氧血症、高碳酸血症和混合酸中毒，PaO_2 和 BE 值均下降，$PaCO_2$ 增高，血清钠、钙值可降低。

2. 磷酸肌酸激酶同工酶　可明显增高，为早期诊断和判断预后的重要指标。

3. 脑CT检查　为诊断缺氧脑水肿的较直观影像学诊断方法之一，CT分度标准如下。

(1) 轻度：散在、局灶低密度影分布2个脑叶。

(2) 中度：低密度影超过2个脑叶，白质、灰质对比模糊。

(3) 重度：弥漫性低密度影，灰质、白质界限消失，但基底节、小脑尚正常，侧脑室狭窄受压。

4. 头颅B超　不如CT准确直观，能揭示脑水肿程度。

四、诊断

本症病史和临床表现常无特异性，易与新生儿期其他疾病的症状相混淆，临床与尸检诊断亦可相距甚远。近年运用影像学技术，提高了临床诊断的准确率。诊断标准如下。

(一) 临床诊断依据

1. 有明确的可导致胎儿宫内缺氧的异常产科病史，以及严重的胎儿宫内窘迫表现，胎动明显减少，胎心变慢<100次／分钟，胎盘污染羊水呈Ⅲ°以上混浊。

2. 出生时有窒息，尤其是重度窒息，如Apgar评分1分钟≤3分，5分钟≤6分；经抢救10分钟后开始有自主呼吸；需用气管内插管正压呼吸2分钟以上。

3. 出生后12小时内意识障碍，如过度兴奋（肢体颤抖、睁眼时间长、凝视等）、嗜睡、昏睡甚至昏迷；肢体肌张力改变，如张力减弱、松软；原始反射异常，如拥抱反射过分活跃、减弱或消失，吸吮反射减弱或消失。

4. 病情较重时可有惊厥或频繁发生惊厥，因脑水肿出现囟门张力增高。

5. 重症病例可出现脑干症状，如呼吸节律不齐、呼吸减慢、呼吸暂停等中枢性呼吸衰竭，瞳孔缩小或扩大，对光反应迟钝，甚至消失，部分患儿出现眼球震颤。

6. HIE应注意与产伤性颅内出血区别，并需除外宫内感染性脑炎和中枢神经系统先天畸形。

有条件的单位可做脑电图、头颅CT及超声、CPK脑型同工酶检查，对HIE的诊断、鉴别诊断、分度及预后有一定的帮助。

(二) 临床分度

临床分度见表2-3。

表2-3 新生儿缺氧缺血性脑病临床分度

项 目	轻 度	中 度	重 度
意识	过度兴奋	嗜睡、迟钝	昏迷
肌张力	正常	减低	松弛
原始反射			
拥抱反射	稍活跃	减弱	消失
吸吮反射	正常	减弱	消失
惊厥	无	通常伴有	多见或持续
中枢性呼吸衰竭	无	无或轻度	常有
瞳孔改变	无	缩小	不对称扩大或光反应消失
前囟	正常	正常和饱满	饱满紧张
病程及预后	症状持续24小时左右，预后好	大多数患儿1周后症状消失，不消失者如存活可能有后遗症	多数在1周内死亡，存活者症状可持续数周，多有后遗症

五、鉴别诊断

本病出现惊厥，需与窒息后单纯低血糖、低钠血症、低钙血症鉴别。此外，应与惊厥、呼吸暂停、呼吸衰竭等相鉴别。

六、治疗

关键是预防窒息，产程中加强胎儿监护，发现宫内窘迫时须及时给氧及静脉注射葡萄糖等药物，必要时尽快结束分娩。出生后窒息婴儿要及时复苏，其原则是消除低氧及减轻组织缺血。要特别注意缺氧引起多脏器的损伤，尤其是心、肾功能的损伤。

（一）加强监护

除临床检查，尤其是神经系统的变化，应监测血压及颅内压以了解脑血流变化。CT和超声波检查可了解脑的结构变化，其他如血pH、血气分析、血糖、血及尿电解质测定、渗透压、尿素氮、肝功能及精确记录液体出入量等，并连续监测各项参数变化，有助于正确估计病情，以便及时对症治疗。

（二）解除脑缺氧

包括纠正低血容量、解除血管痉挛、纠正代谢性酸中毒及脑水肿等，扩容宜谨慎，估计血容量的简易指标之一是尿量。血压降低时（收缩压低于6.6kPa）可用多巴胺，每分钟2～5μg／kg。注意维持血细胞比容在45%～60%，如>60%，则要考虑换血。

（三）维持热卡和限制液量

一般出生后3天内液体量应限制在每日60～80mL／kg，热卡每日209～293kj／kg（50～70kcal／kg），必要时静脉高营养，以供应脑细胞能量，血糖维持在2.52～5.04mmol／L（45～90mg／dL）为宜。

（四）抗惊厥

1. 苯妥英钠　负荷量每次10～20mg／kg，静脉注射，速度不小于5分钟，2小时后可给予维持量，每日5～8mg／kg，有效血药浓度5～15μg／mL。

2. 苯巴比妥　首次总量为20mg／kg，静脉注射，第1次10mg／kg，如抽搐不止，20分钟后可重复1次。24小时后开始维持量治疗，每日5mg／kg。有效血药浓度为15～30μg／mL。

3. 地西泮　剂量为0.1～0.3mg／kg，直接静脉推注，但速度不少于3分钟。用于反复惊厥的患儿。

（五）控制脑水肿

脑水肿是引起脑损伤的主要原因。早期因缺氧使脑细胞毒性水肿及局灶性缺血，在不伴有颅压增高时，首先要严格限制液体输入量。有明显颅压增高时，应首选甘露醇，现多提倡小剂量使用；用法：20%甘露醇每次0.25～0.50g／kg，静脉注射，每4～6小时1次，好转后可延长给药间隔时间，共3～5天。每次用后给予呋塞米1mg／kg静脉注射，可提高疗效，减轻心脏负担。地塞米松与甘露醇合用降颅压效果更好，持续时间长，但用药后12小时才起作用；用法：地塞米松每次0.5mg／kg，每日2～4次，用3～5天。

（六）保护脑功能

1. 能量合剂　ATP、细胞色素C及辅酶A，能促进脑细胞代谢，有利于脑功能恢复。

2. 胞磷胆碱用量　100～125mg加入5%～10%葡萄糖20mL静脉点滴。中度患儿用7～10天，重度患儿用14～21天或至临床症状消失。胞磷胆碱可增加脑血流量，改善脑组织代谢，促进大脑功能恢复及改善意识状态。自出生后第2天开始用，2～3天后发挥作用，1周末作用最强。

3. 脑活素　剂量1mL（足月儿）加入10%葡萄糖溶液中缓慢静脉滴注，每日1次，10天一疗程。本药为一种蛋白水解物，过敏体质者慎用。

4. 吡拉西坦　改善脑代谢，保护和促进脑皮质的功能恢复。每次0.1g，每日1～2次，共3～6个月。加用维生素B_1、维生素B_6效果更好。

（七）自由基清除剂

缺血再灌注使产生的氧自由基损害在本病发病中起重要作用。应尽早给药（出生后6小时内），剂量宜大，可联合用药。

1. 维生素C　能清除细胞内外氧自由基，与维生素E有协同作用。剂量每日

$200\sim500$mg／kg静脉滴注。

2．维生素E 为脂溶性抗氧化剂，能防止脂类过氧化，每日$20\sim30$mg／kg，口服或肌内注射。

3．复方丹参注射液 有清除自由基，膜稳定作用和钙拮抗剂作用，每4mL静脉滴注。

4．糖皮质激素 能稳定细胞膜，恢复Na^+泵、Ca^{2+}及ATP酶功能，常用地塞米松、泼尼松。

5．苯巴比妥钠 每日$3\sim5$mg／kg。

（八）钙离子通道阻滞剂

脑组织缺氧缺血损伤时，细胞外钙离子通过细胞膜上的钙离子通道内流，高浓度的钙离子使细胞进一步受损伤。应用钙离子通道阻滞剂能有效地调节细胞内外钙离子浓度，使之保持正常生理功能。

1．硝苯地平 开始每日$1\sim2$mg／kg，逐渐减至每日0.5mg／kg，分3次服用。不良反应有面部潮红、心动过速等。

2．尼莫地平 能选择性作用于脑血管平滑肌，对外周血管作用较少，对缺血性脑损伤有保护性作用。剂量：每日$3\sim5$mg／kg，分3次口服。

钙离子通道阻滞剂，动物实验效果肯定，临床效果有待观察，脑水肿时慎用。

3．丹参 大剂量应用可降低脑钙离子的聚集。

（九）高压氧治疗

用高压氧舱给氧治疗缺氧缺血性脑病，可取得较好效果。舱温24℃～25℃，氧浓度50%～60%、50kPa（375mmHg），加压1小时，稳压后每30分钟减压1次，共2小时，每日1次，至临床症状及脑水肿消失。有惊厥者，止痉后待呼吸、脉搏稳定后入舱，合并颅内出血者，待病情稳定6小时后入舱。

（十）光量子疗法

光量子疗法是指小剂量血在体外抗凝，经紫外线光量子照射及充氧后再回输体内的方法，20世纪90年代应用于儿科临床。血液经紫外线照射充氧后，红细胞体积增大，血氧分压增高，血红蛋白氧合速度加快，还可增强超氧化物歧化酶及谷胱甘肽过氧化酶活力，从而使脂质过氧化物酶浓度下降。包括自体血光量子疗法和异体血光量子疗法两种。前者按3mL／kg抽取患儿静脉血加2.5%枸橼酸钠抗凝，置于血液辐射仪（简称血疗机）内，紫外线连续照射5～10分钟，同时通入氧气，流量每分钟3～5L，将照射过的血液再快速回输给患儿，隔日1次，5次一疗程，需要时，间隔2～4周可重复1次。新生儿采血困难可用成人静脉血即异体血光量子疗法，按每次5mg／kg给予。有出血倾向、血卟啉病等忌用。输光量子血过程中，应密切观察患儿呼吸、脉搏。

七、预防

应防治母孕期各种疾病，改善胎儿宫内缺氧，加强产程中胎儿监护，一旦发生胎儿宫内窘迫及时给产妇吸氧，并准备新生儿复苏和给氧，必要时尽快结束分娩。出生后窒息儿要及时正确复苏，力争在5分钟内建立有效的呼吸和完善的循环功能，尽量防止生后缺氧加重对脑细胞的损伤。

第十节　新生儿黄疸

黄疸为一种重要的临床体征，是由于体内胆红素的增高引起皮肤、黏膜或其他器官黄染的现象。成人血清胆红素$> 34\mu mol／L$（$2mg／dL$）时，巩膜和皮肤可见黄染，新生儿由于毛细血管丰富，胆红素$> 85\mu mol／L$（$5mg／dL$）时才出现皮肤黄染。婴幼儿和成人出现黄疸是病理表现，而新生儿出现黄疸则分为生理性黄疸和病理性黄疸。

一、病因

（一）生理性黄疸

新生儿期血液中红细胞量多，红细胞寿命短（70～100天），血红蛋白半衰期短，使新生儿胆红素负荷量大于成人；血液中白蛋白量少，结合作用较差，Y、Z蛋白量要5天后开始浓度升高，使肝细胞摄取胆红素能力有限；肝酶量不足、活力低下，使结合胆红素能力有限；肠肝循环增多。以上多种原因造成新生儿出现的黄疸称为生理性黄疸。

（二）病理性黄疸

1. 感染性　孕期TORCH感染、新生儿败血症、新生儿尿路感染、新生儿肝炎综合征等。由于细菌毒素加快红细胞破坏和损坏肝细胞，使血中胆红素浓度增高。

2. 非感染性　新生儿期溶血性疾病，包括ABO、Rh血型不合性溶血，红细胞酶缺陷（G-6-PD）或结构异常（先天性球形红细胞症）的溶血、血管外溶血、母乳性黄疸，胎粪排出延迟，胆道先天畸形，药物性黄疸，其他，如新生儿低血糖、酸中毒、缺氧、脱水和甲状腺功能低下等都可加重黄疸。

二、临床表现

（一）生理性黄疸

1. 黄疸出现时间较晚　一般足月儿在出生后2～3天，早产儿在出生后3～4天。

2. 黄疸持续时间较短　足月儿出生后10～14天消退，早产儿可延迟至3～4周完全消退。

3．黄疸程度较轻　血清总胆红素峰值足月儿＜205μmol／L（12mg／dL），早产儿＜257μmol／L（15mg／dL）。

4．血清胆红素性质以未结合胆红素为主　结合胆红素＜26μmol／L（1.5mg／dL）。

5．伴随病症　无伴随病症，一般全身情况好。

6．其他　预后好，一般不需特殊治疗。

（二）病理性黄疸

1．黄疸出现时间较早或太晚　一般常于生后24～36小时内即出现，或于生后1周或数周才出现。

2．黄疸持续时间较长　足月儿常超过2周，早产儿常超过3～4周，或黄疸退而复现。

3．黄疸程度较重　足月儿血清总胆红素峰值＞205μmol／L（12mg／dL），早产儿＞257μmol／L（15mg／dL）；结合胆红素＞26μmol／L（1.5mg／dL）。

4．黄疸进展快　血清胆红素每日上升＞86μmol／L（5mg／dL），或呈进行性加重。

5．伴随病症　均有伴随病症。

6．其他　预后随原发病而异，多需采用中西医结合治疗。

（三）母乳性黄疸

发生率为0.5%～2.0%，多于出生后4～7天出现黄疸，2～3周达高峰，血清胆红素可＞342μmol／L（20mg／dL），但尚无核黄疸报告。胆红素在停止哺乳24～72小时后即下降，3天仍不明显降低者可除外母乳性黄疸。患儿胃纳良好，体重增加，无引起黄疸的其他原因。继续哺乳1～4个月，胆红素亦降至正常。确切原因尚未肯定，目前认为是β葡萄糖醛酸苷酶含量丰富，活性又高，当新生儿开奶延迟，摄入量不足，肠蠕动减少时，β-葡萄糖醛酸苷酶可分解，结合胆红素还原成未结合胆红素而在肠道内吸收增加，显现黄疸。积极加喂母乳，肠蠕动增加，肠壁再吸收减少，黄疸可望自然消退。

三、实验室及其他检查

1．红细胞计数及血红蛋白降低，网织红细胞数可升高。

2．定期监测胆红素水平。病理性黄疸足月儿总胆红素大于20.4μmol／L，早产儿大于25.6μmol／L。间接胆红素大于30.78μmol／L时可并发高胆红素脑病。

3．溶血性黄疸时行母婴血型（ABO及Rh）检查，并作直接抗人球蛋白试验（Coomb's色试验）。

四、诊断和鉴别诊断

根据小儿黄疸发作时间或早或晚，或消失后再出现，或持续不退，逐渐加重，黄疸色泽，小儿一般情况及血清胆红素测定，病理性黄疸诊断并不困难，但要作出病因诊断须作各项检查。本病须与以下疾病相鉴别。

1. 新生儿肝炎　有母孕期病毒感染史，感染经胎盘或产道传给胎儿。常在出生后1～3周或更晚出现黄疸，或黄疸退而复视，病重时粪便色浅或灰白，尿色深黄，患儿可有厌食、呕吐、肝轻度至中度增大。

2. 新生儿败血症　参阅本章第六节"新生儿化脓性脑膜炎"。

3. 新生儿溶血病　黄疸出现早，且进行性加重，症状轻重与溶血程度基本一致。病情严重者贫血明显，同时有水肿、心力衰竭、肝脾肿大，常随黄疸加重，逐渐出现神经系统症状，发生胆红素脑病（核黄疸），甚至死胎。

4. 胆道闭锁　多数是由与宫内感染导致的出生后进行性胆管炎、胆管纤维化和胆管闭锁，若管壁薄弱则形成胆总管囊肿。常在出生后2周始显黄疸并呈进行性加重，粪色由浅黄转为白色，肝进行性增大，边硬而光滑，3个月后可逐渐发展至肝硬化。

5. 母乳性黄疸　常与生理性黄疸重叠且持续不退，血清胆红素可高达342μmol／L（20mg／dL），婴儿一般状态良好，黄疸于4～12周后下降，无引起黄疸的其他病因，停止母乳喂哺后3天，如黄疸下降即可确诊。

五、治疗

生理性黄疸不需治疗，可自行消退。任何病因所致的新生儿黄疸，尤其是1周内的早产儿和有严重缺氧、酸中毒、颅内病变或严重感染患儿，必须尽快治疗，以免发生核黄疸。

应针对不同病因进行对因治疗，注意保暖并供给足够热量和氧气，退黄治疗可采用中西药物、光疗、换血、手术等方法。中医治疗多以清热化湿、解毒退黄为基本法则，内服汤药配合中药沐浴疗法，临床收效颇佳。具体采用中医疗法还是西医疗法，临床应根据患儿情况而定，使用中西医结合较单用中医或西医疗法的治疗效果为好。

（一）病因治疗

引起新生儿病理性黄疸的原因较多，除针对病因治疗外，对轻度或中度黄疸可仅用中药（口服或静脉注射）；对中度黄疸可酌情加用西药配合治疗，疗效更好。重度黄疸，尚可静脉注射白蛋白或血浆，必要时可进行换血疗法。

（二）药物治疗

1. 肾上腺皮质激素　能阻断抗原抗体反应，减少溶血，并有促进细胞酶系统的功能，用泼尼松每日1～2mg／kg口服，或用地塞米松或氢化可的松口服或静脉滴注。

2. 酶诱导剂　可诱导肝脏清除胆红素的酶系统，以降低胆红素的浓度。苯巴比妥是最常用的药物，此外，亦可用尼可刹米、苯妥英钠等。此类药物可使肝细胞的微粒体增大，活力提高，其中的葡萄糖醛酰转移酶活性增强，加快胆红素的结合，从而降低胆红素。苯巴比妥尚能增加蛋白，促进肝细胞对胆红素的提取。苯巴比妥每日5～8mg／kg，分次口服。

3．血浆和白蛋白 静脉输注白蛋白，可使血清中游离的未结合胆红素附着于白蛋白上，可减少未结合胆红素与脑细胞结合的机会，降低核黄疸的发生率有一定作用。换血前先注入白蛋白，1～2小时后再换血，可换出更多的胆红素。用量为白蛋白每次1g／kg，或用血浆25mL，每日1～2次。

4．葡萄糖 可静脉滴注葡萄糖，以增加葡萄糖醛酸的形成。

5．其他药物 碳酸氢钠纠正酸中毒。避免应用磺胺、安钠咖、维生素K_3、氯霉素、非那西汀等药物。药用炭可阻止胆红素在肠道的吸收，出生后4小时开始服用，每次0.75g，每4小时1次。琼脂具有类似作用，在出生后24小时服用，每次125～250mg，每4小时1次。

6．中药 常用方剂为茵陈15g、甘草1.5g、炙大黄3g、黄芩9g，每日1剂水煎频服，可减轻黄疸。

7．药物治疗新进展 锡-原卟啉结构与铁卟啉相似，可与血红蛋白竞争血红蛋白加氧酶，起竞争性抑制作用，有效地阻止了血红蛋白的解离，从而减少了胆红素的生成。动物及临床试验有效、安全。

（三）光疗

1．原理 光疗不但可降低已升高的血清胆红素含量，还可预防早产儿患高胆红素血症。分解胆红素最有效的光波是蓝光（波长480nm），与血清中胆红素的最高吸收波长（460～465nm）接近。胆红素经光氧化后，产生胆绿素和双吡咯，后者溶于水，不易弥散到中枢神经系统，而易于进入胆汁和尿液中排出体外。光疗不能阻断间接胆红素产生。

2．指征 血胆红素足月儿超过205mmol／L，早产儿超过256mmol／L；黄疸出现早进展较快者应尽早做；早产儿和低体重儿可适当放宽指征；产前诊断为Rh溶血病者，生后一旦出现黄疸即可行光疗。

3．方法 将患儿裸体放入光疗箱中，双眼及会阴部遮盖。选用波长425～475μm蓝光上下双光照射，连续照射24～48小时，最长小于96小时。当胆红素下降至20.4μmol／L时，停止照射。

光疗最严重的并发症是可能出现青铜症。婴儿经光疗后，皮肤出现青紫或灰黄绿色，血清、尿液也呈相似颜色，甚至肝、脾、肾、心包及腹腔积液均可有"青铜"色素。青铜症常见于光疗前结合胆红素较高、肝功能较差或有败血症的婴儿，故遇有肝细胞损害，有阻塞性黄疸及败血症时，不宜采用光照疗法。

较轻的并发症有大便色绿较稀，次数增多，故应注意及时补充不显性失水。皮肤偶可出现红斑或出血样淤点。荧光灯亦有一定的热量，特别是在炎热的夏天用双面光照射时应注意通风散热，避免灼伤。

临床还应注意不能单凭皮肤颜色估计黄疸的轻重程度。

（四）换血疗法

当产前诊断明确，新生儿已出现严重的贫血、水肿、肝脾肿大，经治疗胆红素继续上升超过340μmol/L，或不论胆红素浓度高低，凡有核黄疸症状及体征者，应采用换血疗法。

六、预防

应针对引起黄疸的不同病因，采取不同的预防措施。对临床常见的ＡＢＯ血型不合溶血病，可于产前确诊后令孕母服用黄芩茵陈汤，每日一剂，直至分娩为止。经临床观察，对减轻新生儿黄疸有一定预防作用。

第十一节　新生儿溶血病

新生儿溶血病（hemolytic diease of the newborn）是指因母婴血型不合引起的新生儿同种免疫性溶血，以ＡＢＯ系统血型不合引起的最常见，其次为Ｒh系统血型不合。

一、病因和发病机制

主要由于母婴血型不合而发生，母为O型，胎儿为A型或B型。当胎儿红细胞所具有的血型抗原为母亲所缺少时，此种胎儿红细胞通过胎盘进入母体循环中，可刺激母亲产生相应血型抗体。此种抗体又通过胎盘进入胎儿循环中作用于胎儿红细胞，使红细胞破坏导致溶血。ＡＢＯ溶血病好发于O型母亲所生的A型婴儿，B型婴儿次之，这是由于A型抗原性比B型抗原性强。因自然界广泛存在的类似A型或B型物质（如细菌疫苗、破伤风或白喉抗毒素、寄生虫感染等）的刺激，母体已产生了血型抗体，故约50%的ＡＢＯ溶血可发生在第一胎。我国因汉族大多数为Ｒh阴性（99.6%），故Ｒh溶血病少见。Ｒh溶血病很少发生在第一胎，因为Ｒh血型免疫抗体只有人类红细胞作为抗原刺激才能产生，偶有Ｒh阴性妇女既往有输过Ｒh阳性血，或因流产、刮宫接受过Ｒh阳性胎儿红细胞者，可于第一胎即发病。

二、临床表现

母亲既往有不明原因的流产、早产、死产史，或上一胎有新生儿重症黄疸、贫血，或确诊为新生儿溶血病应予警惕，均应注意为血型不合的可能，既往输血史亦有参考价值。

本病的临床症状轻重差异很大。总的说来，轻型病例多为ＡＢＯ抗体型，除有明显的黄疸及轻、中度贫血外，一般情况较好，经过及时的正确治疗，预后良好，成长后同正常儿。重度病例常为Rh抗体引起的溶血，往往因严重的高胆红素血症而并发核黄疸，甚至胎儿水肿或死胎，预后较差。多数患儿表现如下。

（一）黄疸

Rh溶血病大多于出生24小时内出现黄疸并迅速加重，而ABO溶血病除部分较早出现外，多数在出生后2～3天出现黄疸。血清胆红素以未结合胆红素为主，有少数患儿可因胆汁淤积而恢复期出现结合胆红素明显升高。

（二）贫血

贫血程度不一，轻者可无明显贫血，严重者血红蛋白可低于80g／L，易发生贫血性心力衰竭。部分Rh溶血病患儿在3～6周发生晚期贫血，是由于血型抗体在体内持续存在致继续溶血所引起。

（三）肝脾肿大

轻症无明显增大，重者可有明显肝脾肿大，多见于Rh溶血病，ABO溶血病肝脾肿大较轻。

（四）胆红素脑病

重症黄疸可发生胆红素脑病，早产儿尤易发生。一般在出生后2～7天，随着黄疸的加深逐渐出现神经系统症状，开始表现为嗜睡、喂养困难、吸吮无力、拥抱反射减弱、肌张力减低；半天至一天后很快出现尖叫、呕吐、前囟隆起、双眼凝视、肌张力增高、角弓反张、惊厥，常有发热；死亡率高，存活者逐渐恢复，但常遗留有手足徐动症、听力下降、智力落后、眼球运动障碍、牙釉质发育不良等后遗症。

三、实验室及其他检查

（一）血常规

红细胞及血红蛋白明显下降，网织红细胞显著增高（可达10%～60%），有核红细胞增高达12%以上，以及成熟红细胞呈球形改变为本病的突出特征。

（二）血胆红素测定

胆红素增长速度快，可以每小时$4.28～17.10\mu mol／L$（$0.25～1.00mg／dL$）的速度上升，主要为间接胆红素，出生后2～3天可高于$205.2\mu mol／L$（$12mg／dL$）。

（三）血型鉴定

确定有无母子血型妊娠不合，先作母子ABO血型鉴定，如婴儿为O型或母亲为AB型，则排除ABO溶血病，再作Rh血型测定。

（四）免疫血型抗体测定

这是诊断本病的主要依据，测定婴儿有无已致敏红细胞。

1．直接抗人球蛋白试验　该试验阳性者说明婴儿红细胞表面已吸附有不完全抗体（致敏红细胞），Rh溶血病的直接抗人球蛋白试验阳性，ABO溶血病常为弱阳或阴性。

2．抗体释放试验　该试验较敏感，根据不同的标记红细胞判断免疫抗体的类型，如抗A、B、O等抗体。常用加热法将患儿致敏红细胞的抗体释放于释放液中，再用指示红细胞做间接抗人球蛋白的试验。阳性者，提示患儿红细胞上有IgG抗A和抗B。本试验阳性时对ABO血型不合溶血病最有诊断价值。

（五）产前检查

常规查母亲血型，若为O型或Rh阴性，应检查父亲血型，及早发现血型不合。定期测母血型抗体的升降，O型母亲的血型抗体>1∶64时，可能发生ABO溶血病。Rh阴性母亲应在妊娠16周测抗体基础水平，28～30周再次测定，以后每2～4周测定1次，抗体阳性或效值随妊娠周增长而上升，提示胎儿可能受累。抗体效价达1∶32～1∶64时胎儿受累可较严重。

（六）羊水检查

前一胎为Rh血型不合，本次妊娠母血清Rh抗体升高者，可于孕期28～30周作羊水检查，测定羊水中胆红素浓度以了解胎儿是否发病。

四、诊断和鉴别诊断

凡既往有不明原因的死胎、流产、新生儿重度黄疸史的孕妇及其丈夫均应进行ABO、Rh血型检查，同时检测孕妇血清中有无Rh抗体。Rh阴性的孕妇在妊娠12～16周、28～32周和36周时应检测其血中有无抗D、抗E等抗体；当抗体效价上升>1∶32时，宜用分光光度计测定其羊水的450nm波长光密度，光密度值愈高，表明羊水中胆红素愈高，胎儿溶血程度愈重；根据需要可用B超检查胎儿水肿情况。

对未进行产前诊断的新生儿，娩出后黄疸出现早，且进行性加重者应疑为本病，必须进行母、婴血型鉴定和血清抗体检查。

（一）诊断标准

1．血型（ABO血型和Rh因子）不合，母O型，新生儿为A型或B型，发病最多。

2．出生后24小时内迅速出现黄疸及贫血，并在48小时内明显加重。

3．血清胆红素>205μmol／L。

4．血清免疫抗体，抗A或抗B或Rh抗体阳性。

（二）鉴别诊断

1．新生儿感染　早期临床表现不典型，可以表现为单纯的黄疸，患儿病史中无母亲产前发热、胎膜早破等高危因素，血常规检查中白细胞、CRP等在正常范围内，不支持感染。但也要密切观察病情变化，尤其是感染的表现，必要时做血培养。

2．红细胞酶缺陷、形态异常所致的溶血病　这类疾病也表现为溶血，在新生儿期发病可有与血型不合溶血病相似的黄疸、贫血、肝脾肿大等表现。但一般这类遗传性疾病，可问到相应的家族史，此外其发病往往有诱因，如感染常是G-6-PD发病的诱因。当然，如果高度怀疑溶血病的病例，检查除外各类血型不合溶血病后，有必要进行这方面的检查。

3．母乳性黄疸　早发型母乳性黄疸发病早（出生后2～4天），由于母乳不足，患儿有脱水、血液浓缩、胎粪排出延迟等相应表现，但该患儿出生后第2天体重下降80g，为允许范围，喂养、排胎粪情况均好，查血钠等电解质及血气均正常，无脱水依据，故与该患儿不符。

4．其他　如胎粪排出延迟、出血、窒息、红细胞增多症、甲减等疾病均可引起新生儿高未结合胆红素血症，但应有相应的病史和临床表现，如有疑似病例需做相应辅助检查。

五、治疗

（一）产前处理

1．血浆置换术　孕妇产前监测血清Rh抗体效价不断升高者，可给予反复血浆置换治疗，以换出抗体，减轻溶血。

2．宫内输血　若胎儿有严重贫血而肺尚未成熟者，可行宫内输血。

3．肝酶诱导剂　孕妇在产前1～2周口服苯巴比妥90mg／d，以增加胎儿肝细胞酶的活力。

4．提前分娩　若羊水检查胆红素浓度明显增高而胎肺已发育成熟，可考虑提前分娩，以减轻胎儿受累。

（二）新生儿治疗

重点是纠正贫血，降低血清胆红素，防止胆红素脑病。注意保暖，纠正缺氧，防止低血糖。

1．一般治疗　在严密观察黄疸进展的条件下，轻症可行一般治疗，以牛奶喂养。

（1）酶诱导剂：苯巴比妥及尼可刹米均能诱导肝细胞微粒体中葡萄糖醛酸转移酶的活性，加速与间接胆红素结合。两者联合使用可提高疗效。苯巴比妥尚能增加γ蛋白，促进肝细胞对胆红素的摄取，每日5～8mg／kg，尼可刹米每日100mg／kg，分次口服。

（2）白蛋白或血浆：白蛋白可与胆红素结合，以减少未结合胆红素的游离。按1g／kg，加10%葡萄糖静脉滴注；或用血浆每次20～30mL静脉滴注。

（3）口服或静脉注射葡萄糖：有利于葡萄糖醛酸生成，促进胆红素代谢。

（4）肾上腺皮质激素：具有阻止抗原抗体反应，减少溶血，激活肝酶，增加葡萄糖醛酸与胆红素的结合作用。氢化可的松每日6～8mg／kg静脉点滴，或泼尼松每日

1～2mg／kg口服。

（5）青霉胺：每日400mg／kg，分次口服；或每日300mg／kg，分4次，静脉注射。

（6）活性炭：能吸附肠道内的游离胆红素，从而减少胆红素的重吸收。10%活性炭水溶液每次5mL，胃管饲入，每2小时1次，可连续使用。

2．光照疗法　间接胆红素在光的作用下能氧化成为一种水溶性的产物（光-氧化胆红素即双吡咯），使之能经胆汁和尿排出体外。如已明确为本症，出现黄疸时间即用光疗，在相当程度上能减少换血，但不能完全代替换血。促进胆红素转化最有效的光波长为450～460nm。因蓝光波长425～476nm，多选用蓝光照射。光疗在处理间接胆红素方面比酶诱导剂作用快，而且疗效好，尤其对未成熟儿效果较好。光照方法有两种：①单面光照；②双面光照。灯管与皮肤间距离为33～50cm，光疗时应注意箱内温度保持在28℃～33℃，相对湿度为60%。患儿应裸体进行24小时连续照射，总疗程为48～72小时。光疗不能阻断溶血的进行，故要注意贫血程度，必要时须适量输血。

光疗中应注意：①随时观察记录黄疸的消失情况，定时查血清胆红素。若胆红素继续升高超过342μmol／L，或有核黄疸征象时，应及时考虑换血；②要用黑布或黑纸保护双眼及胸部，以避免眼睛损害及诱发动脉导管未闭，使不显性失水增加，应注意补充；③能引起稀便或呕吐，停止光疗后症状即可消失；④还可引起青铜症，停止光疗后如肝功能正常，即能自行恢复。

3．换血疗法　换血是抢救严重新生儿溶血症（hemolytic disease of the newborn，HDN）的重要措施，目的是换出抗体和已致敏的红细胞，防止溶血进一步发展；换出胆红素，防止出现核黄疸；纠正贫血，预防多脏器功能衰竭。

（1）换血指征：①产前诊断明确，而新生儿出生时脐带血胆红素大于68.4μmol／L（4mg／dL），血红蛋白低于120g／L，并有苍白、水肿、肝脾肿大、呼吸浅弱和心力衰竭者，需立即换血；②血清未结合胆红素超过342μmol／L（20mg／dL）者。对于体重较大的ABO溶血症患儿，一般情况良好，胆红素超过427.4μmol／L（25mg／dL）作为换血指征；③凡出现早期核黄疸症状者，不论血清胆红素浓度高低都应换血；④前一胎病情严重者及早产儿，需适当放宽指征。

（2）供血的准备：供血应配制新鲜血。若用库血，库存期不应超过3天，使用前放在35～37℃水浴中1小时，每20分钟轻轻摇动1次以减少血小板的凝集。

（3）血型选择：Rh血型不合时，采用Rh血型同母亲，ABO血型与婴儿相同的血。ABO血型不合时，用O型血细胞、AB型血浆等份混悬液，亦可选用抗A或抗B效价不高的O型血液。

（4）换血量：150～180mL／kg，约为患儿全血量的二倍，总量为400～600mL。

（5）抗凝剂：常用枸橼酸盐保养液和肝素抗凝，以肝素为佳，但肝素血贮存不得>24小时，并且术后须用相当于实际存留肝素量的一半鱼精蛋白进行中和（鱼精蛋白

1mg：肝素1mg相当于125U）。用枸橼酸盐保养液抗凝时，每换血100mL给予10%葡萄糖酸钙1mL。

（6）换血途径及步骤：多采用脐静脉插管，或因脐带断面愈合不能利用时可行脐静脉切开术。在手术室或清洁环境中，先抽空胃内容物（防止手术中有呕吐以致窒息等），每次抽出和注入血量为10～20mL，每换100mL需测静脉压1次。正常新生儿静脉压力0.78kPa（8cmH$_2$0），若静脉压超过0.78kPa时，说明血量过多有充血性心力衰竭的可能，宜多抽少注，以降低静脉压；静脉压过低说明血容量不足，宜少抽多注。每换100mL，给予10%葡萄糖酸钙1mL加25%葡萄糖3mL，缓慢注入，避免引起心动过缓。换血时注意心率、呼吸等情况，必要时作心电监护。换血全过程进行顺利需1～2小时。换血前后各留血标本1次，供测定胆红素及其他化验用。

（7）换血后注意事项：①密切观察病情，术后每半小时测心率及呼吸1次，2小时后可改为每2小时1次，若有异常及时与医生联系；②术后若血红蛋白<100g／L，可少量输血。若胆红素量又>342μmol／L，可考虑再次换血；③术后禁食6小时，开始试喂糖水，若吸吮正常可进行正常喂养。若无异常损失体液情况，不必输液；④注意切口有无出血，保持局部清洁，注意预防感染，必要时加用抗生素；⑤术后4～5天拆线，无并发症者可出院，应向家长交代注意观察可能出现的症状，如核黄疸后遗症引起的神经系统表现，后期贫血等，并进行定期追踪复查。

4．核黄疸的治疗　主要在预防。对已经发生核黄疸者，仍需积极采取措施，降低高间接胆红素血症。

六、预防

近年来应用Rh免疫抗体可预防新生儿Rh溶血症。对有可能发生新生儿溶血病的孕妇可在预产期前1～2周服苯巴比妥每次15～30mg，每日2次。母婴均不可滥用水杨酸钠、磺胺等。对有新生儿溶血病产史的孕妇进行预防性服药，药物配方为益母草500g，川芎、当归尾各150g，白芍180g，广木香12g。上药共研细末，炼蜜为丸，每丸9g，每服1丸，每日3次。对有ABO溶血病史的孕妇早期给予茵陈冲剂（每包含茵陈15g、黄芩9g、制大黄3g、甘草1.5g，每日2次，每次1包）内服，自确诊后，一直服药至分娩为止。

第三章 呼吸系统常见疾病

第一节 急性感染性喉炎

急性感染性喉炎（acute infectious laryngitis）为喉部黏膜弥漫性炎症，好发于声门下部，又称急性声门下喉炎。春、冬二季发病较多，常见于1~3岁幼儿，男性发病较多。

一、临床表现

典型病例有短期（数天）咳嗽、鼻卡他症状和低热等症状。随后发展成典型的症候群：声音嘶哑、犬吠样咳嗽和吸气性喉鸣。症状常以夜间为重，并在第2~3天夜间达高峰。多继发于上呼吸道感染，也可为急性传染病的前驱症状或并发症。可有不用程度的发热，夜间突发声嘶、犬吠样咳嗽和吸气性喉鸣。咽喉部充血，声带肿胀，声门下黏膜呈梭状肿胀，以致喉腔狭小发生喉梗阻。呈吸气性呼吸困难，鼻翼扇动，吸气时出现三凹征。面色发绀，有不同程度的烦躁不安。白天症状较轻，夜间加剧（因入睡后喉部肌肉松弛，分泌物潴留阻塞喉部，刺激喉部发生喉痉挛）。少数患儿有呛食现象，哺乳或饮水即发呛，吃固体食物呛咳较轻。

为了便于观察病情，掌握气管切开的时机，按吸气性呼吸困难的轻重将喉梗阻分为四度。

1. 一度喉梗阻　患儿在安静时如常人，只是在活动后才出现吸气性喉鸣和呼吸困难。胸部听诊，呼吸音清楚。如下呼吸道有炎症及分泌物，可闻及啰音及捻发音，心率无改变。

2. 二度喉梗阻　患儿在安静时也出现喉鸣及吸气性呼吸困难。胸部听诊可闻及喉传导音或管状呼吸音。支气管远端呼吸音降低，听不清啰音。心音无改变，心率较快，120~140次／分钟。

3. 三度喉梗阻　除二度梗阻的症状外，患儿因缺氧而出现阵发性烦躁不安，口唇及指（趾）发绀，口周发青或苍白。胸部听诊呼吸音明显降低或听不见，也听不到啰音。心音较钝，心率在140~160次／分钟以上。

4. 四度喉梗阻　经过呼吸困难的挣扎后，渐呈衰竭，半昏睡或昏睡状态，由于无力呼吸，表现暂时安静，三凹征也不明显，但面色苍白或发灰。此时呼吸音几乎全消失，仅有气管传导音。心音微弱极钝，心率或快或慢，不规律。

二、诊断及鉴别诊断

小儿急性喉炎发作快，有其特殊症状，声嘶、喉鸣、犬吠样咳嗽、吸气性呼吸困难，一般诊断无困难，但应与白喉、急性喉炎、喉水肿、喉痉挛、急性会厌炎、喉或气管异物等婴幼儿喉梗阻相鉴别。

三、治疗

小儿急性喉炎病情发展快，易并发喉梗阻，应及时治疗。使用抗生素及肾上腺皮质激素治疗，疗效迅速良好。

（一）给氧

缺氧或发绀患儿应给氧，以缓解缺氧。

（二）肾上腺皮质激素疗法

激素有抗炎、抗病毒及控制变态反应的作用，治疗喉炎效果良好，用量要大，否则不易生效。凡有二度以上喉梗阻者均用激素治疗，常用泼尼松、地塞米松或氢化可的松；病情较轻者，可口服泼尼松1～2mg／kg，每4～6小时1次。一般服药6～8次后，喉鸣及呼吸困难多可缓解或消失，呼吸困难缓解后即可停药。二度以上喉梗阻者可用地塞米松0.1～0.3mg／kg或0.6mg／kg，或氢化可的松5～10mg／kg静脉滴注，共2～3天，或甲泼尼龙，至症状缓解。

（三）镇静剂

急性喉炎患儿因呼吸困难，缺氧，多烦躁不安，宜用镇静剂，如异丙嗪每次1～2mg／kg有镇静和减轻喉头水肿的作用。氯丙嗪则使喉肌松弛，加重呼吸困难，不宜使用。

（四）雾化吸入

现多用雾化泵雾化吸入，将布地奈德吸入溶液1～2mg加入雾化器中，雾化吸入后加速喉部炎症及水肿的消退，并稀释分泌物。另外，可用肾上腺素雾化吸入，可有效减轻呼吸道梗阻。剂量为0.5mg，用2.5mL生理盐水稀释，此种溶液可按需给予，严重病例甚至可持续给药。

（五）直接喉镜吸痰

三度呼吸困难患儿，由于咳嗽反射差，喉部或支气管内有分泌物潴留，可在直接喉镜下吸出，除去机械性梗阻，减轻因分泌物刺激所引起的喉痉挛，多可立即缓解呼吸困难。在进行直接喉镜检查吸痰的同时，还可喷雾1%～3%的麻黄碱和肾上腺皮质激素，以减轻喉部肿胀，缓解呼吸困难。吸痰后，应严密观察病情变化，必要时进行气管切开术。

（六）抗生素疗法

急性喉炎病情进展迅速，多有细菌感染，应及早选用适当、足量的抗生素控制感染，常用者为青霉素、头孢菌素、红霉素和交沙霉素等。一般患儿，用一种抗生素即可，病情严重者可用两种以上抗生素。应取咽拭子做细菌培养及药物敏感试验，以选用适当抗生素。

（七）气管切开术

四度呼吸困难者，应立即行气管切开术抢救。三度呼吸困难经治疗无效者也应做气管切开。

（八）其他对症疗法

体温高者，应用物理或药物降温。进流质或半流质易消化食物，多饮水，必要时输液。中毒症状重者，可输全血或血浆。痰黏稠干燥者用雾化吸入。

第二节　重症肺炎

小儿肺炎（infantile pneumonia）是危害小儿健康，威胁小儿生命的常见病、多发病，是婴幼儿时期主要死亡原因。小儿重症肺炎除呼吸系统症状体征外，常并发心力衰竭、呼吸衰竭、休克、弥散性血管内凝血、中毒性脑病等，是儿科危重症之一。

一、临床表现

（一）一般症状

发病前多有轻度的上呼吸道感染或支气管炎。多数起病急骤，发热38～39℃，亦可高达40℃，新生儿、重度营养不良、佝偻病等患儿可以体温不升或低于正常。除发热外可有疲乏、困倦、精神不振或烦躁不安，小婴儿可有呛奶。

（二）呼吸系统症状和体征

咳嗽，早期为刺激性干咳，极期咳嗽反略减轻，恢复期咳嗽有痰。呼吸增快，气促，40～80次／分，常见呼吸困难、鼻翼动、三凹征及口周或指甲发绀。肺部体征早期不明显，可有呼吸音粗糙或稍低，以后可闻及中、细湿啰者，以背部两肺下方及脊柱旁较多，于深吸气末更为明显。叩诊多正常，但如病灶融合累及部分或整个肺叶时则出现实变体征；叩诊浊音，语颤增强，呼吸音减弱或出现支气管呼吸音。

（三）重症肺炎的临床表现

小儿重症肺炎除以上症状、体征外，还有如下临床表现。

1. 循环系统 主要表现为急性充血性心力衰竭,这是小儿重症肺炎最常见的严重并发症。诊断依据如下。

(1) 呼吸困难突然加重,烦躁不安,面色苍白或发绀,不能以肺炎或其他并发症解释者。呼吸频率超过60次／分。

(2) 心率增快在160～180次／分以上,不能以体温升高和呼吸困难解释,或心音低钝、出现奔马律。

(3) 肝脏增大≥3厘米或进行性增大。

(4) 胸部X线检查可有心脏扩大。

2. 神经系统 由于缺氧和脑水肿,可表现为嗜睡、精神萎靡或烦躁不安。严重者有中毒性脑病,表现惊厥、半昏迷或昏迷、呼吸不规则甚至呼吸中枢麻痹。眼底可有视神经盘水肿。脑脊液检查可有压力升高,细胞、蛋白、糖及氯化物正常。

3. 消化系统 患儿常有呕吐、腹胀、腹泻,严重病儿可有中毒性肠麻痹,表现严重腹胀,使膈肌升高压迫肺部,加重呼吸困难。腹部听诊肠鸣音消失。

4. 感染性休克和弥散性血管内凝血 (disseminate intravascular coagulation, DIC) 重症肺炎时,某些细菌感染可以引起微循环衰竭,发生感染中毒性休克,表现四肢发凉、皮肤发花、脉弱而速、血压下降等。还可引起弥散性血管内凝血,表现皮肤、黏膜出血点或瘀斑,以及消化道、呼吸道、泌尿道等出血。

5. 呼吸衰竭 呼吸衰竭是重症肺炎的严重表现,可引起死亡。除表现呼吸困难、鼻翼扇动、三凹征、口唇发绀、嗜睡或躁动外,严重者呼吸由浅快转为浅慢,节律紊乱,常出现下颌呼吸或呼吸暂停。可同时伴有末梢循环衰竭及脑水肿、脑疝的表现,如四肢末端发凉、发绀,血压下降,昏睡或昏迷等。

根据血气改变可分为:

Ⅰ型呼吸衰竭:动脉血氧分压 (partial pressure of oxygen in arterial blood, PaO_2) ≤6.67kPa (50mmHg) ,动脉血二氧化碳分压 (partial pressure of carbon dioxide in arterial blood, $PaCO_2$) 正常。

Ⅱ型呼吸衰竭: PaO_2≤6.67kPa (50mmHg) , $PaCO_2$≥6.67kPa (50mmHg) ,严重者 $PaCO_2$≥9.33kPa (70mmHg) 。

二、实验室及其他检查

(一) 血象

细菌性肺炎时白细胞总数多增高,一般可达15×10^9～30×10^9／L 〔(1.5万～3万) ／mm^3〕或以上,中性粒细胞增加,并有核左移现象。但在重症金黄色葡萄球菌肺炎、某些革兰阴性杆菌肺炎时白细胞可不增高或反而降低。病毒性肺炎时白细胞数大多正常或降低。血涂片中性粒细胞碱性磷酸酶染色对鉴别细菌性肺炎与病毒性肺炎有一定参考意义。

（二）病原学检查

细菌学检查包括痰及鼻咽腔分泌物做涂片或细菌培养。涂片检查细菌对革兰阴性杆菌性肺炎的早期诊断有一定价值。如细菌培养，对肺炎的病原学诊断较有意义。如并发胸腔积液，可将穿刺液送培养，如疑有败血症可送血培养；如疑有病毒性肺炎可做鼻咽部洗液病毒分离，或免疫荧光检查及双份血同型病毒抗体测定。

（三）X线检查

X线检查在肺炎的诊断上很重要，可帮助确定肺炎的性质。不同肺炎X线表现有区别，如金黄色葡萄球菌肺炎，肺部可见小圆形病灶及肺脓肿、肺大疱、脓胸、脓气胸等。一般细菌性肺炎可见两肺中带纹理粗重及小点片状阴影。病毒性肺炎小片状阴影可以融合成大片状。支原体肺炎常可见不整齐云雾状轻度肺浸润阴影，以两下肺叶多见。X线检查还可发现肺炎的某些并发症，如脓胸、气胸及脓气胸等。

三、诊断与鉴别诊断

（一）诊断

根据发热、咳嗽、喘憋等症状，肺部叩诊及听诊的异常改变，可以做出初步诊断。配合胸部X线检查可以进一步明确诊断。咽培养或痰培养对了解病原菌有参考价值。确诊肺炎后，应进一步判定病情的轻重，判断有无心力衰竭、中毒性脑病、休克及弥散性血管内凝血、呼吸衰竭等，以便早期发现及治疗。

（二）鉴别诊断

1. 支气管炎　轻症肺炎与支气管炎相似，支气管炎一般全身症状较轻，多无明显呼吸困难和发绀，肺部可听到中湿啰音，多不固定，随咳嗽而变，但听不到细湿啰音。

2. 肺结核　当肺炎病程较长或一般抗生素治疗不顺利时应注意是否有肺结核，但一般肺结核肺部啰音常不明显。可根据结核接触史、结核菌素试验、结核中毒症状、胸片表现等鉴别。

四、治疗

（一）一般治疗

环境保持安静，保持室温在20℃左右，相对湿度50%左右。每日定时通风换气。给予易消化饮食，保证液体入量。呼吸困难者吸氧，保持呼吸道通畅，痰多者给予超声雾化或祛痰药，以利于痰液排出。烦躁不安或惊厥时可给予氯丙嗪及异丙嗪各1mg／kg，肌内注射，也可给予苯巴比妥8～10mg／kg，肌内注射或水合氯醛50mg／kg灌肠。

（二）抗感染治疗

肺炎球菌性肺炎首选青霉素，青霉素过敏者可用红霉素或林可霉素。金黄色葡萄球菌肺炎可选用苯唑西林钠，或红霉素、万古霉素、头孢噻吩、头孢唑啉等。大肠埃希菌、肺炎克雷白杆菌、流感杆菌肺炎可选用氨苄西林、羟苄西林或哌拉西林，并可与氨基糖苷类抗生素，如阿米卡星联合治疗，也可用头孢类抗生素如头孢他啶。绿脓杆菌肺炎选用羧苄西林、哌拉西林，可与氨基糖苷类抗生素如阿米卡星联合应用。对青霉素过敏或上述药物疗效不佳者选用第二、三代头孢菌素如头孢他啶、头孢哌酮等。病毒性肺炎一般选用阿昔洛韦或更昔洛韦。支原体肺炎则以红霉素效果较好。

疑难点评：小儿重症肺炎的抗感染治疗策略

重症肺炎诊断明确后，有条件的应该在使用抗生素治疗前采血做细菌培养和药敏试验，尽可能建立一条单独应用抗生素的静脉通路，这样可以使抗菌药物的使用合理化，并可避免不良反应发生。抗菌药物应用原则上应在循证医学的基础上进行，但是目前多数为经验型治疗。

由于重症肺炎患儿治疗窗很小，故初始治疗药物的抗菌谱要尽量广，应覆盖所有的病原体。有充分的数据显示初始治疗抗感染药物选用不当，未及时适当治疗对预后可产生不良后果。因此，对重症肺炎的患儿，要选用质量可靠的广谱抗生素，直到病原体和抗菌谱确诊，开始限制抗菌药物的数量和缩小抗菌谱，但在基层很难做到，可以观察疗效，有效的指标主要为体温下降、中毒症状好转，能喝水或哺乳或者进食，一般应在体温稳定3～5天开始减量并逐渐停药。

抗感染治疗是重症肺炎治疗成败的关键措施，传统采用抗生素升阶梯治疗，这种治疗对轻、中度肺炎治疗是适宜的。但重症肺炎必须采用降阶梯治疗，以防止病情迅速恶化，并有效抑制感染的进程，减少细菌耐药，改善患者预后，避免抗生素的不良反应或并发症。应全面理解抗生素的降阶梯治疗的关键，重视整体性以及初始经验性治疗和后续靶向性治疗这两个连续阶段，并适时实现其两者间的转换。

由于现有临床检测水平的局限性，药敏结果相对滞后，体内外药敏并非完全相符。所以，决定降阶梯转换时机的最重要评估参数，除特异性的病原学诊断依据外，还应依据临床的治疗反应。

（三）严重并发症的治疗

实施早期心肺功能监护和无创心肺功能支持优先策略，是处理婴儿重症肺炎的有效措施。

1. 快速心肺功能评估和监测 婴儿重症肺炎常处于心肺功能衰竭的高危状态，快速心肺功能评估操作可概括为望、听、触三个步骤。三者同时进行，望和听贯彻评估始终。望：患儿体位或姿势、面色、眼神和呼吸状态（胸廓起伏、三凹征）、口鼻分泌物及对环境或外刺激的肢体和语言反应。触：肢体温度、肌张力和肌力、中心（颈内和股动脉）和周围脉搏（桡动脉和肱动脉）强弱和节律。听：呼吸呻吟、痰鸣，用听诊器听心率、心律和吸气相呼吸音强弱。及时地辨认潜在性或代偿性呼吸、循环功能不全状态，并给予及时、适宜的心肺功能支持是正确有效治疗婴儿重症肺炎的基础。

2. 保持气道通畅及优先应用经鼻持续气道正压通气（nasal continuous positive airway pressure，NCPAP）支持策略　对于重症肺炎患儿，保持合适的体位和气道通畅非常重要。翻身拍背，雾化吸痰是最基础的呼吸治疗。应用NCPAP的指征：自主呼吸较强，有低氧血症Ⅰ型呼吸衰竭，或者低氧血症合并二氧化碳潴留（PaCO$_2$<80mmHg）的Ⅱ型呼吸衰竭，收治儿童重病监护病房（pediatric intensive care unit，PICU）后的婴儿重症肺炎均直接应用NCPAP；除急性心肺功能衰竭、全身衰竭、重症休克、pH值<7、中枢性呼吸衰竭行直接气管插管机械通气外，Ⅱ型呼吸衰竭者亦首先应用NCPAP系统，并在短时间（15～30分钟）根据疗效决定是否继续应用。在病情允许时，应仔细检查NCPAP系统、患儿状态或调整其参数后可再一次使用观察疗效。终止NCPAP行机械通气指征：NCPAP支持下病情仍不能控制，pH值持续<7.20达8小时以上或病情进行性加重。NCPAP应用需要积累一定的临床经验，一般宜在PICU内应用。对于综合医院的儿科抢救室和专业病房内的抢救室，在充分培训基础上，也可以开展此项技术。

3. 婴儿重症肺炎合并呼吸衰竭、休克和心衰的处理：ABC原则

A（Airway）：气道管理和通畅气道。湿化、雾化及排痰，解除支气管痉挛和水肿。

B（Breathing）：无创和有创呼吸支持。

C（Circulation）：维持心血管功能。判断液体平衡状态，给予扩容和限液利尿，纠正酸碱、电解质平衡，应用血管活性药、正性肌力药、强心药和加压药。

4. 调整呼吸和循环功能支持的治疗原则和策略。

（1）呼吸衰竭所致的心力衰竭：应积极改善通气和肺氧合，其中闭塞性毛细支气管炎、喘憋性肺炎所致的呼吸衰竭主要是改善通气，急性肺损伤（acute lung injury，ALI）所致的呼吸衰竭主要改善肺氧合，通过呼吸支持才能达到控制心力衰竭的目的。

（2）因缺氧致呼吸功增加引起的代偿性心功能不全：主要是调整心脏前后负荷（NCPAP、充分镇静、退热等）和维持内环境稳定，以减轻心脏负荷为治疗心力衰竭的主要措施。

（3）肺血多的先天性心脏病肺炎合并心力衰竭和呼吸衰竭：常在充血性心力衰竭急性加重基础上导致呼吸衰竭，因此治疗主要是强心、限液、利尿，应用NCPAP限制肺血流量和减轻左心后负荷的作用。

（4）ALI和急性呼吸窘迫综合征（acute respiratory distress syndrome，ARDS）时伴有的心力衰竭：是多器官功能障碍综合征（multiple organ dysfunction syndrome，MODS）的一部分，此时存在心脏和外周循环两方面的因素，临床多表现为休克，需经谨慎扩容试验后（2～3mL／kg）才可判断有效循环血量的状态，进一步决定液体的量和速度。地高辛和血管活性药物是治疗的一部分。

附：小儿支原体肺炎

支原体肺炎是由肺炎支原体引起的肺炎，过去也称为原发性非典型肺炎，是与典型的大叶性肺炎相对而言，典型的大叶性肺炎是由肺炎链球菌感染引起的，临床表现为发热、咳嗽、咯铁锈色痰，X线胸片见大片状阴影，青霉素治疗有效，而支原体肺炎表现与典型肺炎相似，但病原体不是链球菌，而是支原体，青霉素治疗无效，且病程长，所以称非典型肺炎。这种肺炎是学龄儿童及青少年常见的肺炎，近年来，成人和婴幼儿也不少见。支原体肺炎全年均可发病，但发病高峰是秋冬季，是由口鼻分泌物经空气传播，可引起散发和小流行。

（一）病原学

支原体是介于细菌与病毒之间，能独立生活的最小微生物，无细胞壁，仅有由三层膜组成的细胞膜，是多种疾病的致病体。

目前已发现8种类型，其中只有肺炎支原体肯定对人致病，主要引起呼吸系统疾病，如咽炎、支气管炎、肺炎等。由于支原体无细胞壁，所以凡能阻碍微生物细胞壁合成的抗生素（如青霉素、头孢菌素等）对支原体无效。

（二）支原体肺炎的临床表现

支原体肺炎起病缓慢，潜伏期为2～3周，病初有全身不适、乏力、头痛。2～3天后出现发热，体温常达39℃左右，可持续1～3周，可伴有咽痛和肌肉酸痛。咳嗽为本病突出的症状，一般于病后2～3天开始，初为干咳，后转为难治性剧咳，常有黏稠痰液，偶带血丝，少数病例可类似百日咳样阵咳，可持续1～4周。肺部体征多不明显，甚至全无，少数可听到干、湿啰音，故体征与剧咳及发热等临床表现不一致，为本病特点之一。婴幼儿起病急，病程长，病情较重，表现为呼吸困难、喘憋、喘鸣音较为突出；肺部啰音比年长儿多。部分患儿可有皮疹、溶血性贫血、脑膜炎、心肌炎、肾炎、吉兰-巴雷（格林-巴利）综合征等肺外表现。极少部分患儿呈现重症肺炎的表现，如持续高热、剧烈咳嗽、多脏器损害，病情进展快，治疗效果差，可导致死亡。

（三）支原体肺炎的诊断

本病的重要诊断依据为肺部X线改变。支原体肺炎的肺部X线有四种改变，一种为支气管肺炎的改变，常为单侧性，以右肺中下肺野多见；也可为间质性肺炎的改变，两肺呈弥散性网状结节样阴影；还有一种是均匀一致的片状阴影与大叶性肺炎改变相似者；再就是肺门阴影增浓和胸腔积液。上述改变可相互转化，有时一处消散，而另一处又出现新的病变，即所谓游走性浸润；有时呈薄薄的云雾状浸润影。本病的另一个诊断依据是病原学检查。患儿的痰、鼻和喉拭子培养可获肺炎支原体，但需时约3周，不能用于早期诊断。发病后2周，约半数病例产生抗体，我们可以测患儿体内的支原体抗体来进行诊断，也可以通过红细胞冷凝集试验阳性来诊断。

（四）支原体肺炎的治疗

小儿支原体肺炎的治疗与一般肺炎的治疗原则基本相同，采取综合治疗措施。包括一般治疗、对症治疗、抗生素的应用、肾上腺皮质激素，以及肺外并发症的治疗5个方面。

1．一般治疗

（1）呼吸道隔离：由于支原体感染可造成小流行，且患儿病后排支原体的时间较长，可达1～2个月之久。婴儿时期仅表现为上呼吸道感染症状，在重复感染后才发生肺炎。同时在感染支原体期间容易再感染其他病毒，导致病情加重迁延不愈。因此，对患儿或有密切接触史的小儿，应尽可能做到呼吸道隔离，以防止再感染和交叉感染。

（2）护理：保持室内空气新鲜，供给易消化、营养丰富的食物及足够的液体。保持口腔卫生及呼吸道通畅，经常给患儿翻身、拍背、变换体位，促进分泌物排出，必要时可适当吸痰，清除黏稠分泌物。

（3）氧疗：对病情严重有缺氧表现，或气道梗阻现象严重者，应及时给氧。其目的在于提高动脉血氧分压，改善因低氧血症造成的组织缺氧。给氧方法与一般肺炎相同。

2．对症处理

（1）祛痰：目的在于使痰液变稀薄，易于排出，否则易增加细菌感染机会。但有效的祛痰剂甚少，除加强翻身、拍背、雾化、吸痰外，可选用溴己新、乙酰半胱氨酸等祛痰剂。

（2）止咳：由于咳嗽是支原体肺炎最突出的临床表现，频繁而剧烈的咳嗽将影响患儿的睡眠和休息，可适当给予镇静剂如水合氯醛或苯巴比妥，酌情给予小剂量可待因镇咳，但次数不宜过多。可雾化吸入布地奈德及沙丁胺醇降低气道高敏，减少咳嗽。

（3）平喘：对喘憋严重者，可选用支气管扩张药，如氨茶碱口服，4～6mg／（kg·次），每6小时1次；亦可用沙丁胺醇、布地奈德等吸入。

（4）退热：可选用布洛芬、对乙酰氨基酚等。

3．抗生素的应用　根据支原体微生物学特征，凡能阻碍微生物细胞壁合成的抗生素如青霉素等，对支原体无效。因此，治疗支原体感染，应选用能抑制蛋白质合成的抗生素，主要是大环内酯类抗生素如阿奇霉素、红霉素、吉他霉素等。疗程2～3周。

4．肾上腺糖皮质激素的应用　目前认为支原体肺炎是人体免疫系统对支原体做出的免疫反应，所以，对急性期病情发展迅速严重的支原体肺炎或肺部病变迁延而出现肺不张、肺间质纤维化、支气管扩张或有肺外并发症者，可应用肾上腺皮质激素。如氢化可的松或琥珀酸氢化可的松，每次5～10mg／kg，静脉滴注；或地塞米松每次0.1～0.25mg／kg，静脉滴注；或泼尼松1～2mg／（kg·d），分次口服，一般疗程3～5天。应用激素时注意排除结核感染。

5．肺外并发症的治疗　目前认为肺外并发症的发生与免疫机制有关。因此，除积极治疗肺炎、控制支原体感染外，可根据病情使用激素，针对不同并发症采用不同的对症处理办法。

（五）支原体肺炎的预后

大部分患儿经过2～3周的治疗，症状体征消失，肺部炎症完全吸收，极少一部分患儿可遗留有慢性咳嗽、肺不张、闭塞性细支气管炎等，个别重症病例可导致死亡。

第三节　哮喘持续状态

哮喘发作时出现严重呼吸困难，在合理应用拟交感神经药物和茶碱类药物后仍不见缓解，病情进行性加重，称为哮喘持续状态（status asthmaticus），又称哮喘严重发作。由于哮喘持续状态时支气管呈严重阻塞，是一种威胁生命的严重状态，一旦确定诊断，应积极进行治疗。

一、临床表现

哮喘急性发作或加重时，突然出现气促、咳嗽、胸闷等症状，或进行性加重，常伴有呼吸窘迫、呼气流速下降为其特征。其发作可因数小时内接触致敏原等刺激物、呼吸道感染或治疗失败所致，病情加重可在数天、数小时内出现，亦可在数分钟内危及生命。在病情危重时患儿因喘息说话困难，语言不连贯，大汗，呼吸频率>25～30次／分钟，心率>140次／分钟，呼气峰值流速（peak expiratory flow rate，PEFR）低于预计值60%，呼吸减弱，呼吸音甚至听不到，并出现发绀、烦躁、意识障碍甚至昏迷，为致命性哮喘发作。

二、出现哮喘持续状态的危险因素及表现

（一）病史

激素依赖的慢性哮喘；存在重症加强护理病房（Intensive Care Unit，ICU）抢救史或多次住院史；有机械通气史；既往48小时反复去过急诊室；突然开始的严重的呼吸困难，治疗效果甚差者；在严重发作时患儿、家属及医生均认识不足；不按医嘱服药者；具有心理社会学问题，如精神抑郁、家庭不和睦出现危机时；否认本身症状严重性及脑水肿低氧惊厥。

（二）体检

奇脉：正常人呼吸时，脉波大小多无变化，或只有轻度变化（低于1.33kPa），如脉波在呼气终了时变强，吸气时衰弱，差别明显增加，则称为奇脉，如差别2.67kPa，多伴有严重肺气肿、气道阻塞，这是判断严重哮喘的一个可靠指标（除非患儿有心包收

缩及填塞情况）；还可有低血压、心动过速、呼吸增快、发绀、气短、昏睡、激动、三凹征、严重呼吸困难、呼吸音减低。

三、实验室检查

（一）PEFR及第1秒用力呼气容积（forced expiratory volume in one second，FEV_1）

测定此项检查特别有助于支气管舒张剂应用前后的对比，如重复给予支气管舒张药后PEFR或FEV_1仍<40%预计值，意味患者已处于哮喘持续状态。

（二）血气测定

对肺泡通气情况评估很有意义。如为正常$PaCO_2$值，意味着呼吸肌疲劳即将出现，如$PaCO_2$超过正常值，就必须小心监测。

（三）胸部X线检查

当患儿疑有感染或有急性哮喘并发症（气胸、纵隔气肿或肺不张）或疑有气道异物时可进行胸部X线检查（尽量在床边检查）。

（四）氨茶碱血药浓度测定

在平时应用氨茶碱的患儿需进行血药浓度测定，以指导氨茶碱的进一步使用。

（五）血电解质测定

有助于补液。

四、哮喘持续状态治疗

严重哮喘一旦被确定即需急诊治疗，住入重症监护病房，进行心脏监测。

（一）氧疗

为保证组织有充分氧气应保持供氧，吸氧浓度以40%为宜，流量相当于6～8L／min，应用一般面罩吸入更为合适，使血气维持在$PaO_2$9.3～12kPa（70～90mmHg）更为理想，不要应用氧气罩，因为氧气不会到达下气道，反因氧气对有些哮喘患儿有刺激而引起咳嗽或病情加重，且不宜观察病情。多数患儿经30%～50%给氧后即可纠正低氧血症，但有的患儿给予充分氧疗后PaO_2仍处于6.7～8.0kPa（50～60mmHg），应考虑可能因大量分泌物、肺不张或肺炎所引起，此时除积极输氧外还要清除痰液，虽然多数哮喘患儿血氧过低甚至严重缺氧，但氧分压低于8.0kPa（60mmHg）的情况不多见，由于8.0kPa氧分压相当于动脉血氧饱和度的90%，故很少有哮喘患儿发绀或大脑功能受损，一旦出现发绀，意味着严重哮喘发作。在急性哮喘发作时，输氧量很少会使$PaCO_2$升高（慢性肺心病的患儿除外），因此没有必要用特殊的面罩或装置输氧。

（二）镇静

缺氧及早期的呼吸性碱中毒可使哮喘患儿出现烦躁、不安、恐惧，有的甚至出现因刺激所致的持续性、痉挛性咳嗽，此时应考虑使用镇静药。镇静药应选择不抑制呼吸中枢的药物，如5%水合氯醛。麻醉药或巴比妥酸盐类药物（地西泮等）禁用或少量慎用，若在气管插管下可不受限制。

（三）紧急的药物治疗

1. 吸入β_2受体激动药　首选，对于急性重症哮喘患儿缓解症状和治疗的效果及安全性已无争议，β_2受体激动药的作用较为持久，且β_2受体激动药所产生心血管不良反应较少，常用有沙丁胺醇或特布他林。在第1小时内每20分钟吸1次，1小时内吸3次，以后可以酌情连续吸入，每2～4小时可重复吸入1次，直至病情稳定。

2. 糖皮质激素　糖皮质激素和β_2受体激动药联合应用是治疗严重哮喘的基础，糖皮质激素应用不足，已被证明是哮喘致死的主要因素。糖皮质激素对哮喘的作用是抑制炎症细胞趋化效应和炎性反应，减少炎性和细胞因子的释放，降低黏膜上皮和微血管的通透性，减轻黏膜水肿，并通过腺苷酸环化酶增强β_2受体激动药的效应，减轻支气管的痉挛作用。严重哮喘对糖皮质激素的反应迟缓，通常在4～6小时内还见不到明显的效应，而在轻中度患儿，反应约需1小时，对严重哮喘发作应尽早使用糖皮质激素。对糖皮质激素的应用可应用甲泼尼龙2～6mg／（kg·d），分2～3次输注，或氢化可的松（有酒精过敏者禁用），或琥珀酸氢化可的松，通常用静脉注射5～10mg／kg，必要时可加大剂量。一般静脉糖皮质激素使用1～7天，症状缓解后即停止静脉用药。若需持续使用糖皮质激素，可改为口服泼尼松1～2mg／（kg·d）（每天最大量40mg），分2～3次服，3～4天后停用。短期使用糖皮质激素的不良反应很少，严重哮喘是一种危险情况，绝不要因为担心不良反应而对糖皮质激素的应用有所犹豫。无甲泼尼龙时，可用地塞米松每次0.25～0.75mg／kg，但效果不如前者。也可以雾化吸入布地奈德，雾化吸入0.5～1.0mg／次，2次／天，可以与沙丁胺醇和异丙托溴铵一起吸入。

3. 抗胆碱药　抗胆碱药在体内与乙酰胆碱竞争结合M受体，主要通过抑制分布于气道平滑肌上的M受体，从而松弛平滑肌；其次可降低细胞内环鸟苷酸（cyclic guanosine monophosphate，cGMP）水平、提高环磷腺苷（cyclic adenylic acid，cAMP）／cGMP比值，抑制肥大细胞的介质释放，有一定支气管舒张作用，目前临床联合应用异丙托溴铵（溴化异丙托品）与激动药能增加其疗效。剂量为≤2岁：125μg（0.5mL）；>2岁：250mg（1mL），为0.025%溶液稀释至2～3mL，每天3～4次雾化吸入。

4. 氨茶碱　小儿慎用，氨茶碱是茶碱和乙烯二氨组成的一种复合物，因而易溶于水。氨茶碱具有较明显中枢性呼吸刺激作用，可加强呼吸肌收缩，在急性重症哮喘发作时，氨茶碱仍为有价值药物。氨茶碱的支气管舒张效应与其血药浓度间呈明显的相关，由于氨茶碱的有效剂量和中毒剂量相近，应用时需进行血清氨茶碱浓度测定。

在哮喘严重发作时，可给予负荷剂量氨茶碱，在不同年龄及不同病情应用氨茶碱量不同，在应用负荷剂量后30～60分钟，有条件者可测量氨茶碱血药浓度，如>20μg／mL则停止继续给维持量，如低于10μg／mL，可适当增加药量（增加20%注射量）。以后可在给药12小时、24小时后取血查血药浓度。

氨茶碱开始负荷剂量为5～6mg／kg，要求在20～30分钟静脉滴入，以后<9岁者1.1mg／（kg·h），>9岁者0.7mg／（kg·h），如患儿给过静脉氨茶碱，不要用负荷剂量，可每次3～4mg／kg，以后0.7～1.1mg／（kg·h）。如不用维持静脉给药亦可用氨茶碱每次4～5mg／kg，每6小时重复静脉滴注1次，以20～30分钟静脉滴入，2岁以下因氨茶碱清除率低，最好持续维持给药，其持续给药剂量为：2～6个月内，0.5mg／（kg·h）；6～11个月，0.7mg／（kg·h）。

5. 硫酸镁　镁离子舒张支气管的机制未完全清楚，一般认为镁能调节多种酶的活性，能激活腺苷环化酶，使三磷腺苷生成cAMP，提高cAMP／cGMP的比值，使肥大细胞介质不易释放，能激活低下的肾上腺素能受体功能，并降低支气管平滑肌的紧张度，使支气管扩张而改变通气情况，故目前硫酸镁在哮喘急性发作中正在取得一定地位，特别是对常规药物治疗无效者，是较安全治疗哮喘的药物，一般在静脉注射后20分钟有明显支气管扩张作用，尤其对极度烦躁患儿有一定镇静作用，儿童用量为每次0.025g／kg（25%硫酸镁每次0.1mL／kg）加10%葡萄糖溶液20mL在20分钟内静脉滴注，每日1～2次。用以上剂量静脉注射比较安全，但注射时仍应注意其呼吸、血压变化，少数患儿出现乏力、胸闷、呼吸减弱、呼吸困难情况，可用10%葡萄糖酸钙静脉注射。

6. 注射用β$_2$肾上腺素受体激动药　对于能够使用雾化器或面罩的患儿，注射用药不但没有帮助，反而会增加毒性。因此，此种方法只用于呼吸严重受抑制的患儿。

（1）肾上腺素皮下注射：在用β$_2$受体激动药吸入、氨茶碱静脉滴注不能缓解症状时，或对于那些极度烦躁，无法吸入β$_2$受体激动药或在气道上存在广泛黏液栓塞，或严重的支气管痉挛，以致吸入药物无法起到作用者，可皮下注射1∶1000肾上腺素0.01mL／kg，儿童最大不超过0.3mL。

（2）静脉注射沙丁胺醇：小儿很少用。如雾化吸入沙丁胺醇及静脉滴注氨茶碱后病情未见好转，可用沙丁胺醇静脉注射，学龄儿童剂量为每次5μg／kg，如病情十分严重，亦可将沙丁胺醇2mg加入10%葡萄糖溶液250mL静脉滴注，速度为1mL／min，即速率保持在8μg／min左右，静脉滴注20～30分钟，起效时间为20～30分钟，密切观察病情。若病情好转速度减慢，维持时间一般在4～6小时，故6～8小时可重复用药。有时注射β$_2$受体激动药会引起心律不齐，因此要进行心电监护；静脉注射β$_2$受体激动药常引起严重低钾血症。如出现心律失常或肌肉无力情况时，应随时注意，对学龄前期小儿沙丁胺醇剂量应减半。

（3）异丙肾上腺素：在以上治疗措施无效时，可用异丙肾上腺素静脉滴注，最开始以每分钟0.1μg／kg缓慢滴注（0.5mg异丙肾上腺素加入10%葡萄糖100mL，5μg／mL），在心电图及血气监护下可每10~15分钟增加剂量，按0.1μg／（kg·min）的速度增加，直到PaO₂及通气功能改善，或心率达到180~200次／分钟时停用，有时可发生心律失常，如室性心动过速、室颤等，故必须进行心电监护及血气监测才可应用，症状好转可维持用药24小时。由于β₂受体激动药主要通过松弛支气管平滑肌起作用，故具有明显黏膜水肿，不仅仅是支气管痉挛的病症，单独使用β₂受体激动药不能从根本上进行彻底的治疗。开始时一些严重哮喘患儿对β₂受体激动药的反应快，而在有严重支气管痉挛时可产生不敏感性，故在治疗中应使患儿峰流速仪监测达到预计值50％~75％时才不至于在治疗过程中复发。

（四）维持体液及酸碱平衡

哮喘持续状态由于呼吸增加及摄入量不足常伴有轻度脱水，适当补充水分以维持血容量使黏稠黏液栓塞排出，但如过多液体输入可能会引起肺水肿，严重急性哮喘存在明显胸内负压，较易在肺间质内蓄积液体，可进一步加重小气道阻塞。由于哮喘急性期抗利尿激素分泌，如过多输液亦可出现低钠血症及水中毒。在临床中患者常因轻度脱水而需补液，开始可给予1／3张含钠液体，最初2小时内给予5~10mL／kg，以后用1／5~1／4张含钠液维持，见尿后补钾，根据年龄及脱水程度，一般补液量每天50~120mL／kg。哮喘持续状态时的呼吸性酸中毒，应以改善通气来纠正；代谢性酸中毒常可用吸氧及补液来纠正；明显的代谢性酸中毒可使用碳酸氢钠，稀释至等张液（碳酸氢钠为1.4％）滴注，未能纠正时可重复同剂量上次。

（五）抗心力衰竭治疗

低氧血症、高碳酸血症、酸中毒可导致肺动脉痉挛—肺动脉压力增高—充血性心力衰竭。同时双肺严重气肿—心舒张功能受限—体循环、肺循环瘀血—心力衰竭加重。抗心力衰竭的原则是吸氧、镇静、强心、利尿及减轻心脏前后负荷。

（六）抗生素治疗

有细菌感染指征，可给予抗生素。勿大量、长期使用，否则，青霉素类药物可增加气道的敏感性。红霉素类药物对气道反应性影响不大，但可减慢氨茶碱的代谢。脱水及肾上腺素治疗后，外周血白细胞可明显增高，应与感染相鉴别。胸部X线片上，斑点状肺不张可与肺炎相混淆。

（七）气管插管及机械通气

对以上治疗无反应的呼吸衰竭患儿，需用呼吸辅助通气治疗。机械呼吸的指征如下。

1．持续严重的呼吸困难。

2．呼吸音降低到几乎听不到哮鸣音及呼吸音。

3．因过度通气和呼吸肌疲劳而使胸廓运动受限。

4．意识障碍、烦躁或抑制甚至昏迷。

5．吸入40%氧气后发绀毫不缓解。

6．$PaCO_2 \geqslant 8.6kPa$（65mmHg）。

机械通气的目的是在尽量减少气压伤的基础上足够的氧合和维持通气直至其他治疗充分显效。

疑难点评：哮喘持续状态的诊治要点

哮喘持续状态是儿科一种常见的，对一般支气管舒张药治疗无效并发展为呼吸衰竭的致死性哮喘。虽然病情严重者对生命构成威胁，但绝大多数患儿经及时抢救能完全恢复。

哮喘发作的主要病理生理改变为气道阻力增高，以及因此而产生的肺气肿和通气血流比例失调。在疾病早期，由于缺氧和无效腔增大，每分通气量代偿性增加，导致动脉血CO_2降低；随着呼吸功增加、代偿机制的恶化和CO_2产生量增多，最终引起CO_2潴留。缺氧、二氧化碳潴留和酸中毒可引起继发性心力衰竭和循环衰竭。

哮喘发作大多继发于呼吸道感染，哮喘持续状态者主要表现为进行性呼吸困难加重、频繁咳嗽和喘鸣。如在呼吸困难加重基础上出现肺部呼吸音及喘鸣音消失，奇脉压大于$1.33 \sim 2.00kPa$（10~15mmHg），提示气道严重阻塞，需急诊监护和干预。对以往有严重哮喘发作，糖皮质激素依赖病史者应特别注意。对初次哮喘发作者应注意鉴别气道异物、小儿慢性肺疾病（如特发性肺纤维化、支气管肺发育不良）。

对于以往有哮喘发作住院史、近期频繁使用β受体激动药、在积极控制哮喘治疗中出现呼吸衰竭症状、气胸以及高碳酸血症者，应考虑收入ICU救治。哮喘持续状态的监护内容与毛细支气管炎和重症肺炎基本相同。但应注意的是其$PaCO_2$的意义与肺炎有所不同。由于哮喘影响通气较为突出，其血气分析$PaCO_2$对通气状态变化较为敏感。监测$PaCO_2$有助于了解患儿通气的代偿能力或治疗后通气改善情况。在轻至中度哮喘发作患儿中，$PaCO_2$一般不高或略降低；如果其$PaCO_2$水平高于正常，则提示患儿处于通气失代偿边缘，或已进入极危重期，应给予积极干预和密切注意病情动态变化。对于血气分析结果持续不缓解者应及时检查肺部体征和动态随访X胸片，了解其是否出现气胸等并发症。哮喘发作期发生的气胸一般多为张力性气胸，应尽可能及时发现和处理，否则极易导致患儿死亡。

疑难点评：5岁以下小儿哮喘的诊断难点

5岁以下儿童哮喘的诊断是很困难的，因为在这个年龄段，咳嗽和喘息是很常见的症状，这些儿童并不一定患有哮喘，特别是3岁以下的儿童，喘息发作与病毒性呼吸道感染密切相关，2岁以前主要是以呼吸道合胞病毒感染为主，学龄前儿童其他病毒感染的概率较大。5岁以下儿童出现喘息症状有以下三种情况。

早期一过性喘息：通常在3岁以前终止发作，喘息的原因与早产和父母吸烟有关。

早期持续性喘息：3岁以前发病，具有典型的反复发作性喘息，喘息发作与病毒性呼吸道感染有关，没有特应性的表现，无特应性家族史。喘息症状可持续到学龄期，大部分儿童可持续至12岁。引起喘息的原因：2岁以前是呼吸道合胞病毒感染，2岁以后是其他病毒感染。

迟发性喘息／哮喘：这些儿童有典型的特应性背景，如湿疹、气道有哮喘的病理特征，喘息发作通常持续到成人期。

疑难点评：小儿哮喘的治疗注意事项

有些家长对于小儿哮喘的治疗存在着一些误区，认为孩子还小，等孩子长大了哮喘疾病自然而然就会好了，有些家长抱着这样的态度，对孩子的病情并不在意，或者治治停停，其实这是非常错误的，容易使小儿哮喘反复发作，迁延至成人，期间还可能引发危险。

哮喘发病有自己的规律，大约50％以上的小儿哮喘患者在学龄前或青春发育期病情可缓解。这是因为在小儿生长发育过程中，由于机体免疫、内分泌等各种功能的变化，哮喘会自然缓解，可能会控制住哮喘的发展，但并不是所有的患儿都能达到这种自然缓解的状态。

如果对哮喘不予认真治疗，一味等待它的自愈，在这个过程中，哮喘反复发作，炎症反复刺激，会使气道纤维组织增生，腺体增大，平滑肌肥厚，造成气道结构重塑，肺功能下降，这种损害是永久性、不可逆的，会严重影响孩子的生长发育，甚至因哮喘发作导致猝死。

因此儿童期是治疗哮喘的最关键时期，而且小儿哮喘的治疗越早效果越好。经过合理、规范治疗，完全可以把哮喘控制住，避免其向成年哮喘发展。

吸入激素不良反应很小，目前来说，治疗小儿哮喘最有效的药物是吸入性糖皮质激素。因为哮喘其实是一种慢性的气道过敏性炎性反应，但是这种炎症不同于平时所说的细菌引起的炎症，用抗生素是没有效果的。

很多家长一听到激素就觉得不良反应很大，不愿意使用。其实这种吸入激素的治疗方法，激素用量很小，一天的吸入量一般不超过400μg，而且药物可以直接作用于气道病变部位，全身吸收很少，不良反应非常小。

国外曾经做过9年跟踪研究，结果发现，使用吸入激素治疗哮喘的患儿与正常同龄儿童相比，在身高、体重等指标上并无差别。

小儿哮喘的治疗用激素切忌治治停停，多数患儿需要长年使用吸入激素，才能控制住哮喘的发展，绝不能治治停停，因为气道炎性反应是持续存在的，只是发作期加重，缓解期减轻。

第四节 气管异物

气管异物（foreign body in trachea）是较常见的儿童意外急症，也是引起5岁以下幼儿死亡的常见原因之一。据统计，气管异物7岁以内儿童多见，尤其以刚学会走路到2岁的小儿发病多，死亡率高。这是由于小儿的生理特点决定的，小儿的气管与食管交叉处的会厌软骨发育不成熟，功能不健全，容易将口含物吸入气管内引起气管阻塞，导致窒息。婴幼儿由于牙齿未萌出或萌出不全，咀嚼功能未发育成熟，吞咽功能不完善，气管保护性反射不健全。当异物落入气管后，最突出的症状是剧烈的刺激性呛咳，由于气管或支气管被异物部分阻塞或全部阻塞，出现气急、憋气，也可因一侧的支气管阻塞，而另一侧吸入空气较多，形成肺气肿，较大的或棱角小的异物（如大枣）可把大气管阻塞，短时间内即可发生憋喘死亡。还有一种软条状异物（如酸菜条）吸入后刚好跨置于气管分支的嵴上，像跨在马鞍上，虽只引起部分梗阻，却成为长期的气管内刺激物，患儿将长期咳嗽、发热，甚至导致肺炎、肺脓肿形成，也可危及生命。

一、临床表现

突发刺激性咳嗽、反射性呕吐、声音嘶哑、呼吸困难，患儿张口可听到异物冲击声。如异物堵住了喉部、气管处，患儿面色发绀、气喘、窒息，很快呼吸停止；如异物堵住左右主支气管分叉处，可导致一侧肺不张，呼吸困难逐渐加重，抢救不及时也很快呼吸停止。

二、诊断及救护措施

及时的诊断和处理是抢救成功的关键，医师也应该向家长普及相关的救护知识。

（一）拍背法

让小儿趴在救护者膝盖上，头朝下，托其胸，拍其背部，使小儿咯出异物。

（二）催吐法

用手指伸进口腔，刺激舌根催吐，适用于较靠近喉部的气管异物。

（三）迫挤胃部法

救护者抱住患儿腰部，用双手食指、中指无名指顶压其上腹部，用力向后上方挤压，压后放松，重复而有节奏进行，以形成冲击气流，把异物冲出。此法为美国海默来克医师所发明，故称"海默来克手法"。

上述方法未奏效，应分秒必争尽快送往医院耳鼻喉科，在喉镜或气管镜下取出异物，切不可拖延。呼吸停止给予口对口人工呼吸。

三、预防

教育儿童养成良好卫生习惯，不要随意把异物放到嘴里，以免误吸入气管。进食时避免孩子打闹、说话，以防食物呛入气管。家长不应将硬币、瓜子、花生等放在小儿能够着的地方。

疑难点评：小儿气管、支气管异物误诊的原因及对策

气管异物是小儿时期的常见意外，对气管、支气管异物的正确诊断是治疗的关键。但是，由于小儿的特殊性，病史不详，往往以发热、咳嗽等症状就诊。如临床医师对本病警惕性不高，则容易误诊。

1. 误诊原因

（1）家长不在现场，婴幼儿太小，不会表达，较大儿童因害怕挨骂而隐瞒病史，故异物进入史不详。

（2）经诊医生对呼吸道异物缺乏认识和经验。由于花生、瓜子等植物性异物含游离脂酸，对黏膜的刺激性大，易引起弥散性炎性反应，且异物存留时间愈久，反应愈重，故易将炎症等并发症当作病因治疗，久治不愈。

（3）X线胸片或胸透检查报告阴性，异物引起的症状不明显或不典型时，轻易排除呼吸道异物。因瓜子、花生类X线透视不能显示异物阴影，特别是气管异物或细小异物未造成呼吸道阻塞时，阳性率甚低，因此，常导致临床误诊。

2. 预防误诊对策

（1）病史最重要，应详细追问异物吸入史或异物接触史，以及痉挛性呛咳、剧烈阵咳、声嘶、气急、发绀等症状，尤其是进食或玩耍中突然发生上述症状者应高度怀疑。

（2）X线胸片报告肺不张、肺气肿、纵隔摆动等现象，即使异物进入史不详，也应警惕异物存在。

（3）对有明确异物进入史的患儿，即使X线检查多次为阴性，仍不能放弃气管、支气管异物的诊断，应结合临床症状和体征综合分析，如听诊哮鸣音、呼吸音减弱、气管前壁异物拍击音、撞击感等，应警惕异物存在。

（4）对反复发作肺炎、肺不张、肺气肿或迁延性肺炎而治疗效果不佳者，应怀疑有气管、支气管异物。

第五节　急性呼吸衰竭

急性呼吸衰竭（acute respiratory failure）是指各种疾病累及呼吸中枢或呼吸器官，引起通气和换气功能障碍，出现低氧血症或伴高碳酸血症，并由此引起的一系列生理功能和代谢紊乱的临床综合征。

一、临床表现

（一）严重呼吸困难和发绀

早期可有呼吸频率增快，继而鼻翼扇动、三凹征出现等；中枢性呼吸衰竭临床表现呼吸节律不齐，可有潮式呼吸，晚期出现间歇、叹气、抽泣样等呼吸，呼吸次数减少，微弱无力，直至呼吸停止。发绀首先出现在口唇、口周及甲床等处，其程度与缺氧轻重并不完全一致，如严重贫血，血红蛋白<50g／L，虽缺氧并不发绀，故不能单纯根据发绀而判断有无缺氧。

（二）神经与精神症状

早期可见烦躁不安、出汗、易激动。随着缺氧加重，出现嗜睡、头痛等。晚期出现意识模糊，甚至昏迷、抽搐等脑水肿或脑疝症状。

（三）其他

早期心率增快，血压升高。晚期则心率减慢，心律失常，脉搏细弱，可有休克。胃肠道因严重缺氧而表现腹胀、肠鸣音减弱、呕咖啡色胃内容物等。

二、诊断

（一）诊断要点

1. 临床表现

（1）呼吸系统：

1）呼吸困难：表现为呼吸频率加快、鼻翼扇动、三凹征阳性、喘憋、发绀等。

2）呼吸抑制：表现为呼吸节律的改变，潮式呼吸，间歇呼吸，叹息样呼吸，双吸气，下颌呼吸，点头样呼吸，鱼口样呼吸，呼吸微弱、浅慢，呼吸音减弱或消失，呼吸暂停或骤停。

（2）循环系统：心率由过速到减慢，心律失常，心音低钝，血压由升高到下降，右心衰竭或休克。

（3）神经系统：烦躁不安、谵妄、嗜睡、头痛、意识障碍、凝视，甚至昏迷、惊厥等，瞳孔缩小或忽大忽小，视盘水肿。

2．血气分析诊断标准

（1）呼吸功能不全：$PaO_2 < 10.6kPa$（80mmHg），$PaCO_2 \geqslant 6kPa$（45mmHg），动脉血氧饱和度（oxygen saturation in arterial blood，SaO_2）<91%。

（2）呼吸衰竭：

1）儿童：$PaO_2 \leqslant 8.0kPa$（60mmHg），$PaCO_2 \geqslant 6.7kPa$（50mmHg），$SaO_2 \leqslant 85\%$。

2）婴幼儿：$PaO_2 \leqslant 6.7kPa$（50mmHg），$PaCO_2 \geqslant 6.0kPa$（45mmHg），$SaO_2 \leqslant 85\%$。

呼吸衰竭还可分为：

1）Ⅰ型呼吸衰竭：PaO_2为呼吸衰竭标准，$PaCO_2$正常。

2）Ⅱ型呼吸衰竭：PaO_2和$PaCO_2$均达呼吸衰竭标准。

具有上述临床表现中第（1）项，伴或不伴第（2）、（3）项，同时具有血气分析诊断标准中第（2）项，可诊断为急性呼吸衰竭。

（二）鉴别诊断

1．代谢性酸中毒　见于尿毒症、糖尿病酮症酸中毒、某些代谢性疾病时，表现为呼吸深快，PaO_2多正常。

2．急性呼吸窘迫综合征（acute respiratory distress syndrome，ARDS）　见于卡氏肺孢子虫肺炎、弥漫性肺间质纤维化、呼吸道合胞病毒性肺炎、白血病、创伤、休克、多器官功能不全综合征等，早期PaO_2、$PaCO_2$均降低，晚期$PaCO_2$上升，吸氧不能升高PaO_2，$PaO_2 / FiO_2 \leqslant 26.6kPa$（200mmHg），多与Ⅰ型呼吸衰竭同时存在，治疗相近。

三、治疗

积极寻找和祛除病因，改善通气功能，有效地防治感染，维持重要脏器功能，维持水电解质平衡，及时给予呼吸机辅助呼吸。

（一）一般治疗

1．去除病因　积极治疗引起呼吸衰竭的原发疾病和诱因，应用有效的抗生素防治感染。

2．加强护理　保持呼吸道通畅，翻身拍背，吸痰，清除呼吸道分泌物，温湿化吸氧，雾化吸入药物，解除气管痉挛。

3．氧疗　呼吸衰竭时机体缺氧，应提高吸氧浓度。吸氧方式有鼻导管、口罩、面罩或头罩。

（1）鼻导管吸氧：氧流量，儿童1～2L／min，婴幼儿0.5～1L／min，新生儿0.3～0.5L／min，吸入气氧浓度（fractional concentration of inspired oxygen，FiO_2）30%～40%；

（2）开式口罩吸氧：氧流量，儿童3～5L／min，婴幼儿2～4L／min，新生儿1～2L／min，FiO$_2$45%～60%；

（3）面罩或头罩吸氧：氧流量3～6L／min，FiO$_2$40%～50%。

对新生儿和婴儿不主张持续高浓度吸氧，吸入氧浓度应<60%，以免氧中毒及对视网膜等处的发育造成影响，待病情稳定后应改为间歇吸氧。通常，对于Ⅰ型呼吸衰竭患儿应给予高浓度吸氧（>35%），使PaO$_2$迅速提高到8kPa，或SaO$_2$在90%之上；对于Ⅱ型呼吸衰竭患儿应给予低浓度吸氧（<32%），且应持续给氧。

（二）药物治疗

1．兴奋呼吸　小儿呼吸兴奋药应用明显减少。有呼吸暂停时可用氨茶碱，负荷量4～6mg／kg，首次静脉注射后以2mg／kg维持治疗，每间隔8小时用1次。有镇静剂中毒时可用多沙普仑（吗啉吡酮），每次0.5～1.5mg／kg，静脉滴注，但不用于新生儿。还有纳洛酮，每次0.03～0.10mg／kg，静脉推注，可用于酒精中毒或麻醉药过量致呼吸抑制时。

2．维持重要脏器功能　呼吸衰竭时常会对心、脑等重要脏器造成损害，治疗中应综合分析。

（1）呼吸衰竭合并心功能不全者：可应用强心剂、利尿剂及血管活性药物。心肌缺氧易致心律失常，故强心药应缓慢、小剂量给予，血管活性药可选用酚妥拉明0.3～0.5mg／kg（每次不超过10mg）加入10%葡萄糖20mL中稀释后静脉滴注，或多巴酚丁胺2～10／μg／（kg·min）持续静脉滴注，或东莨菪碱每次0.03～0.05mg／kg，15分钟内快速静脉滴注，每日2～3次。

（2）呼吸衰竭合并脑水肿者：应用甘露醇，每次0.25～1.0g／kg静脉推注，每日2～3次，严重时可加用地塞米松，每日0.5mg／kg静脉注射，疗程一般不超过3～5天。

3．纠正酸碱失衡和水电解质紊乱　呼吸衰竭时常合并电解质和酸碱度的失衡，对呼吸性酸中毒或混合性酸中毒时以积极改善通气功能为主，当合并代谢性酸中毒，血pH值<7.2时，可给予5%碳酸氢钠溶液，每次2～5mL／kg，用葡萄糖液稀释为1.4%等渗液后静脉滴注。如有血气结果，可按公式：碳酸氢钠（mL）＝｜-BE｜×0.5×体重（kg），或（22-测得HCO$_3$mmol／L）×0.6×体重（kg），先用1／2量，剩余半量据具体情况而定。同时根据血液电解质检查结果及时纠正低钾、低氯等电解质紊乱。基础代谢量每日210kJ／kg（50kcal／kg），补液量每日60～80mL／kg，具体可根据病情酌情增加，补液成分以生理维持液为宜或按脱水性质而定。

4．防治感染　呼吸道感染常是呼吸衰竭的原发病，亦是呼吸衰竭治疗过程中病情加重的并发症，如吸入性肺炎、呼吸机相关性肺炎等。病原体以革兰阴性杆菌多见，常为耐药菌株。对呼吸衰竭患儿的肺部感染应按重症肺炎处理，治疗时可选用第三代头孢菌素与β内酰胺酶抑制药等。也可静脉滴注免疫球蛋白，每次400mg／kg，1次／天，连用3～5天。吸痰时应注意无菌操作，每日消毒呼吸机管道，条件许可时应尽早拔除气管插管。

（三）其他治疗

1. 经鼻持续气道正压通气（continuous positive airway pressure，CPAP）

（1）适应证：新生儿、婴幼儿肺部疾病，新生儿肺透明膜病、肺不张、肺炎、胎粪吸入综合征、肺水肿、反复呼吸暂停者。如FiO_2为30%～50%时，PaO_2仍<8.0kPa（60mmHg），$PaCO_2$正常或<6.7kPa（50mmHg），有自主呼吸，也可应用CPAP。

（2）参数调节：开始时氧流量为3～4L／min，压力0.3～0.4kPa（3～4cmH_2O），$FiO_2$40%～60%，10～15分钟后测血气，如PaO_2仍低，可增加压力，每次增加（0.1～0.2kPa）1～2cmH_2O，最大可达0.98kPa（10cmH_2O），每分钟氧流量最大8～10L，FiO_2每次增加5%～10%，最大可达80%。维持PaO_2为8.0～9.3kPa（60～70mmHg）。如PaO_2仍<8.0kPa（60mmHg），可进行气管插管，呼吸机辅助呼吸治疗。

（3）撤除步骤：如PaO_2>9.3kPa（70mmHg），症状好转，病情稳定，可逐渐先降FiO_2，再降压力，每次FiO_2降5%，至FiO_2为40%时，再降低CPAP，每次0.2kPa（2cmH_2O），当CPAP为0.2kPa（2cmH_2O）时，病情仍稳定，PaO_2为6.7～9.3kPa，可撤除CPAP，改头罩吸氧。

2. 常频机械通气 是抢救重症呼吸衰竭最有效的方法。

（1）应用指征：

1）呼吸频率仅为正常的1／2时。

2）呼吸微弱，全肺范围的呼吸音减低。

3）呼吸骤停，频繁或长达10秒以上的呼吸暂停。

4）吸高浓度氧气FiO_2>60%，或压力≥0.78kPa（8cmH_2O）时，仍有发绀，PaO_2<6.7kPa（50mmHg）。

5）急性呼吸衰竭，$PaCO_2$>8.0kPa（60mmHg），pH值<7.3；慢性呼吸衰竭，$PaCO_2$<3kPa（70mmHg），pH<7.2。

6）病情迅速恶化，神经精神症状加重，相关治疗无效。

7）有下列情况应尽早使用，如ARDS的小早产儿，出生体重<1350克；肺出血的进展期；心跳、呼吸暂停经复苏后未建立规则的自主呼吸者。

（2）禁忌证：肺大疱，未经引流的张力性气胸或大量胸腔积液。

（3）参数初调：

1）吸气峰压（peak inspiratory pressure，PIP）：采用能维持满意通气的最低压力。无呼吸道病变、早产儿呼吸暂停时1.5～1.8kPa（15～18cmH_2O）；ARDS、肺不张、胎粪吸入、肺炎时2.0～2.5kPa（20～25cmH_2O）。

2）呼气末正压（positive end-expiratory pressure，PEEP）：无呼吸道病变时 0.2～0.3kPa（2～3cmH$_2$O）；肺不张、ARDS时 0.4～0.6kPa（4～6cmH$_2$O）；胎粪吸入、肺炎时 0～0.3kPa（0～3cmH$_2$O）。

3）呼吸频率（breathing rhythm，BR）：无呼吸道病变时 20～25次／分；有呼吸道病变时 30～45次／分。

4）吸气／呼气时间比值（inspiratory to expiratory，I／E）：无呼吸道病变时吸气时间 0.50～0.75秒；肺不张：ARDS时 I／E为1:（1～1.2）；胎粪吸入、肺炎时 I／E为1:（1.2～1.5）。

5）供气流量：4～10L／min。

6）FiO$_2$：无呼吸道病变时<40%；有呼吸道病变时 40%～80%。

7）潮气量：无呼吸道病变时 8～10mL／kg，ARDS时 4～7mL／kg。

（4）调整范围：调节原则是尽可能采用低的 FiO$_2$ 和 PIP，持续 PaO$_2$ 为 8～12kPa。每次调整范围，呼吸率（respiratory rate，RR）为 2～10次／分，PIP为 0.2～0.3kPa（2～3cmH$_2$O），PEEP为 0.2～0.3kPa（2～3cmH$_2$O），吸气时间（inspiratory time，Ti）或呼气时间（expiratory time，TE）为 0.25～0.50秒，FiO$_2$ 为 50%，当 PaO$_2$ 接近正常时，FiO$_2$ 为 20%～30%。

（5）调节方法：影响 PaO$_2$ 的因素是 FiO$_2$ 与平均气道压（mean airway pressure，MAP）。增加 PIP、吸气时间、PEEP可提高 MAP。具体方法如下。

1）提高 PaO$_2$：可采用增加 FiO$_2$、增加 PIP、增加 RR、增加 PEEP，延长吸气时间，延长吸气平台。

2）降低 PaCO$_2$ 可采用增加 PIP、增加 RR、降低 PEEP，一般 FiO$_2$≤60%，如>70%则应<24小时，以防氧中毒。

（6）撤机指征：

1）自主呼吸有力，能维持自主呼吸 2～3小时无异常。

2）FiO$_2$≤40%，PIP≤2.0kPa（20cmH$_2$O）时血气正常。

3）呼吸道分泌物少，能耐受每 2小时 1次的吸痰操作，全身状况好。

4）ARDS患儿日龄>3天。

（7）撤机步骤：

1）撤机过程中监测心率、呼吸、血气，如有异常，立即恢复原参数。

2）在 PIP降至 1.5～2.2kPa（15～22cmH$_2$O），PEEP≤0.5kPa（5cmH$_2$O），FiO$_2$<50%时考虑撤机，自主呼吸出现后便呼吸机与自主呼吸同步。

3）自主呼吸良好，血气正常，改为间歇指令通气（intermittent mandatory ventilation，IMV），逐渐降低 PIP、PEEP、FiO$_2$ 及 RR，维持 Ti在 0.5～1.0秒。

4）当 PIP降至 1.5～1.8kPa（15～18cmH$_2$O）、PEEP 0.2～0.4kPa（2～4cmH$_2$O）、FiO$_2$≤40%、RR≤6次／分、血气正常时，改为 CPAP，此时应提高 FiO$_2$ 5%～10%，预

防缺氧。如患儿耐受良好，每次逐渐降低FiO_2 5%、CPAP 0.1kPa（1cmH_2O）。

5）当FiO_2为25%～40%，CPAP为0.2kPa（2cmH_2O）时，在患儿最大吸气时拔管。拔管后改用头罩吸氧，或用鼻塞CPAP，并逐渐降低FiO_2，每次5%，直至改为吸入空气。

3．高频通气（high frequency ventilation，HFV） 凡超过正常呼吸频率4倍、潮气量小于先于解剖无效腔的机械通气为高频通气。

（1）通气种类：

1）高频正压通气（high frequency positive pressure ventilation，HFPPV）：频率为60～100次／分钟，导管内径3～5mm，潮气量3～4mL／kg。

2）高频喷射通气（high frequency jet ventilation，HFJV）：频率为100～300次／分钟，导管内径1.6～2.2mm，潮气量3～5mL／kg。需要适当的自主呼气时间，可用开放气道通气。

3）高频振荡通气（high frequency oscillatory ventilation，HFOV）：频率为300～2400次／分钟，潮气量1～2mL／kg，有侧支通气，起CPAP作用。

儿科常用HFJV或HFOV。

（2）适应证：用于常规呼吸机治疗效果不好的难治性呼吸衰竭，或长期常规呼吸机治疗后发生支气管肺发育不良，或有气胸等常规呼吸机治疗禁忌证。

1）用常规呼吸机难以维持通气和血气正常的肺损伤。

2）严重的间质肺气肿。

3）气胸与支气管胸膜瘘。

4）支气管镜检查。

目前常用于新生儿RDS、肺出血、胎粪吸入综合征、ARDS、肺炎。

（3）参数调节：HFOV调节原则是开始应用较高的MAP，稍高于常规机械通气，如PaO_2无上升可每次增加0.1～0.2kPa（1～2cmH_2O）。新生儿振荡频率10～15Hz（1Hz＝60次／分），婴儿与儿童为5～10Hz。吸气／呼气时间比值（I／E）为1∶3。通过振荡幅度（25%～100%）、振荡频率调节通气。潮气量1～2mL／kg，与振荡频率成反比。根据$PaCO_2$调节振荡频率。低肺容量调节方式用于限制性通气障碍如间质肺气肿，高肺容量调节方式用于新生儿RDS、ARDS。

4．呼吸机应用后的并发症

（1）呼吸机相关肺炎（ventilator associated pneumonia，VAP）：指应用呼吸机后＞48小时发生的细菌性肺炎，多由铜绿假单孢菌、大肠埃希菌、克雷白杆菌、耐药金黄色葡萄球菌或表皮葡萄球菌引起。可从气管深处吸痰做镜检或培养，应用有效抗生素，注意管道接头、湿化器、吸痰导管消毒。

（2）肺不张：导管位置过低滑入左侧或痰堵造成肺不张，可向外拔出，或翻身拍背吸痰。

（3）窒息：由堵管或脱管引起。可更换新管，重新插管、固定。

（4）喉、气管损伤：水肿者可静脉滴注糖皮质激素、抗生素，局部雾化吸入1%麻黄碱。

（5）肺损伤：如PIP＞2.5kPa（25cmH₂O），或PEEP＞0.8kPa（8cmH₂O），大潮气量，易发生气漏、间质性肺气肿、张力性气胸、纵隔气肿、肺泡上皮损伤、肺水肿。注意压力不能过高，潮气量不能过大。发生张力性气胸立刻进行闭式引流。

（6）氧中毒：FiO_2＞70%、时间＞24小时，可发生支气管肺发育不良、早产儿视网膜病变，任何年龄可发生肺氧中毒。注意FiO_2应＜60%。

第四章　乳腺疾病

第一节　急性乳腺炎

一、概述

急性乳腺炎是指乳房的急性化脓性感染，多发生在产后哺乳期妇女，以初产妇最为常见，好发于产后3～4周。致病菌主要为金黄色葡萄球菌，少数为链球菌。中医称之"乳痈"，是由热毒侵入乳房所引起的一种急性化脓性病证，其特点是乳房局部结块，红肿热痛，伴有全身发热，且容易"传囊"。

二、病因和病机

1．乳汁淤积。

2．细菌入侵。

三、临床表现

（一）症状体征

病人感觉乳房疼痛、局部红肿、发热。随着炎症的进展，可出现寒战、高热、脉搏加快，常有患侧淋巴结肿大、压痛，白细胞计数明显增高。

局部表现可有个体差异。一般起初呈蜂窝织炎样表现，数天后可形成脓肿，脓肿可以是单房也可以是多房性。脓肿可向外溃破，深部脓肿还可穿至乳房与胸肌间的疏松组织中，形成乳房后脓肿。感染严重者，可并发脓毒症。当局部有波动感或超声证明有脓肿形成时，应在压痛最明显的炎症区或超声定位下进行穿刺，抽到脓液表示脓肿已形成，脓液应作细菌培养及药物敏感试验。

（二）常见证型

1．气滞热壅　乳汁郁积结块，皮色不变或微红，皮肤不热或微热，脚掌疼痛，或伴有恶寒发热，头痛，全身感觉不适，口渴，便秘，苔薄，脉数。

2．热毒炽盛　患乳肿块不消或逐渐增大，乳房肿痛加重，皮肤焮红灼热，肿块变软，有应指感，或脓出不畅，红肿热痛不消，有"传囊"现象，壮热、口渴、便秘溲赤、舌红、苔黄腻、脉洪数。

3．正虚毒恋　溃脓后乳房肿痛虽轻，但疮口脓水不断，脓汁清稀，愈合缓慢或形成乳漏，全身乏力，面色少华，或低热不退，饮食少，舌淡，苔薄，脉弱无力。

四、诊断

1．实验室检查　血常规检查示血白细胞计数及中性粒细胞比例升高。

2．诊断性穿刺　在乳房肿块波动最明显的部位或压痛最明显的区域穿刺，抽到脓液表示脓肿已形成，脓液应作细菌培养及药物敏感试验。

3．鉴别诊断　急性乳腺炎与炎性乳癌两者均多发于妇女哺乳期，均可见乳房肿大，腋下可有核肿大。两者不同点见表4-1。

表4-1　急性乳腺炎与炎性乳癌的区别

病名	好发人群	主要症状	全身症状	转归
急性乳腺炎	哺乳期妇女	乳房红肿疼痛	恶寒发热、头痛、周身不适等	预后良好
炎性乳癌	妊娠期或哺乳期妇女	乳房逐渐增大，并波及对侧，局部皮肤呈暗红色或紫红色，毛孔深陷呈橘皮样改变，患乳迅速肿胀变硬，常累及整个乳房的1／3以上，有轻触痛	较轻	预后不良

五、常见并发症

1．脓毒血症和菌血症　病程进入急性化脓性乳腺炎阶段，病人可并发脓毒血症和菌血症。此时病人持续高热、面色潮红、谵妄，可出现转移性脓肿。

2．乳房瘘管　脓肿形成期，脓肿可向内或向外破溃，形成皮肤破口和乳腺瘘管。如处理不当可形成长期不愈的脓瘘或乳瘘管，临床可见从瘘管排出乳汁及脓液。

六、治疗原则

（一）西医治疗原则

消除感染、排空乳汁。一般不停止哺乳，因停止哺乳不仅影响婴儿喂养，且提供乳汁淤积的机会。但患乳应停止哺乳，以吸乳器吸尽乳汁，促使乳汁通畅排出。若感染严重或脓肿引流后并发乳腺炎，应停止哺乳。

（二）中医治疗原则

以疏肝清热、通乳散结为原则。强调及早处理，以消为贵。注重通络下乳，避免使用寒凉药物。"内吹乳痈"和"外吹乳痈"在治疗上需兼顾患者孕期和产后的不同体质。

七、护理评估

1．按中医整体观念运用望、闻、问、切的方法评估病证、舌象、脉象及情志状态。

2．肿痛程度、心理状态。

3．有无发热。

八、一般护理

1．按外科系统及本系统疾病一般护理常规执行。

2．保持病室的空气新鲜，环境安静整洁，光线柔和。

3．鼓励患者保持足够的休息和睡眠，避免劳累。

4．保持口腔、皮肤清洁，可用淡盐水或金银花煎水漱口，多食含纤维素较多的蔬菜，如芹菜、韭菜、菠菜、白菜等，食多汁水果，如西瓜、梨等。

5．密切观察疮形、肿势、色泽、脓液、疼痛和全身症状的变化，定时测量体温，做好记录，观察患者呼吸情况。

6．用药护理　服用中药断乳时，记录断乳时间。

7．保持心情舒畅，使肝气调达，避免精神过度紧张。

九、症状和证候施护

（一）气滞热壅

1．病室宜通风、凉爽，忌直接吹风。

2．饮食宜清淡、易消化，如蔬菜粥、鸡蛋羹等，忌油腻及刺激之品，如肥肉、葱蒜等。

（二）热毒炽盛

1．病室温度宜稍低。

2．饮食稍偏凉，多饮水。宜食清热生津之品，如蔬菜、瓜果、清凉饮料等。忌辛辣刺激之品，如葱、蒜、姜、花椒、烧烤等。

（三）正虚毒恋

1．宜多休息，无劳累，注意防寒保暖。

2．给予营养丰富之品补益身体。

十、健康教育

1．保持乳头、乳晕清洁　在孕期经常用肥皂及温水清洗两侧乳头，妊娠后期每日清洗1次；产后每次哺乳前、后均需清洗乳头，保持局部清洁和干净。

2．纠正乳头内陷　乳头内陷者于妊娠期经常挤捏、提拉乳头。

3．养成良好的哺乳习惯　定时哺乳，每次哺乳时应尽量让婴儿将乳汁吸净，如有乳汁淤积，应及时用吸乳器或手法按摩帮助排空乳汁。养成婴儿不含乳头睡眠的良好习惯。

4. 保持婴儿口腔卫生　及时治疗婴儿口腔炎症。

5. 及时处理乳头破损　乳头、乳晕处有破损或皲裂时暂停哺乳，每日定时用吸乳器吸出乳汁哺乳婴儿；局部用温水清洗后涂以抗菌药软膏，待愈合再行哺乳；症状严重时应及时就诊。

十一、药食疗方

1. 蒲公英60g，金银花30g，粳米50～100g，先煎蒲公英、金银花，去渣取汁，再入粳米煮作粥。任意服食。

2. 气滞热可用厚朴花3～5g泡水代茶饮以行气消肿止痛。热毒炽盛食疗可饮蒲公英茶，其制法是将干燥蒲公英75g洗净，放入锅中，加入1000mL水煎煮后，滤除茶渣，待凉后即可饮用，取其清热解毒、消肿散结之效。

第二节　乳腺囊性增生病

一、概述

乳腺囊性增生病亦称乳腺病，常见于中年妇女。由于对本病的不同认识，有多种命名，如乳腺小叶增生症、乳腺纤维囊性病等。其病理形态呈多样性表现，增生可发生于腺管周围并伴有大小不等的囊肿形成，囊内含淡黄色或棕褐色液体；或腺管内表现为不同程度的乳头状增生，伴乳管囊性扩张，也有发生于小叶实质者，主要为乳管及腺泡上皮增生。中医称之为乳癖，是以乳房出现肿块，且肿块和疼痛与月经周期相关为主要表现的一种病证。

二、病因和病机

西医认为体内雌、孕激素比例失调，使乳腺实质增生过度和复旧不全；中医认为与肝郁气滞、冲任失调有关。

三、临床表现

（一）症状体征

一侧或双侧乳房胀痛和肿块是本病的主要表现，部分病人具有周期性。乳房胀痛一般于月经前明显，月经后减轻，严重者整个月经周期都有疼痛。体检发现一侧或双侧乳房内可有大小不一，质韧的单个或为多个的结节，可有触痛，与周围分界不清，亦可表现为弥漫性增厚。少数病人可有乳头溢液，多为浆液性或浆液血性液体。本病病程较长，发展缓慢。

（二）常见证型

1. 肝郁痰凝　多见于青壮年妇女，乳房肿块质韧不坚，胀痛或刺痛，随喜怒消长，伴有胸闷肋胀，善郁易怒，失眠多梦，心烦口苦，苔薄黄，脉弦滑。

2. 冲任失调　多见于中年妇女，乳房肿块月经前加重，月经后缓减，伴有腰酸乏力，神疲倦怠，月经失调，量少色淡，或闭经，舌淡，苔白，脉沉细为气血不足之象。

四、诊断

1. 乳房肿痛以胀痛为主，也有刺痛或牵拉痛。乳房疼痛主要以乳房肿块处为甚，常涉及胸胁部或肩背部，少数患者可出现乳头溢液。

2. 乳房肿块可发生于单侧或双侧，大多位于乳房的外上象限，也可见于其他象限。

3. 好发年龄为20～45岁妇女。

4. 鉴别诊断　本病与乳腺癌有同时存在的可能，应嘱病人每隔3～6个月复查。当局限性乳腺增生肿块明显时，尤其要加以区别。后者肿块更明确，质地坚硬，与周围乳腺有较明显区别，有时伴腋窝淋巴结肿大，钼靶和超声检查有助于两者的鉴别。

五、治疗原则

（一）西医治疗原则

1. 非手术治疗　主要是观察和药物治疗。观察期间可用中医中药调理，或口服乳康片等；抗雌激素治疗仅在症状严重时采用，可口服他莫昔芬。由于本病有恶变可能，应嘱病人每隔2～3个月到医院复查，有对侧乳腺癌或有乳腺癌家族史者应密切随访。

2. 手术治疗　若肿块周围乳腺组织局灶性增生较为明显，形成孤立肿块，或B超、钼靶X线摄片发现局部有沙粒样钙化灶者，应尽早手术切除肿块并作病理学检查。

（二）中医治疗原则

止痛与消块是治疗本病之要点。疏肝活血、消滞散结以治标，调摄冲任以治本，经前治标。对于长期服药而肿块不消反而增长，且质地较硬，边缘不清，疑有恶变者，应手术切除。

六、护理评估

1. 按中医整体观念运用望、闻、问、切的方法评估病证、舌象、脉象及情志状态。

2. 有无疼痛及疼痛程度、时间。

3. 病人对疾病的认知程度。

七、一般护理

1. 按外科系统及本系统疾病一般护理常规执行。

2．保持病室的空气新鲜，环境安静整洁，温湿度适宜。

3．起居有常，适当进行体育锻炼，以使气血条达，脏腑气机通畅。

4．给予清淡、低脂肪、低蛋白、易消化的饮食，多吃绿色蔬菜、水果。忌食咖啡、可可、巧克力等含黄嘌呤的食物及雌激素、催乳素含量较高之品。

5．病情观察 观察患者的乳房疼痛情况。乳房疼痛以胀痛为主，也有刺痛或牵拉痛，随情绪波动而变化；观察患者的乳房肿块情况；观察患者是否伴有月经不调、乳房溢液等症状。

6．用药护理 本病疗程较长，要督促患者按时服药；活血化瘀药物在月经期间暂停服用，月经后可继续服用。

7．本病与情志关系密切，情志抑郁不畅则会加重病情，不利于康复，因此应鼓励患者保持心情舒畅，避免精神过度紧张，使肝气条达。

八、证候施护

1．肝郁痰凝 疏肝解郁，化痰散结。

2．冲任失调 调摄冲任。

九、健康教育

1．起居有常，劳逸适度，调整生活节奏，避免压力过大。

2．调畅情志，保持心情舒畅，避免不良情绪的干扰。

3．注意防止乳房外伤。

4．养成低脂饮食的好习惯，忌烟酒。

5．应在专科医生指导下进行治疗，定期复查，病重者可考虑手术治疗。

6．指导患者经常自我检查乳房，宜选择在月经干净后、排卵前检查，以便早期诊治。

7．及时治疗月经失调等妇科疾病。

十、药膳食疗方

（一）食疗

1．肝郁痰凝 可用佛手3～5g泡水代茶饮，以理气化痰；亦可经常含服金橘饼（或九制陈皮），有疏肝理气作用。

2．冲任失调 可常食白菜、豆制品、海带、鱼类、乌鸡、黑豆、何首乌等补益肝肾、调补冲任之品；气血不足者可食大枣、瘦肉、牛奶等补益气血之品。

第三节　乳腺纤维腺瘤

一、概述

乳腺纤维腺瘤是女性常见的良性肿瘤，发病率高，好发于20～25岁女性。乳中结核，形如丸卵，边界清楚，表面光滑，推之活动。历代文献将本病归属"乳痞""乳中结核"的范畴。

二、病因和病机

1. 情志内伤，肝气郁结，或忧思伤脾，运化失司，痰湿内生，气滞痰凝而成。

2. 冲任失调，气滞血瘀痰凝，积聚乳房胃络而成。

三、临床表现

（一）症状体征

主要为乳房肿块。肿块好发于乳房外上象限，多为单发，约占75%，少数属多发。肿块增大缓慢，质地韧实，按之有硬皮球之弹性，表面光滑，易于推动。月经周期对肿块大小的影响不大。除肿块外，病人常无自觉症状，多为偶然扪及。

（二）中医证型

1. 肝气郁结　乳房肿块较小，生长缓慢，不红不热，不觉肿痛，推之可移，伴胸闷叹息；舌质正常，苔薄白，脉弦。

2. 瘀血痰凝　乳房肿块较大，坚硬木实，乳房重坠不适，伴胸闷牵痛，烦闷急躁或月经不调、痛经等。舌质黯红，苔薄腻，脉弦滑或弦细。

四、诊断

1. 多发于20～25岁女性，其次是15～20岁和25～30岁年龄段者。

2. 一般无乳房疼痛，少数可有轻微胀痛，但与月经无关。

3. 肿块常为单发，也可见多个肿块在单侧或双侧乳房内同时或先后出现。形状呈圆形或椭圆形，直径大多在2～3cm，边界清楚，质地中等或偏硬，表面光滑，按之有硬橡皮球之弹性。

4. 年轻病人首选B超检查。可见肿块边界清楚，有一层光滑完整的包膜，内部回声分布均匀，后方回声增强。40岁以上患者可考虑靶X线摄片，可见边缘整齐的圆形或椭圆形致密肿块影，边缘清楚，四周可见透亮带，偶见规整粗大的钙化点。本病与乳腺癌、乳腺增生症相鉴别。

五、治疗原则

（一）西医治疗原则

手术切除是首选的治疗方法，手术切除的肿块必须常规做病理学检查。

（二）中医治疗原则

对多发或复发者采用中药治疗，可起到控制肿瘤生长，减少肿痛复发，甚至消除肿块的作用。

六、护理评估

1．按中医整体观念运用望、闻、问、切的方法评估病证、舌象、脉象及情志状态。

2．病人对疾病的认知程度。

七、一般护理

1．按外科系统及本系统疾病一般护理常规执行。

2．保持室内空气新鲜，温湿度适宜。

3．饮食宜清淡、低脂肪、低蛋白、易消化。多吃绿色蔬菜、水果。忌食咖啡、可可、巧克力等含黄嘌呤的食物及雌激素、催乳素含量较高之品。

4．调摄情志，避免郁怒。

八、症状和证候施护

（一）肝郁痰凝

1．调畅情志，保持心情舒畅，避免不良情绪的干扰。

2．饮食宜清淡、低脂肪、低蛋白、易消化，多吃蔬菜、水果。

（二）冲任失调

1．可常食白菜、豆制品、海带、鱼类等补益肝肾、调补冲任之品。

2．起居有常，适当进行体育锻炼，以使气血条达，脏腑气机通畅。

九、健康教育

1．告之病人乳腺纤维瘤的病因及治疗方法。

2．行肿瘤切除术后，嘱病人保持切口敷料清洁干燥。

3．暂不手术者应密切观察肿块的变化，明显增大者应及时到医院诊治。

十、药膳食疗方

1．肝气郁结　逍遥散加减。柴胡、白芍、当归、白术、茯苓、炙草、生姜、薄荷等。乳房肿块日久者加石见穿、白芥子、全瓜、制半夏。

2．血瘀痰凝　逍遥散合桃红四物汤加减。常用柴胡、白芍、当归、白术、茯苓、炙草、生姜、桃仁、红花、熟地、川芎等。肿块质硬者加慈菇、海藻等；月经不调者加淫羊藿、仙茅等。

3．山药龙眼炖甲鱼　山药200g，龙眼肉25g，甲鱼1只（约重500g）。先将处理好的甲鱼洗净，切成1厘米见方的小块，备用。将山药放入清水中洗净，刨去薄层外表皮，剖开，切成薄片，与洗净的龙眼肉、甲鱼小方块一同放入炖盅内，加鸡汤（或鲜汤）适量，并加料酒、葱花、姜末，上笼，用大火炖至甲鱼肉熟烂如酥，取出，加精盐、味精、五香粉及麻油各适量，拌匀即成。佐餐当菜。吃甲鱼肉，饮汤汁，嚼食山药、龙眼肉。

第四节　乳管内乳头状瘤

一、概述

乳管内乳头状瘤是发生于乳腺导管上皮的良性肿瘤。多见于经产妇，40～50岁为多。75%病例发生在大乳管近乳头的壶腹部，瘤体很小，带蒂而有绒毛，且有很多壁薄的血管，故易出血。发生于中小乳管的乳头状瘤常位于乳房周围区域。

二、病因和病机

本病的发生主要与雌激素水平增高或相对增高有关。

三、临床表现

一般无自觉症状，常因乳头溢液而引起注意。溢液可为血性、暗棕色或黄色液体，可在挤压乳房时出现，因瘤体小，常不能触及；偶可在乳晕区扪及直径为数毫米的小结节，多呈圆形，质软，可推动。轻按此肿块时，常可见乳头溢出血性液体。

四、诊断

1．乳腺导管造影　可明确乳管内肿瘤的大小和部位。

2．乳管内镜检查　即将一根内径小于1mm的光导管自乳头的溢液管口插入，通过内镜成像技术观察乳腺导管内的情况。

3．细胞学检查　乳头分泌物细胞学检查有助于明确诊断。

五、治疗原则

诊断明确者以手术治疗为主，切除病变乳管，并做病理学检查。若有癌变，应施行乳腺癌根治术。

六、护理评估

1. 按中医整体观念，运用望、闻、问、切的方法评估病证、舌象、脉象及情志状态。

2. 查看溢液颜色、性质、量。

3. 查看有无肿块，肿块形状，是否可推动。

七、一般护理

1. 按外科及本系统疾病一般护理常规执行。

2. 保持病室环境干净、舒适、整洁、安静、温湿度适宜。

3. 观察患者乳头溢液情况，告之病人乳头溢液的病因、手术治疗的必要性，解除病人的思想顾虑。

八、健康教育

1. 告之病人乳头溢液的病因、手术治疗的必要性，解除病人的思想顾虑。

2. 术后保持切口敷料清洁干燥，按时回院换药。

3. 定期复查。

第五节　乳腺癌

一、概述

乳腺癌是女性最常见的恶性肿瘤之一。在我国占全身各种恶性肿瘤的7%～10%，呈逐年上升趋势。部分大城市报告乳腺癌占女性恶性肿瘤之首位。中医称之为"乳岩"。

二、病因和病机

由六淫侵袭，肝脾气部，冲任不和，脏腑功能失调，以致气滞、血瘀、痰凝、邪毒结于乳络而成。

1. 忧思郁怒，七情内伤，则肝脾气逆。肝郁则气血瘀滞，脾伤则痰浊内生，痰瘀互结，经络阻塞，结滞于乳房而成。

2. 肝肾不足，冲任失调，脏腑及乳房的气血失和，气滞、痰凝、血瘀互结而发病。

3. 六淫邪毒乘虚入侵，与痰、瘀互结，蕴阻于乳络而成。

4. 肝肾阴虚，阴虚则火旺，火旺则灼津炼痰，痰毒淤血互结乳房而成。

5. 手术或放疗、化疗在治疗疾病的同时，也会耗伤气血，或影响脏腑功能而导致痰浊淤血内生。若正气亏虚，或邪毒炽盛，四处旁窜，可产生多种变证。

三、临床表现

（一）症状体征

早期乳腺癌往往不具备典型的症状和体征，不易引起重视，常通过体检或乳腺癌筛查发现。以下为乳腺癌的典型体征。

1. 乳腺肿块　80%的乳腺癌患者以乳腺肿块首诊。患者常无意中发现乳腺肿块，多为单发，质硬，边缘不规则，表面欠光滑。大多数乳腺癌为无痛性肿块，仅少数伴有不同程度的隐痛或刺痛。

2. 乳头溢液　非妊娠期从乳头流出血液、浆液、乳汁、脓液，或停止哺乳半年以上仍有乳汁流出者，称为乳头溢液。引起乳头溢液的原因很多，常见的疾病有导管内乳头状瘤、乳腺增生、乳腺导管扩张症和乳腺癌。单侧单孔的血性溢液应进一步检查，若伴有乳腺肿块更应重视。

3. 皮肤改变　乳腺癌引起皮肤改变可出现多种体征，最常见的是肿瘤侵犯了连接乳腺皮肤和深层肌筋的cooper韧带，使其缩短并失去弹性，牵拉相应部位的皮肤，出现"酒窝"，即乳腺皮肤出现一个小凹陷，像小酒窝一样。若癌细胞阻塞了淋巴管，则会出现"橘皮样改变"，即乳腺皮肤出现许多小点状凹陷，就像橘子皮一样。乳腺癌晚期，癌细胞沿淋巴管、腺管或纤维组织浸润到皮内并生长，在原发癌灶周围的皮肤形成散在分布的质硬结节，即所谓"皮肤卫星结节"。

4. 乳头、乳晕异常　肿瘤位于或接近乳头深部，可引起乳头回缩。肿瘤距乳头较远，乳腺内的大导管受到侵犯而短缩时，也可引起乳头回缩或抬高。乳头湿疹样癌，即乳腺Paget's病，表现为乳头皮肤瘙痒、糜烂、破溃、结痂、脱屑伴灼痛，以致乳头回缩。

5. 腋窝淋巴结肿大　医院收治的乳腺癌患者1/3以上有腋窝淋巴结转移。初期可出现同侧腋窝淋巴结肿大，肿大的淋巴结质硬、散在、可推动。随着病情发展，淋巴结逐渐融合，并与皮肤和周围组织粘连、固定。晚期可在锁骨上和对侧腋窝摸到转移的淋巴结。

（二）常见症型

1. 肝郁痰凝　情志抑郁，或性情急躁，胸闷胁胀，或伴经前乳房作胀，或少腹作胀，乳房部肿块皮色不变，质硬而边界不清。舌苔薄，脉弦。

2. 冲任失调　月经紊乱，素有经前期乳房胀痛，或婚后未育，或有多次流产史。乳房结块坚硬，或术后病人伴对侧乳房多枚质软片状结块。舌质淡，苔薄，脉弦细。

3. 正虚毒炽　乳房肿块扩大，溃后愈坚，渗流血水，不痛或剧痛。精神萎靡，面色晦暗或苍白，纳食量少，心悸失眠。舌质紫或有瘀斑，苔黄，脉弱无力。

4．气血两亏　多见于晚期或手术，或放疗、化疗后，形体消瘦，面色萎黄或苍白，头晕目眩，神倦乏力，少气懒言，术后切口色黑或流脓，日久不愈。舌质淡，苔薄白，脉沉细。

5．脾胃虚弱　手术或放疗、化疗后，神疲肢软，食欲缺乏，恶心欲呕，肢肿倦怠。舌质淡，苔薄白或腻，脉细。

6．气阴两虚　多见于手术、放疗，或化疗后，形体消瘦，短气自汗或潮热盗汗，口干欲饮，纳谷不馨，夜寐易醒。舌红少苔，脉细或细数。

7．邪毒旁窜　多见于晚期或手术、放疗，或化疗后，形体消瘦，神疲乏力。局部或对侧乳房皮肤结节，质硬不移；或骨骼持续疼痛，如针扎锥刺，行动不便；或胸痛，咳嗽，痰中带血或咯血；或鼓胀，面目俱黄，胁痛腹胀，纳少呕恶，溲赤便结；或头痛，呕吐，神昏目糊，抽搐，甚者昏迷。

四、诊断

1．乳腺钼靶X线摄片　可作为乳腺癌的普查方法，是早期发现乳腺癌的最有效方法，可发现较小的肿块及细小钙化灶，还可显示腋窝淋巴结情况。

2．乳腺B超　能清楚显示乳腺各层次软组织结构及肿块的质地和形态，能显示直径在0.5cm以上的肿块，属无损伤性检查，主要用于鉴别囊性肿块与实质性肿块。

3．乳腺干板静电摄影　具有边缘效应，可产生较明显的浮雕感，增强影像的对比性。肿块边缘比乳腺钼靶X线摄片更清晰，同时设备简单，费用低廉，不需洗片，但细致结构有失真现象。两者可结合使用。

4．乳头溢液涂片细胞学检查。

5．乳腺肿物细针穿刺细胞学诊断。

6．活组织切片病理学检查有助于确诊。

五、常见并发症

1．患侧上肢肿胀　乳腺癌根治术后较常见。主要原因是患侧腋窝淋巴结切除、头静脉被结扎、腋静脉栓塞、局部积液或感染等因素导致上肢淋巴回流不畅、静脉回流障碍所致。

2．气胸　乳腺癌扩大根治术后有损伤胸膜的可能，术后应观察呼吸情况。病人若感胸闷、呼吸困难，应立即检查胸部，包括肺部听诊、叩诊和X线检查，以判断有无因胸膜损伤而引起的气胸。若并发气胸，应立即处理。

六、治疗原则

（一）西医治疗原则

主张以手术为主的综合治疗。对早期乳腺癌病人，手术治疗是首选。全身情况差、主要脏器有严重疾病、年老体弱不能耐受手术者属手术禁忌。

（二）中医治疗原则

宜中西医结合综合治疗。中医药治疗对手术后患者有良好的调治作用，对放疗、化疗有减毒增效作用，可提高病人生命质量，有助于控制转移或复发，或延长生存期。

七、护理评估

1. 按中医整体观念，运用望、闻、问、切的方法评估病证、舌象、脉象及情志状态。

2. 了解病人健康史、家族史。

3. 体格检查　乳房肿块质地、大小、活动度，肿块与深部组织的关系，表面是否光滑、边界是否清楚；乳头和乳晕有无糜烂等。

4. 了解患者对疾病的认知程度，心理和社会支持状况。

八、一般护理

1. 按外科及本系统疾病一般护理常规执行。

2. 保持病室内温湿度适宜。

3. 术前护理

（1）做好病人的心理护理，使病人正确对待手术引起的自我形象改变。

（2）术前严格备皮，对手术范围大、需要植皮的病人，除常规备皮外，同时做好供皮区的皮肤准备。乳房皮肤溃疡者，术前每天换药至创面好转，乳头凹陷者应清洁局部。

4. 术后护理

（1）病人术后麻醉清醒、血压平稳后取半卧位，以利于引流和改善呼吸功能。

（2）术后6小时如无麻醉反应可给予正常饮食，注意营养补充。术后应多食富含维生素A、维生素C的食物，并保证足够的热量，以利康复。

（3）术后密切观察病人生命体征的变化，乳腺癌扩大根治术应注意观察病人呼吸情况；观察患侧肢体远端的血液供应情况，伤口敷料渗血、渗液情况，以及引流液的量和性质，并予以记录。乳腺癌扩大根治术有损伤胸膜的可能，病人若感胸闷、呼吸困难，应及时报告医师，以便早期发现和处理肺部并发症，如气胸等。

（4）加强伤口护理：

1）手术部位用弹力绷带加压包扎，使皮瓣紧贴胸壁，防止积液、积气、皮瓣移动。包扎松紧度以能容纳一手指、能维持正常血运、不影响病人呼吸为宜。

2）观察皮瓣颜色及创面愈合情况，正常皮瓣的温度较健侧略低，颜色红润，并与胸壁紧贴。

3）观察患侧上肢远端血循环情况，若手指发麻、皮肤发绀、皮温下降，动脉搏动不能扪及，提示腋窝部血管受压，应及时调整压脉带的松紧度。

4）带加压包扎一般维持7～10日，包扎期间告知病人不能自行松解绷带，瘙痒时不能将手指伸入敷料下抓搔。

5）保持有效地负压吸引，妥善固定引流管，防止引流管受压和扭曲，观察引流液的颜色和量。

6）预防患侧上肢肿胀，勿在患侧上肢测量血压、抽血、静脉或皮下注射等，按摩患侧上肢或进行握拳，屈、伸肘运动，以促进淋巴回流。

九、证候施护

（一）肝郁痰凝

1. 宜多吃水果如苹果、香蕉之类，忌食烟、酒、葱、椒、蟹、猪头肉等刺激性荤腥发物。

2. 避免郁怒，保持精神愉快。

（二）冲任失调

多食滋阴类食物，如甲鱼、黑木耳等，忌食辛辣动火之品。

（三）正虚毒炽

可选新鲜水果、蔬菜、乳类、蛋类、瘦肉等，忌鱼腥、肥厚之品。

（四）气血两亏

补益气血，养心安神。

（五）脾胃虚弱

病室空气新鲜，注意保暖，以卧床静养为主。

（六）气阴两虚

疏导情志，消除悲观失望情绪，正确对待疾病。家人多陪伴，帮助病人树立战胜病魔信心。

（七）邪毒旁窜

晚期极度衰弱，随时有危症出现的可能，要注意仔细观察、及时反应和处理，做好记录。

十、健康教育

1. 早期活动　是减少瘢痕牵拉、恢复患侧上肢功能的重要环节，术后近期应避免用患侧上肢搬动、提拉过重物体，注意患肢的功能锻炼及保护。

2. 预防患侧上肢肿胀

（1）术后勿在患侧上肢测血压、抽血、静脉注射等。

（2）指导病人保护患侧上肢，平卧时抬高患侧上肢，下床活动应用吊带托付或用健侧手将患肢抬高于胸前，以利于静脉血、淋巴液回流，必要时给予按摩或使用弹力绷带包扎患肢。需他人扶持时只能扶健侧，以防腋窝皮瓣滑动而影响愈合，并避免患肢下垂过久。

（3）按摩患侧上肢或进行适当的功能锻炼，如握拳，屈、伸肘运动，以促进淋巴回流，但应避免过劳。

（4）肢体肿胀严重者，可戴弹力袖促进淋巴回流。

（5）局部感染者，遵医嘱及时应用抗菌药治疗。

3．功能锻炼 对患侧上肢功能的恢复起着重要的作用，无特殊情况应早期进行功能锻炼，鼓励和协助病人进行患侧上肢的功能锻炼，可加强肩关节活动，以增强肌肉力量和预防粘连，最大限度地恢复肩关节的活动范围。

（1）术后24小时内：开始活动手指及腕部，可做手指的主动和被动活动，握拳、屈腕等活动。

（2）术后3天内：可进行上肢肌肉的等长收缩，以促进患侧上肢的血液、淋巴回流；可用健侧上肢或他人协助患侧上肢进行屈肘、伸臂等锻炼，逐渐过渡到肩关节的小范围前屈、后伸运动。

（3）术后4～7天：鼓励病人用患侧上肢洗脸、刷牙、进食，并指导病人用患侧上肢触摸对侧肩部及同侧耳郭的锻炼。下床活动时患侧上肢用吊带托扶。

（4）术后1周：待皮瓣基本愈合后可进行肩部运动，以肩部为中心，前后摆臂，并逐渐增加活动范围。

（5）术后2周：皮瓣与胸壁黏附已较牢固，可循序渐进地做抬高患侧上肢、手指爬墙、画圈、滑轮运动、梳头等锻炼，直至患侧手指能高举过头顶，能自行梳理头发，并能触及对侧耳郭。

（6）功能锻炼时应注意：①功能锻炼应循序渐进，根据自身的实际情况而定，一般3～4次、每次20～30分钟为宜。②不要以患侧肢体支撑身体，以防皮瓣移动而影响创面愈合。③活动的原则：上肢肩关节活动应在7天以后，7天以内勿上举，10天之内勿外展，且上肢负重不宜过大、过久（不应大于5kg）。

4．遵医嘱坚持放疗或化疗 化疗期间应定期复查血常规，一旦出现骨髓抑制现象（血白细胞计数$<4\times10^9/L$），应暂停化疗。放疗期间应注意保护皮肤，如出现皮肤红斑、灼痛及瘙痒等症状应及时就诊。放疗、化疗期间应加强营养，多食高蛋白、高热量、高维生素、低脂肪的清淡食物，以增强机体的抵抗力；应少到公共场所，以减少感染机会。

5．避孕 手术后5年之内应避免妊娠，以免促使乳腺癌复发。

6．义乳或假体 佩戴义乳和假体是病人改善自我形象的方法，应向病人介绍其作用和使用方法。病人出院时可暂佩戴无重量的义乳，有重量的义乳在治愈后佩戴，并避免衣着过度紧身。根治术后3个月可行乳房再造术，但有肿瘤转移或乳腺者，严禁假体植入。

7．乳房自我检查（breast self examination）　由于大部分乳腺癌是病人无意中发现的，且定期的乳房自查有助于及早发现乳房的病变，故应普及乳房自查技术，宜在月经后1～7天进行。乳腺术后病人应每年行钼靶X线摄片检查，以便及早发现乳腺癌的复发征象。乳腺癌患者的同胞姐妹和女儿是乳腺癌的高危人群，更要提高警惕。乳房的自查方法如下。

（1）视诊：脱去上衣，站在镜前以各种姿势（两臂放松垂于身体两侧，双手叉腰，向前弯腰或双手高举置于头后）观察双侧乳房的大小和外形是否对称、轮廓有无改变、有无乳头回缩或抬高、有无皮肤凹陷或皮肤橘皮样改变。

（2）触诊：于不同体位（平卧或侧卧位），肩下垫软薄枕，被查的手臂枕于头下，对侧手指平放于乳房上，从乳房外上象限开始检查。检查乳头、乳晕。检查患侧腋窝有无肿块。用拇指及食指轻轻挤压乳头，检查有无溢液。然后用同样的方法检查另一侧乳房。如发现肿块或乳头溢液，应及时到医院进一步检查，以便明确诊断。

十一、药膳食疗方

1．肝郁痰凝　瓜蒌皮散合开郁散加减。常用瓜蒌、当归、甘草、没药、乳香、柴胡、当归、白芍、白芥子、白术、金蝎、郁金、天葵子、炙甘草等。经前乳痛者加八月札、石见穿。

2．冲任失调　二仙汤合开郁散加减。常用仙茅、淫羊藿、黄柏、知母、柴胡、当归、白芍、白芥子、白术、全蝎、郁金、茯苓、香附、天葵子、炙甘草等。乳房结块坚硬者加山慈菇、制南星、鹿角片。

3．正虚毒炽　八珍汤加减。常用人参、白术、茯苓、甘草、当归、白芍、地黄、川芎、半枝莲、白花蛇舌草、石见穿、露蜂房等。

4．气血两亏　香贝养荣汤加减。常用香附、贝母、人参，茯苓、陈皮、熟地、川芎、当归、白芍、白术、桔梗、甘草、大枣等。切口色黄者加生黄芪、党参。

5．脾胃虚弱　参苓白术散加减。常用白扁豆、人参、白茯苓、炙甘草、山药、莲子肉、桔梗、薏苡仁、砂仁等。食欲缺乏者加炒麦芽、鸡内金、炒山楂；恶心呕吐者加姜半夏、姜竹茹、陈皮；口腔黏膜糜烂，牙龈出血等着加麦冬、知母、一支黄花。

6．气阴两虚　四君子汤合知柏地黄汤加减。常用党参、白术、茯苓、甘草、知母、黄柏、生地、怀山药、山萸肉、泽泻、茯苓、牡丹皮等。口干欲饮者加天花粉、天冬；纳谷不馨者加炒麦芽、鸡内金、炒山楂

7．邪毒旁窜　随证选用调元肾气丸加减；六味地黄汤合百合固金汤加减；茵陈蒿汤合归芍六君汤加减；羚羊钩藤饮加减。常用党参、当归、熟地、怀山药、山萸肉、泽泻、茯苓、牡丹皮、黄柏、知母等。常加半枝莲、蛇舌草、蛇六谷、龙葵、干蟾皮等。

8．气滞血淤　紫茄子瘦猪肉汤。紫茄子2个（切片），瘦猪肉60g，鸡蛋1个，盐、味精、植物油适量。将紫茄子与瘦猪肉放入锅中煎汤，然后将鸡蛋打入汤中调匀散开，

熟时加入盐、味精、植物油即可食用。

9．气血虚弱　莲子、薏苡仁炖牡蛎肉。将莲子20g（去芯）、薏苡仁20g、牡蛎肉100g，一起放入锅内，加适量水和少许姜丝、油、盐，煮沸后转文火炖50分钟，即可食用。

10．手术后饮食应以粥类为主。如排骨海带汤、乌鸡滋补粥、莲子百合桂圆粥、山药薏米红枣粥、红枣银耳羹。

第五章　甲状腺疾病

第一节　单纯性甲状腺肿

一、概述

单纯性甲状腺肿又称非毒性甲状腺肿，是由于缺碘、碘过量，致甲状腺肿的物质或先天性缺陷等因素，导致甲状腺激素生成障碍或需求增加，使甲状腺激素相对不足，垂体分泌促甲状腺激素（thyroid-stimulating hormone，TSH）增多致甲状腺代偿性肿大，但不伴有甲状腺功能异常。

（一）分类

单纯性甲状腺肿分为地方性和散发性甲状腺肿。

1. 地方性甲状腺肿　多发生在远离海洋、地势较高的山区，呈地方性分布，任何年龄均可发病。

2. 散发性甲状腺肿　可发生在非缺碘地区或高碘的沿海地区，女性多见，常在青春期、妊娠期或哺乳期发病。甲状腺轻至中度肿大。早期呈弥漫性肿大，表面光滑，质地柔软。随病情进展甲状腺肿大更显著，后期可形成结节性增生，质地变硬，可伴有局部压迫症状。

（二）发病原因

1. 合成甲状腺激素的原料（碘）缺乏　这是引起单纯性甲状腺肿的主要原因。在我国离海较远的山区，如云贵高原和陕西、山西、宁夏等地，由于山区中土壤碘盐被冲洗流失，以至食物及饮水中含碘不足，故得此病者较多，又称为"地方性甲状腺肿"。在缺乏原料"碘"，而甲状腺功能仍需维持正常需要的情况下，垂体前叶促甲状腺激素的分泌就增加，因而促使甲状腺发生代偿性肿大。

2. 甲状腺激素生物合成和分泌的障碍　部分单纯性甲状腺肿的发生是由于甲状腺激素生物合成和分泌过程中某一环节的障碍，如致甲状腺肿物质中的过氧酸盐、硫氧酸盐、硝酸盐等可妨碍甲状腺摄取无机碘化物；磺胺类药、硫脲类药以及含有硫脲类的蔬菜（萝卜、白菜）能阻止甲状腺激素的合成，由此而引起血中甲状腺激素的减少。因此，也就增强了垂体前叶促甲状腺激素的分泌，促使甲状腺肿大。同样，隐性遗传的先天缺陷如过氧化酶或蛋白水解酶等的缺乏，也能造成甲状腺激素生物合成或分泌障碍，而引起甲状腺肿。

3．甲状腺激素的需要量增加　在青春期、妊娠期、哺乳期和绝经期，身体的代谢旺盛，甲状腺激素的需要量增加，引起长时期的促甲状腺激素的过多分泌，亦能促使甲状腺肿大。这种肿大是一种生理现象，常在成人或妊娠、哺乳期后自行缩小。

（三）病理改变

最显著的病理改变是滤泡的高度扩张，充满大量胶体，而滤泡壁细胞变为扁平，这显示了甲状腺功能不足的现象。虽然镜下可看到局部的增生状态，表现为由柱状细胞所组成的、突入滤泡腔的乳头状体，但此种增生状态仅为代偿性的。形态方面，单纯性甲状腺肿可分为弥漫性和结节性两种。前者多见于青春期，扩张的滤泡均匀地分散在腺体的各部。后者多见于流行区，扩张的滤泡集成一个或数个大小不等的结节，结节周围包被有不甚完整的纤维包膜。

（四）发病机制

结节性甲状腺肿的血清TSH较弥漫性和无肿大者为低，说明结节性甲状腺肿的甲状腺功能是属于自主调节的。下丘脑-垂体-甲状腺轴功能研究发现，TRH兴奋试验有61%TSH反应低于正常，甲状腺功能T_3、T_4为正常水平，少数患者的T_3、T_4水平可有增高或稍低。Catz报告结节性甲状腺肿患者中，约21.7%可出现伴有桥本病的情况。据有关资料显示，可有45例伴有不同程度的甲状腺炎（8.2%），其中弥漫性炎症14例，局灶性炎症30例，肉芽肿性炎症1例，比地方性甲状腺肿并发甲状腺炎明显增高。这种结节性甲状腺肿可能具有细胞免疫作用或是甲状腺自主性调节的结果。单纯性弥漫性甲状腺肿患者的血清TSH与无甲状腺肿者没有显著性差异，说明弥漫性甲状腺肿大并不依靠血清TSH水平的升高。

二、诊断要点

1．在缺碘地区或女性甲状腺激素生理需要增加时，发生甲状腺弥漫性肿大，病程进展缓慢。

2．血清甲状腺激素和TSH水平正常。

3．甲状腺摄取[131]I率正常或偏高，无高峰前移，且T_3抑制试验正常。

4．甲状腺放射性核素扫描早期呈均质分布，晚期放射性分布不均匀。结节囊性变时为"冷"结节，功能自主性结节为"热"结节。

5．甲状腺球蛋白抗体和甲状腺过氧化物酶抗体的阳性率与正常人相仿。

6．甲状腺超声波检查能准确反映甲状腺的大小，确定甲状腺结节的大小、数目和囊肿形成。

三、治疗原则与用药策略

1．除非确定在缺碘地区，否则不宜采用高碘饮食及碘剂治疗，因摄入碘过多可抑制甲状腺激素的合成与分泌，导致TSH升高，促使甲状腺进一步肿大，甚至诱发甲状腺自身免疫反应，导致甲状腺功能亢进症的发生。

2．宜早期应用甲状腺激素，纠正甲状腺激素绝对或相对不足，也可使甲状腺缩小。常用甲状腺片40～120mg／d或左甲状腺素（L-T4）25～150mg／d，分2～3次口服。应用甲状腺制剂应从小剂量开始，逐渐加量，剂量应根据甲状腺功能及症状进行调整，老年及有心脏病者应慎用。

3．有下列情况者应行手术治疗，巨大甲状腺肿及胸骨后甲状腺压迫气管、食管或喉返神经而影响生活或工作者。术后长期服用甲状腺激素，以防甲状腺肿复发及发生甲状腺功能减退。

4．结节性甲状腺肿疑有恶变者。

第二节　甲状腺功能亢进症

一、概述

甲状腺毒症（thyrotoxicosis，THT）指血循环中甲状腺激素过多，引起以神经、循环、消化等系统兴奋性增高和代谢亢进为主要表现的一组临床综合征。其中甲状腺功能亢进症（hyperthyroidism，HYT），简称甲亢，系指由多种病因引起的甲状腺高功能状态，产生过量甲状腺激素而导致的临床综合征。

引起甲状腺功能亢进症的病因包括Graves病、多结节性甲状腺肿伴甲亢（毒性多结节性甲状腺肿）、甲状腺自主性高功能腺瘤、碘甲亢、垂体性甲亢、人绒毛膜促性腺激素（human chorionic gonadotropin，HCG）相关性甲亢。其中以Graves病最为常见。

Graves病（也称Basedow病、Parry病，以下简称GD）由Parry于1825年首次报告，Robert Graves和V ion Basedow分别于1835年和1840年详细报告。GD是甲状腺功能亢进症的最常见病因，占全部甲亢的80%～85%。西方国家报告本病的患病率为1.1%～1.6%，我国学者报告是1.2%，女性显著高发［女：男为（4～6）：1］，高发年龄为20～50岁。

（一）Graves病的病因与发病机制

1．遗传因素　Graves病有明显的遗传倾向，目前发现它与主要组织相容性复合体基因密切相关：白种人与HLA-B8、HLA-DR3、DQA1-501相关；非洲人种与 HLA-DQ3

相关；亚洲人种与HLA-Bw46相关。

2．自身免疫 Graves病患者的血清中可产生甲状腺细胞TSH受体的特异性自身抗体，也叫作TSH受体抗体（TSH receptor antibodies, TRAb），或者TSH结合抑制性免疫球蛋白（TSH-binding inhibitory immunoglobulin, TBII）。TRAb存在两种类型，即TSH受体刺激性抗体（TSHR stimulation antibody, TSAb）、TSH受体刺激阻断性抗体（TSHR stimulation-blocking antibody, TSBAb）。TSAb能与TSH受体结合，激活腺苷酸环化酶信号通路，可导致甲状腺细胞的增生和甲状腺激素的合成及分泌增加。因此，TSAb为GD的致病性抗体。

95%以上未经治疗的GD患者可出现TSAb阳性，母体的TSAb可通过胎盘屏障，导致胎儿或者新生儿甲亢的发生。TSBAb通过与TSH受体结合，占据了TSH所在的位置，使TSH无法与TSH受体结合，因此产生抑制效应，导致甲状腺细胞的萎缩，甲状腺激素产生减少。TSBAb也是自身免疫性甲状腺炎（autoimmune thyroiditis, AIT）导致甲状腺功能减退的重要原因之一。GD和AIT同属于AITD，50%～90%的GD患者也存在针对甲状腺的其他自身性抗体。

Graves眼病（Graves ophthalmopathy, GO）为本病的表现之一。其病理基础主要是由于在眶后组织浸润的淋巴细胞分泌细胞因子（干扰素-γ等）刺激成纤维细胞分泌黏多糖，堆积在眼外肌和眶后的组织中，从而导致突眼症状及眼外肌出现纤维化。

（二）Graves病的临床表现

主要由循环中甲状腺激素过多引起，其症状和体征的严重程度与病史长短、激素升高的程度和患者年龄等因素相关，具体包括以下几个方面。

1．甲状腺毒症的症状

（1）高代谢综合征：甲状腺激素分泌增多，可导致交感神经兴奋性增强，新陈代谢加速，患者常常出现疲乏无力、多汗怕热、皮肤潮湿、多食善饥、体重明显下降等症状。

（2）精神神经系统：主要表现为多言好动，患者可出现紧张焦虑、焦躁易怒、失眠不安、思想不集中、记忆力减退、手和眼睑的震颤。

（3）心血管系统：患者可出现心悸气短、心动过速、第一心音的亢进，收缩压升高、舒张压降低，导致脉压差增大。当合并甲状腺毒症心脏病时，可出现心动过速、心律失常、心脏增大和心力衰竭，常以心房颤动等房性心律失常多见，偶有房室传导阻滞。

（4）消化系统：食欲亢进，多食消瘦。老年患者可出现食欲不振、厌食等。由于胃肠的蠕动加快，可出现消化吸收不良、排便次数增多（含较多不消化食物）。重者可出现肝脏变大及肝功能的异常，偶有黄疸。

（5）肌肉骨骼系统：主要表现为甲状腺毒症性周期性瘫痪（thyrotoxic periodic

paralysis，TPP）。TPP好发于20～40岁的亚洲男性，发病诱因有剧烈运动、高糖类饮食、注射胰岛素等，病变主要累及下肢，可出现低钾血症。TPP的病程呈自限性，甲亢控制后可自愈。少数的患者可发生甲亢性肌病，肌无力一般多累及近心端的肩胛和骨盆带肌群。另有约1%的GD可伴发重症肌无力，该病与GD同属于自身免疫性疾病。本病可导致患者出现骨质疏松，尿钙、磷及脯氨酸的增多，一般血钙、磷可正常。亦可发生增生性骨膜下骨炎（Graves肢端病），外形似杵状指或肥大型的骨关节病；X线检查在病变区可发现广泛性、对称性骨膜下的新骨形成，形状并不规则，可有多发性肥皂泡样的粗糙突起，呈圆形或梭状，分布于指骨或掌骨部位；与肥大性的肺性骨关节病的区别在于后者的新生骨多呈线状分布。

（6）造血系统：循环血中的淋巴细胞比例增加，单核细胞数量增加，但白细胞总数减少。循环血量并不一定增加，可伴发血小板减少性紫癜。

（7）生殖系统：女性可出现月经减少或闭经。男性可出现阳痿，偶有男性乳腺发育。

2．甲状腺毒症的体征　大多数Graves病患者有程度不等的甲状腺肿大。甲状腺肿为弥漫性，质地中等（病史较久或食用含碘食物较多者可坚韧），无压痛。甲状腺上下极可以触及震颤，闻及血管杂音。也有少数病例甲状腺不肿大。结节性甲状腺肿伴甲亢可触及结节性肿大的甲状腺；甲状腺自主性高功能腺瘤可扪及孤立结节。少数病例下肢胫骨前皮肤可见黏液性水肿。

3．甲状腺毒症的眼征　一类为单纯性突眼，病因与甲状腺毒症所致的交感神经兴奋性增高有关；单纯性突眼的临床症状如下。

（1）轻度突眼：突眼度不超过18mm。

（2）stellwag征：瞬目减少，炯炯发亮。

（3）上睑挛缩，睑裂增宽。

（4）vongraefe征：双眼向下看时，由于上眼睑不能随眼球下落，出现白色巩膜。

（5）joffroy征：眼球向上看时，前额皮肤不能皱起。

（6）mobius征：双眼看近物时，眼球辐辏不良。

另一类为浸润性突眼，也称为Graves眼病（Graves ophthalmopathy，GO）。病因与眶周组织的自身免疫性炎症反应有关。浸润性突眼较少见，多发于成年患者，预后较差。除上述眼征更明显外，往往伴有眼睑肿胀肥厚，结膜充血水肿。眶内软组织肿胀、增生和眼肌的明显病变使眼球明显突出（有时可达30mm），活动受限。患者诉眼内异物感、眼部胀痛、畏光、流泪、复视、斜视、视野缩小及视力下降等。严重者眼球固定，且左右突眼度不等（相差＞3mm），眼睑闭合不全，角膜外露可形成溃疡或全眼球炎，甚至失明。

（三）诊断要点

1．临床甲亢的诊断

（1）临床高代谢的症状和体征。

（2）甲状腺体征：甲状腺肿和（或）甲状腺结节。少数病例无甲状腺体征。

（3）血清激素：TT_4、FT_4、TT_3、FT_3增高，TSH降低，一般<0.1mU／L。T_3型甲亢时仅有TT_3、FT_3升高。

2．Graves病的诊断标准

（1）临床甲亢的症状和体征。

（2）甲状腺弥漫性肿大（触诊和B超证实），少数病例可以无甲状腺肿大。

（3）血清TSH浓度降低，甲状腺激素浓度升高。

（4）眼球突出和其他浸润性眼征。

（5）胫前黏液性水肿。

（6）甲状腺TSH受体抗体（TRAb或TSAb）阳性。

以上标准中，（1）（2）（3）项为诊断必备条件，（4）（5）（6）项为诊断辅助条件。临床也存在Graves病引起的亚临床甲亢。

3．甲状腺核素静态显像　高功能腺瘤或多结节性甲状腺肿伴甲亢除临床有甲亢表现外，触诊甲状腺有单结节或多结节。甲状腺核素静态显像有显著特征，有功能的结节呈"热"结节，周围和对侧甲状腺组织受抑制或者不显像。

4．实验室检查　血清TSH降低，血清总甲状腺素（total thyroxine，TT_4）、总三碘甲状腺原氨酸（total triiodothyronine，TT_3）、血清游离三碘甲状腺原氨酸（free triiodothyronine，FT_3）和血清游离甲状腺素（free thyroxine，FT_4）均增高，Graves病的诊断即可成立。TSAb阳性或TRAb阳性，可进一步证实本病为自身免疫性甲状腺功能亢进症（Graves病）。因Graves病是自身免疫性甲状腺病的一种，所以也可同时出现甲状腺过氧化物酶抗体（thyroid peroxidase antibody，TPO-Ab）阳性、甲状腺球蛋白抗体（thyroglobulin antibody，TGAb）阳性。

少数患者TSH降低，FT_4正常，但是FT_3增高，可以诊断为T_3型甲亢。TT_4和TT_3由于受到甲状腺素结合球蛋白（thyroxine binding globulin，TBG）水平的影响，在诊断甲亢中的意义次于FT_4和FT_3。^{131}I摄取率检测：24小时摄取率增加，摄取高峰提前。

（1）TT_4：甲状腺素（thyroxine，T_4）由甲状腺产生，每天产生80～100μg。血清中99.96%的T_4以与蛋白结合的形式存在，其中80%～90%与TBG结合，TT_4测定的是与蛋白结合的激素，所以血清中的量和蛋白与激素结合力的变化都会影响TT_4测定的结果。妊娠、雌激素、急性病毒性肝炎、先天性因素等可引起TBG升高，导致TT_4的水平增高；雄激素、糖皮质激素、低蛋白血症、先天性因素等可以引起TBG降低，导致TT_4的水平减低。如果排除上述因素，TT_4测定较稳定、重复性好，仍然为诊断甲亢的主要指标之一。

（2）TT_3：人体每天可产生$20\sim30\mu gTT_3$，20%的三碘甲状腺原氨酸（triiodothyronine，T_3）由甲状腺产生，80%的T_3在外周组织由T_4转换而来。正常情况下，血清中的T_3与T_4比值<20。甲亢时TT_3水平增高，T_3与T_4的比值也相应增加；T_3型甲状腺毒症时仅有TT_3的水平增高。

（3）FT_4、FT_3：游离型甲状腺激素是实现该激素生物效应的主要部分。尽管FT_4仅占T_4的0.025%，FT_3仅占T_3的$0.3\sim5\%$，但它们与甲状腺激素的生物效应密切相关，所以是诊断临床甲亢的首选指标。但因血中FT_4、FT_3含量甚微，测定方法学上许多问题尚待解决，测定的稳定性不如TT_4、TT_3。

（4）TSH：血清中TSH浓度的变化是反映甲状腺功能最敏感的指标之一，目前采用免疫化学发光法（immunochem ilum inometric assays，ICMA）测定，成人的正常值为$0.3\sim4.8mU／L$。高敏TSH（sensitive TSH）为筛查甲亢的第一线指标，甲亢时TSH通常<0.1mU／L。sTSH能有效地诊断亚临床型甲亢，因为后者的甲状腺激素水平正常，仅有TSH水平的改变。

（5）[131]I摄取率：[131]I摄取率是诊断甲亢的传统方法之一，目前已经被sTSH测定技术所代替。[131]I摄取率正常值（盖革计数管测定）为3小时$5\%\sim25\%$，24小时$20\%\sim45\%$，一般高峰在24小时出现。甲亢时[131]I摄取率表现为总摄取量增加，摄取高峰前移。本方法要用于甲状腺毒症病因的鉴别诊断，甲亢类型的甲状腺毒症[131]I摄取率增高；非甲亢类型的甲状腺毒症[131]I摄取率减低。

（6）TRAb：是鉴别甲亢病因、诊断GD的指标之一。新诊断的GD患者$75\%\sim96\%$TRAb阳性。需要注意的是，TRAb中包括促甲状腺激素受体刺激性抗体（thyroid stimulating hormone receptor- stimulating antibody，TSAb）和促甲状腺激素刺激阻断性抗体（thyroid stimulating hormone-stimulation blocking antibody，TSBAb）两种抗体，而检测到的TRAb仅能反映针对TSH受体的自身抗体存在，不能反映这种抗体的功能。

（7）TSAb：是诊断GD的重要指标之一。与TRAb相比，TSAb反映这种抗体不仅与TSH受体结合，且这种抗体产生了对甲状腺细胞的刺激功能。$85\%\sim100\%$的 GD新诊断患者TSAb呈阳性，TSAb的平均活性在$200\%\sim300\%$。

二、治疗原则与用药策略

目前尚不能对GD进行病因治疗。针对甲亢有三种疗法，即抗甲状腺药物（antithyroid drugs，ATD）、[131]I和手术治疗。

（一）抗甲状腺药物（antithyroid drug，ATD）

ATD治疗是甲亢的基础治疗，但是单纯ATD治疗的治愈率为50%左右，复发率高达$50\%\sim60\%$。ATD也用于手术和[131]I治疗前的准备阶段。常用的ATD分为硫脲类和咪唑类两类。硫脲类包括丙硫氧嘧啶（propylthiouracil，PTU）和甲硫氧嘧啶等；咪唑类包括甲巯咪唑（methimazole，MMI；他巴唑）和卡比马唑（carbimazole）等。全疗程一般为1.5～2年或更长，通常分为3个阶段：症状控制期、减量期和维持期。控制期为1～3个月不等，使用剂量按病情轻重而定，丙硫氧嘧啶（propylthiouracil，PTU）为150～600mg/d（他巴唑15～10mg/d），分3次口服；减量期为2～4个月，每月减量100mg/d，最后减至维持量50～100mg/d（他巴唑5～10mg/d）；维持期持续1年或更长。

控制期和减量期应当每4周随访1次，根据临床症状和血清TSH、FT_4水平调整ATD的剂量，防止药物性甲状腺功能减退的发生。症状控制期和减量期可以加用左甲状腺素（优甲乐）25～50μg/d，它可以预防和治疗由于ATD过量而导致的甲状腺功能减退和甲状腺肿大；对于突眼严重的患者也应当加用左甲状腺素，预防突眼加重。ATD的主要不良反应是粒细胞减少症（发生率为0.5%）和皮疹（发生率为5%）。用药期间要定期监测白细胞数目，症状控制期每周1次，减量期每2～4周1次。白细胞低于$4×10^9$/L时应当加用升白细胞药物，白细胞低于$3×10^9$/L或粒细胞低于$1.5×10^9$/L时应当停用此类药物。在早期，心率过快可酌情应用普萘洛尔（心得安）10～20mg，每日3次，待症状好转后停用。

（二）放射性碘治疗

甲状腺摄取^{131}I后，释放出β射线，可破坏甲状腺组织细胞。^{131}I治疗甲亢历史悠久，现已成为治疗成人甲亢的首选疗法。优点如下。

（1）安全简便，费用低廉，效益高，总有效率95%左右，临床治愈率在85%以上，复发率低（小于1%）。第1次^{131}I治疗后的3～6个月内，部分患者如病情需要可做第2次治疗。

（2）患者出现甲状腺癌和白血病等癌症的发病率没有增加。

（3）没有影响患者的生育能力及增加遗传缺陷的发生率。

（4）^{131}I主要蓄积在甲状腺内，对甲状腺以外的脏器，如心脏、肝脏、血液系统等不会造成急性辐射损伤，可安全用于治疗患有这些脏器并发症的重度甲亢患者。

无下述禁忌证者均可选择放射性碘治疗：①年龄小于25岁；②妊娠或哺乳妇女；③白细胞持续低于$3×10^9$/L或中性粒细胞低于$1.5×10^9$/L者；④严重突眼；⑤活动性肺结核；⑥有严重心、肝、肾疾病；⑦甲亢危象。

放射性碘治疗的剂量通常按每克甲状腺组织给予^{131}I 70～100微居里（μCi）。具体公式是：^{131}I治疗剂量＝^{131}I剂量×估算的甲状腺重量×（100÷甲状腺24小时摄碘率）。

对于重症患者、老年伴心脏病患者、甲状腺肿大显著者（大于100g），在治疗前应当先给予ATD治疗，待甲状腺功能控制至正常后再给予放射性碘治疗。

本治疗方法的主要并发症是甲状腺功能减退症，一旦发生甲减，即给予左甲状腺素替代治疗。

（三）代表药物

甲亢的主要治疗药物为抗甲状腺药物和^{131}I，前者包括丙硫氧嘧啶、甲巯咪唑等。

丙硫氧嘧啶／Propylthiouracil

[适应证]

甲亢的内科治疗：适用于病情轻，甲状腺轻、中度肿大的甲亢患者；年龄<20岁、妊娠甲亢、年老体弱或合并严重心、肝、肾疾病不能耐受手术者、不适宜手术或放射性碘治疗者、手术后复发而不适于放射性碘治疗者均宜采用药物治疗，也可作为放射性碘治疗时的辅助治疗。

甲状腺危象的治疗：作为辅助治疗以阻断甲状腺素的合成。

术前准备：为了减少麻醉和术后并发症，防止术后发生甲状腺危象。

[注意事项]

本品可透过胎盘屏障，并引起胎儿甲状腺功能减退及甲状腺肿大，甚至在分娩时造成难产、窒息。因此，对患甲亢的妊娠妇女宜采用最小有效剂量的抗甲状腺药。

本品可由乳汁分泌，引起婴儿甲状腺功能减退，在哺乳期间应停止哺乳。

小儿用药应根据病情调节用量，老年人尤其肾功能减退者，用药量应减少。甲亢控制后及时减量，用药过程中应加用甲状腺素，避免出现甲状腺功能减退。

对硫脲类药过敏者慎用。如出现粒细胞缺乏或肝炎的症状和体征，应停止用药。

老年患者发生血液不良反应的危险性增加。若中性粒细胞少于$1.5×10^9$／L应立即停药。

[禁忌证]

对本品及其他硫脲类药过敏者禁用。

严重肝肾功能损害、严重粒细胞缺乏、结节性甲状腺肿伴甲亢、甲状腺瘤患者禁用。

[不良反应] 多发生在用药初始的2个月。一般不良反应为胃肠道反应、关节痛、头痛、皮肤瘙痒、皮疹、药物热等；血液不良反应为轻度粒细胞减少，严重者有粒细胞缺乏、血小板减少、脉管炎和红斑狼疮样综合征；罕见间质性肺炎、肾炎、黄疸、肝功能损害、免疫功能紊乱等。

[用法和用量] 口服用药剂量应个体化，根据病情、治疗反应及甲状腺功能检查结果随时调整。一日剂量分次口服，间隔时间尽可能平均。

用于甲状腺功能亢进，成人开始剂量一般为一次100mg，一日3次，一日最大量为600mg，通常发挥作用多在4周以后。当症状消失，血中甲状腺激素水平接近正常后逐渐减量。每2～4周减药1次，减至最低有效剂量一日50～100mg时维持治疗，总疗程一般为1.5～2年。治疗过程中出现甲状腺功能减退或甲状腺明显增大时可酌情加用左甲状腺素或甲状腺片。儿童开始剂量为每日按体重4mg／kg，分次口服，维持量酌减。

用于甲状腺危象，一日400～800mg，分3～4次服用，疗程不超过1周，作为综合治疗措施之一。

甲亢术前准备，一次100mg，一日3～4次，使甲状腺功能恢复到正常或接近正常，然后加服2周碘剂再进行手术。

［制剂与规格］

丙硫氧嘧啶片：①50mg；②100mg。

甲巯咪唑／Thiamazole

［适应证］［注意事项］同丙硫氧嘧啶。

［用法和用量］口服：①用于甲亢，成人开始一日30mg，可按病情轻重调节为一日30～45mg，一日最大量60mg，一般均分3次口服，但也可一日单次顿服。病情控制后，逐渐减量，一次减量5～10mg／d，维持量为一日5～15mg，疗程一般为1～1.5年。②用于儿童甲亢，开始时剂量为一日按体重0.4mg／kg，最大剂量为30mg，分次口服。维持量约减半或按病情轻重调节。

［禁忌证］对本品过敏者、哺乳期妇女。

［不良反应］常见皮疹、瘙痒、白细胞计数减少；少见严重粒细胞缺乏、血小板减少、凝血因子Ⅱ和Ⅶ降低；可见味觉减退、恶心、呕吐、上腹不适、关节痛、脉管炎、红斑狼疮样综合征。

［制剂与规格］

甲巯咪唑片：①5mg；②10mg。

碘／Iodine

［适应证］用于甲状腺次全切除的准备、甲状腺危象、严重甲状腺毒症心脏病。

［注意事项］

行甲状腺次全切除准备的患者需先服一段时间的硫脲类药，使症状基本控制，甲状腺功能正常并减药后，于术前2周再加用碘剂。

治疗甲状腺危象，必须同时配合应用硫脲类药。

本品可影响甲状腺功能值的测定及核素甲状腺扫描的结果。

大量饮水和增加食盐的摄入可加快碘的排泄。

长期应用可出现口内铜腥味、喉部烧灼感、鼻炎、皮疹等，停药即可消退。

碘主要由肾脏排泄，肾功能受损者慎用。

［禁忌证］对碘有过敏史者、妊娠及哺乳期妇女、婴幼儿。

［不良反应］少数对碘过敏患者，在用药后即刻或几小时后发生血管神经性水肿、上呼吸道黏膜刺激症状，甚至喉头水肿引起窒息。

［用法和用量］口服用于以下治疗：

治疗甲状腺危象：在有效应用抗甲状腺药（首选PTU）1～2小时后使用碘剂，复方碘溶液（Lugol液）1次5滴，每6小时1次，或碘化钠1g，溶于500mL液体中，静脉滴注

12～24小时，一般使用3～7天停药。

甲状腺功能亢进症手术前准备，于术前2周服复方碘口服溶液，一日3次，一次从5滴逐日增加至15滴。

[制剂与规格]

复方碘溶液：100mL含碘5g、碘化钾10g。

放射性碘／I

[适应证] ①25岁以上，Graves甲亢伴甲状腺肿大Ⅱ度以上；②ATD治疗失败或过敏；③甲亢手术后复发；④甲亢性心脏病或甲亢伴其他病因的心脏病；⑤甲亢合并白细胞或血小板减少或全血细胞减少；⑥老年甲亢；⑦甲亢合并糖尿病；⑧毒性多结节性甲状腺肿；⑨自主功能性甲状腺结节合并甲亢。

此外，本品尚有其他适应证：①青少年和儿童甲亢，用ATD治疗失败、拒绝手术或有手术禁忌证；②甲亢合并肝、肾等脏器功能损害；③浸润性突眼。对轻度和稳定期的中、重度浸润性突眼可单用^{131}I治疗甲亢，对进展期患者，可在^{131}I治疗前后加用泼尼松。

[注意事项] 应用本品有发生甲状腺功能减退的风险。在发生甲减后，可用LT_4替代治疗使患者的甲状腺功能维持正常。由于甲减并发症的发生率较高，在用^{131}I治疗前需要患者知情并签字同意。

[禁忌证] 对本品过敏者，妊娠及哺乳期妇女。

其他治疗药物

碳酸锂：可抑制甲状腺激素分泌，主要用于对ATD和碘剂过敏的患者，暂时控制甲状腺毒症，剂量1次300～500mg，每8小时1次。

地塞米松：口服，1次2mg，每6小时1次，可以抑制甲状腺激素分泌和外周组织T_4转换为T_3。PTU、SSKI和地塞米松三者同时给予严重的甲状腺毒症患者，可以使其血清T_4的水平在24～48小时内恢复正常。

β受体阻断剂：作用机制为：①从受体部位阻断儿茶酚胺的作用，减轻甲状腺毒症的症状；②具有抑制外周组织T_4转换为T_3的作用；③通过独立的非肾上腺能受体途径阻断甲状腺激素对心肌的直接作用；④对严重心动过速导致的心功能不全有效。目前使用最广泛的β受体阻断剂是普萘洛尔，口服，一次20～80mg，每6～8小时1次。哮喘、慢性阻塞性肺病、甲亢女性妊娠患者、心脏传导阻滞、充血性心力衰竭禁用，但是严重心动过速导致的心力衰竭可以使用。

(四) 手术治疗

ATD药物无效，停药后复发，手术治疗前需应用ATD控制甲状腺功能至正常。

1. 适应证

(1) 中、重度甲亢，长期服药无效，或停药复发，不愿继续服药但又不伴有严重突眼者，心、肝、肾、肺等严重疾病者，可采用甲状腺次全切除术治疗。

(2) 甲状腺肿大显著，有压迫症状。

(3) 胸骨后甲状腺肿。

(4) 多结节性甲状腺肿伴甲亢。

手术治疗的治愈率为95%左右，复发率为0.6%～9.8%。甲状旁腺功能减退症和喉返神经损伤的发生率为1%左右。

2．禁忌证

(1) 伴严重Graves眼病。

(2) 合并较重心脏、肝、肾疾病，不能耐受手术。

(3) 妊娠初3个月和第6个月以后。

3．手术方式 通常为甲状腺次全切除术，两侧各留下2～3g甲状腺组织。主要并发症是手术损伤导致甲状旁腺功能减退症和喉返神经损伤，有经验的医生操作时发生率为2%，普通医院条件下的发生率为10%左右。

第三节 甲状腺功能减退症

一、概述

甲状腺功能减退症是由于甲状腺激素合成、分泌或生物效应不足或缺少所致的以甲状腺功能减退为主要特征的疾病，简称甲减。发病始于胎儿及新生儿期，表现为生长和发育迟缓、智力障碍，称为呆小症。成人发病表现为全身性代谢减低，细胞间黏多糖沉积，称为黏液性水肿。按其病因分为原发性甲减、继发性甲减及周围性甲减三类。临床上以原发性甲减常见，约占甲减的96%，其中绝大多数系由自身免疫性甲状腺炎、甲状腺放射性碘治疗或甲状腺手术所致。

本病临床上并不少见，各年龄均可发病，以中老年妇女多见，男女患病之比为1：5。

根据原发性病因的不同，甲状腺功能减退症可以分为：①原发性甲减：由甲状腺病变所致；②继发性甲减：因垂体TSH缺乏所致；③三发性甲减：系下丘脑TRH缺乏所致；④外周组织性甲减：由甲状腺激素受体或受体后病变所致。

临床表现：甲减的起病一般较隐匿，病程发展缓慢，可长达十余年之久，方出现明显黏液性水肿的症状。

1．低基础代谢综合征 疲乏，行动迟缓，嗜睡，记忆力减退，异常怕冷，无汗。

2．皮肤 其特征表现为面部、胫前、手、足的非凹陷性水肿。皮肤呈特殊的蜡黄色，且粗糙少光泽、干而厚、冷、多鳞屑和角化。面部呆板、淡漠，面颊及眼睑虚肿，眼睑常下垂，眼裂变小。头发干、粗、易脆、生长缓慢或停止。指（趾）甲生长缓慢、增厚、易脆。鼻、唇增厚，舌大而发音不清，言语缓慢而音调低。

3. 神经精神系统　疲乏无力、无雄心壮志、缺乏活力、焦虑、抑郁、思维欠活跃、反应迟钝、语速减慢、记忆力下降。严重者可有精神失常，呈木僵、痴呆、昏睡状。腱反射变化具有特征性，反射的收缩期敏捷，而松弛期延缓；跟腱反射减退，大于360毫秒有利于诊断；膝反射多正常。

4. 心血管系统　心动过缓，心排血量减少，血压低，心音低钝，心脏扩大，可并发冠心病，但一般不发生心绞痛与心衰，有时可伴有心包积液和胸腔积液。重症者发生黏液水肿性心肌病。

心电图变化包括窦性心动过缓，P-R间期延长，P波和S波群低平，T波低平或倒置，偶见房室传导阻滞。超声心动图提示房室间隔不对称性肥厚和左室流出道梗阻的发生率高。

5. 消化系统　厌食、腹胀、便秘，重者可出现麻痹性肠梗阻。食欲通常减退，但大多数病人体重增加，体重增加是由于组织中水潴留所致。

6. 运动系统　肌肉软弱无力、疼痛，也可有暂时性强直、痉挛，气温低时更明显。甲状腺激素对骨的正常生长和成熟有重要作用，生命早期缺乏甲状腺激素导致线性生长受阻，表现为侏儒症，且相对于躯干而言，四肢不成比例的缩短。

7. 内分泌系统　青少年甲减导致青春期发育延迟，原发性甲减可导致性早熟和溢乳。伴严重甲减的成年女性可伴有性欲减退、月经过多和月经紊乱，怀孕机会减少，易致流产。男性甲减患者出现性欲低下、阳痿和精子减少。

8. 黏液性水肿昏迷　也可称为甲减危象，是各种原因导致的严重甲减合并多系统并发症的危重阶段，虽不常见，但其危险性是公认的，如未能及时诊断治疗，死亡率可达50%以上。此种情况常发生在病程长，且未经适当治疗的重型甲减患者，可因寒冷、感染、手术、麻醉剂或镇静药使用不当而引起。

患者表现为昏迷，或先嗜睡，短时间内逐渐发展为昏迷。前驱症状主要有对寒冷不能耐受及疲乏，通常发病前数月已感疲乏及嗜睡。低体温为黏液性水肿昏迷的标志和特点，体温不升（35℃以下），部分患者体温低至27℃以下。这样低的体温常提示已达疾病末期，难以恢复。患者呼吸浅慢，心动过缓，血压降低，四肢肌肉松弛，反射消失。有些患者有精神障碍，如幻觉、妄想及定向障碍等。肠道症状除常见的便秘、腹胀外，可发生麻痹性肠梗阻及腹腔积液。病情严重的患者发生休克及心肾衰竭，如诊断、抢救不及时，常危及生命。

9. 呆小病　于出生时无特异表现，出生后数周内即出现症状。皮肤苍白、增厚、多褶；口唇厚，舌大常外伸，口常张开多流涎；鼻梁扁塌，两眼距增宽；四肢粗短，手常呈铲形，脐疝多见。

二、诊断要点

1. 有地方性甲状腺肿、自身免疫性疾病、甲状腺手术、放射性碘治疗甲亢症，以及用抗甲状腺药物治疗史、甲状腺炎或下丘脑-垂体疾病史等。

2. 典型的临床表现、体征　无力、嗜睡、畏寒、少汗、反应迟钝、精神不振、记忆力减退、腹胀、便秘、发音低沉、体重增加、经血量多、皮肤干燥、枯黄、粗厚、发凉、非凹陷性黏液性水肿、毛发干枯、稀少、易脱落、手掌姜黄粗糙、体温低、脉率慢、脉压差小、跟腱反射迟钝。

3. 血清FT_4、FT_3水平低于正常下限。

4. 血清TSH值显著升高，为诊断甲减的一线指标。对临界性TSH值要注意复查。

5. 血清甲状腺过氧化物酶抗体、TGAb强阳性提示为自身免疫性甲状腺疾病，如慢性淋巴细胞性甲状腺炎（又称桥本病）和原发性萎缩性甲状腺炎。

6. 其他检验：可发现三酰甘油与胆固醇升高；肌酸激酶、乳酸脱氢酶升高；葡萄糖耐量曲线低平。

三、治疗原则与用药策略

（一）甲状腺制剂终身替代治疗

临床上常用的有两种制剂。

1. 甲状腺片　其所含的甲状腺激素来源于动物甲状腺，与人的甲状腺相比，动物甲状腺中T_3所占比例较大。甲状腺片粉（片）中极大量的T_3导致吸收后短期内T_3超过生理所需剂量。该药TH含量不恒定，因此现已少用。

2. 左甲状腺素钠　它在外周组织脱碘，产生足量的T_4满足生理需要，是治疗甲减的理想制剂，现已成为治疗甲减的首选药物。而且左甲状腺素钠的半衰期长达7天，吸收相对缓慢，不必分次服用，即使漏服1天也无多大影响，可以于漏服的次日加服1天的剂量。可从小剂量开始服用，每日25～50μg，以后每1～2周增加50μg，一般每日维持量为100～20μg。

伴心脏病尤其是发生过心肌梗死的患者，应从小剂量开始，每天12.5～75.0μg。每隔2～3个月，经过细致的临床和实验室评估后，增加12.5μg。治疗目的是使血T_3、T_4水平恢复正常，原发性甲减患者血TSH水平恢复正常。

（二）黏液性水肿昏迷的治疗

排除其他原因所致的昏迷，临床诊断确立后，尽早开始治疗，不必等待实验室检查结果（如甲状腺激素测定）。治疗的目的是提高甲状腺激素水平，控制威胁生命的并发症。

1. 甲状腺激素替代治疗　目的是尽早使血中T_3、T_4水平恢复正常。患者因为肠黏膜水肿，口服给药吸收不稳定，较好的办法是静脉注入大剂量甲状腺激素可以降低死亡率。一般成人可以单次静脉给予左甲状腺素钠300～500pg,可在24小时内使血中T_4升至正常水平。第2天用100μg,第3天以后每天给予50μg,直至患者好转能够口服药物后,减为维持剂量。如果最初患者能够口服,也可以给予左旋T_3,25μg／12小时,左旋T_3起效更快。如为下丘脑、垂体引起的甲状腺功能减退,在应用甲状腺激素的同时,应该加用肾上腺皮质激素,以免发生肾上腺危象。

2.对症支持治疗

(1)纠正缺氧及二氧化碳潴留:呼吸减慢,换气降低导致缺氧及二氧化碳潴留,应监测血气分析,必要时给氧。一旦发现有呼吸衰竭的征象,就应气管内插管或气管切开,使用人工呼吸机。

(2)抗休克:如有低血压及休克,需要抗休克药,必要时输血,但应注意甲状腺激素及升压药有协同作用,患者对升压药较敏感,仅肾上腺素药物能引起心律不齐,更应慎用。

(3)控制液体入量:甲状腺功能减退严重者,液体需要量较正常人少,如无发热,每天补液量500～1000mL即可。低血钠时限制水量,如血钠很低,可用少量高渗盐水。

(4)纠正低血糖:开始用50%葡萄糖静脉推注,以后用葡萄糖静脉滴注维持。

(5)防治感染:仔细寻找感染灶,可行血、尿常规和血、尿培养及胸片检查。部分患者对感染的反应差,体温不高,白细胞升高不明显,容易漏诊。

(6)糖皮质激素:原发性甲状腺功能减退者,肾上腺皮质储备功能差;垂体功能减退者,除甲状腺功能减退外,肾上腺皮质功能亦减退。可每天用氢化可的松100～300mg静脉滴注,持续约1周。

(7)对症治疗:多数低体温患者,用甲状腺激素治疗可使体温恢复正常。一般保温只需盖上被子或毛毯,或稍提高室温即可。一般护理如翻身、避免异物吸入、防止尿潴留均很重要。

(三)呆小症的治疗

由于脑的发育在出生后数周内至关重要,因此要非常积极地治疗。理想的替代治疗应该在出生后3周内使甲状腺功能恢复正常,最好是在出生后2周内用>9.5μg／(kg·d)的 LT_4使血清FT_4维持在正常值上限水平,并维持1年。

(四)常用代表药物

甲状腺功能减退症的治疗主要是替代治疗,多数患者为终身替代。常用药物有甲状腺片、左甲状腺素等。

甲状腺片／Powdered Thyroid

[适应证]用于各种原因所引起的甲状腺功能减退症。

[注意事项]

长期过量可引起甲状腺功能亢进症的临床表现，如心悸、手震颤、多汗、体重减轻、神经兴奋性升高和失眠。老年和心脏病患者可发生心绞痛和心肌梗死，可用β受体阻断药对抗，并立即停用本品。

因甲状腺激素只有极少量可透过胎盘屏障，由乳汁分泌亦甚微，故孕妇或乳母服用适量甲状腺素对胎儿或婴儿无不良影响。

老年患者对甲状腺激素较敏感，超过60岁者甲状腺激素替代需要量比年轻人约低25%。

因可能干扰甲状腺激素的作用，避免与其他药物合用。

对伴有心血管病的甲减患者，要注意出现心肌缺血或心律失常，防止用药过快或过量。

下列情况慎用：①心血管疾病，包括心绞痛、动脉硬化、冠心病、高血压、心肌梗死、心功能不全等；②病程长、病情重的甲状腺功能减退或黏液性水肿患者应谨慎，开始用小剂量，以后缓慢增加直至生理替代剂量；③伴有垂体前叶功能减退或肾上腺皮质功能不全患者应先用肾上腺皮质类固醇药物，待肾上腺皮质功能恢复正常后再用本类药。

[禁忌证] 对本品过敏者禁用。

[不良反应] 过量可出现甲亢症状。

[用法和用量] 用药应高度个体化，正确掌握剂量，按时服药。

口服：成人开始为一日10～20mg，逐渐增加，维持量一般为一日40～80mg；由于本品T_3和T_4的含量与两者的比例不恒定，在治疗中应根据临床症状及实验室检查结果调整剂量。

[制剂与规格]

甲状腺片：40mg。

碘塞罗宁／Liothyronine

[适应证] 用于需迅速见效的甲状腺功能减退症的治疗及甲状腺功能亢进症的诊断及辅助治疗。

[注意事项] [不良反应] 同甲状腺片。

[禁忌证] 对本品过敏者。

[用法和用量] 口服：用于甲状腺功能减退症的治疗，成人开始一日10～20μg，分2～3次口服，每1～2周递增15～20μg，直至甲状腺功能恢复正常，维持量一日25～50μg。儿童体重在7kg以下者开始一日2.5μg，7kg以上者一日5μg。以后每隔1周增加用量，直至甲状腺功能恢复正常，维持量为一日15～20μg，分2～3次服用。

三碘甲状腺原氨酸抑制试验：用于对摄碘率高的患者作鉴别诊断，摄碘率高的患者一日口服80μg，分3次服用，共6日，重复作摄碘试验，正常人及单纯性甲状腺肿者摄碘率受抑制数超过服本品之前基数的50%以上，而甲状腺功能亢进症者受抑制的数值低于50%。

[制剂与规格]

碘塞罗宁片：20μg／1g。

左甲状腺素／Levothyroxine（LT₄）

[适应证] 用于各种病因的甲状腺功能减退症。

[注意事项]

本品应于早餐前0.5小时，空腹将一日剂量一次性给予。一日剂量应个体化，根据实验室及临床检查的结果确定。

[禁忌证] [不良反应] 同甲状腺片。

[用法和用量] 口服：成年患者LT₄替代剂量50～200μg，平均125μg。按照体重计算的剂量是一日1.6～1.8μg／kg；儿童需要较高的剂量，大约一日2μg／kg；一日完全替代剂量为：6个月以内6～8μg／kg；6～12个月6μg／kg；1～5岁5μg／kg；6～12岁4μg／kg。开始时应用完全替代量的1／3～1／2，以后每2周逐渐增量。

老年患者则需要较低的剂量，大约一日10μg／kg；妊娠时的替代剂量需要增加30%～50%；甲状腺癌术后的患者需要大剂量替代，大约一日2.2μg／kg，控制TSH在防止肿瘤复发需要的水平。T₄的半衰期是7天，所以可以一日早晨服药1次。

静脉注射：适用于黏液性水肿昏迷，首次剂量宜较大，一日200～400μg，以后一日50～100μg，直到患者清醒改为口服给药。

[制剂与规格]

左甲状腺素片：①25μg；②50μg；③100μg。

左甲状腺素注射液：①1mL（100μg）；②2mL（200μg）；③5mL（500μg）。

[适应证] 用于防治粘液性水肿、克汀病及其它甲状腺功能减退症。

[注意事项] 过量可引起毒性反应，如心悸、多汗、激动、震颤、消瘦、体温升高、中枢兴奋失眠，重者可引起呕吐、腹泻、发热、心动过速且不规则、心绞痛、肌肉震动甚至痉挛、心衰等。一旦发生需立即停药1周，再从小剂量开始。糖尿病、冠心病患者忌用。

[用法和用量]

粘液性水肿：每次口服0.1～0.2mg，每日3次。对昏迷患者每日静注0.3～0.5mg，醒后再改为口服。肥胖病：每次口服1～2mg，每日3次。先天性甲状腺功能低下的儿童，0～6个月25～50μg（8～10μg／kg）；6～12个月50～70μg（6～8μg／kg）；1～5周岁75～100μg（5～6μg／kg）；12岁以上150～200μg（2～3μg／kg）。

第四节　甲状腺炎

一、亚急性甲状腺炎

（一）概述

亚急性甲状腺炎又称巨细胞性甲状腺炎、肉芽肿性甲状腺炎、De Quervain甲状腺炎等，病因未明。一般认为发病可能与病毒感染有关，如腮腺炎病毒、柯萨奇病毒、腺病毒、麻疹病毒、流感病毒等感染后均可引起本病。

亚急性甲状腺炎的发病过程可分为：早期伴甲状腺功能亢进症（甲亢），中期伴甲状腺功能减退症（甲减）以及恢复期三期。

1. 早期　起病多急骤，呈发热，伴怕冷、寒战、疲乏无力和食欲不振。最为特征性的表现为甲状腺部位的疼痛和压痛，常向颌下、耳后或颈部等处放射，咀嚼和吞咽时疼痛加重。甲状腺病变范围不一，可先从一叶开始，以后扩大或转移到另一叶，或始终局限于一叶。病变腺体肿大、坚硬、压痛显著。病变广泛时，泡内甲状腺激素以及非激素碘化蛋白质一时性大量释放入血，因而除感染的一般表现外，尚可伴有甲状腺功能亢进的常见表现。

2. 中期　当甲状腺腺泡内甲状腺激素由于感染破坏而发生耗竭，甲状腺实质细胞比未修复前减少，血清甲状腺激素浓度可降至甲状腺功能减退水平，临床上也可转变为甲减表现。

3. 恢复期　症状渐好转，甲状腺肿或结节逐渐消失。也有不少病例，遗留小结节以后缓慢吸收。如果治疗及时，患者大多可完全恢复，变成永久性甲状腺功能减退症患者极少。

本病临床很常见，多见于中青年女性，女性多于男性，男女之比约为1：3，可自发缓解，但易复发。

（1）发病前1～3周可有上呼吸道感染史。起病严重程度不一，一般起病较急。

（2）甲状腺局部疼痛为本病的特征，可先累及一叶后扩大或转移到另一叶，常放射至耳后、咽部、下颌、喉、枕后等部位，疼痛可以剧烈或轻微，少数为隐痛或仅有压痛。

（3）甲状腺轻至中度肿大，病变范围不一，可呈弥漫性或不对称性，或伴有结节，中等硬度，有不同程度的触痛。

（4）常有发热、周身不适、肌肉酸痛、乏力等症状。

（5）部分患者有一过性轻度甲状腺功能亢进症状，如精神紧张、怕热、多汗、心动过速、震颤等，后期有些患者可出现甲状腺功能低下症状，如怕冷、便秘等。

（二）诊断要点

1．近期病毒感染后出现甲状腺疼痛、肿大，可伴有甲亢或上感症状。

2．甲状腺弥漫性或不对称性轻至中度肿大、触痛。

3．实验室检查

（1）早期血清TT_3、TT_4、FT_3、FT_4均可升高，TSH可降低，TGAb、TPO-Ab部分患者可呈阳性。后期少数患者因甲状腺组织破坏，血清甲状腺激素水平可降低，TSH升高。

（2）甲状腺摄[131]I率明显降低，与早期血清甲状腺激素水平增高呈现"背离"现象。

（3）血沉明显增快，白细胞计数一般正常或轻中度增高。

（三）治疗原则与用药策略

1．休息、低碘饮食。

2．止痛　轻症患者单用水杨酸盐等非甾体抗炎药即可缓解症状，如阿司匹林片0.5～1.0g或吲哚美辛片25mg，3～4次／日，疗程2～4周。

3．糖皮质激素　治疗本病有特效，可缓解高热及疼痛症状，疗效明显。开始为泼尼松20～40mg／d，分3次口服，症状缓解后逐步减量，一般用药1～2个月。复发时可再用。要注意患者有无应用糖皮质激素的禁忌证。

4．早期有甲状腺功能亢进表现者，可用β受体阻断剂，普萘洛尔（心得安）10mg，3次／日，或美托洛尔（倍他乐克）25mg，3次／日，以减轻症状，一般不用抗甲状腺药物。

5．可加用甲状腺激素，纠正后期出现的甲状腺功能低下。左甲状腺素片（LT_4）50～100mg／d，顿服或分2～3次口服，症状好转、血清甲状腺激素水平恢复正常后逐渐减量或停用。

二、慢性淋巴细胞性甲状腺炎

（一）概述

慢性淋巴细胞性甲状腺炎又称自身免疫性甲状腺炎，是一种以自身甲状腺组织为抗原的慢性炎症性自身免疫性疾病，患者血清中存在TGAb、TPO-Ab和TSH受体抗体。各年龄均可发病，但多见于中老年女性。

1．发病病因　多见于30～50岁女性，起病隐匿，发展缓慢，病程较长，主要表现为甲状腺肿大，多数为弥漫性，少数可为局限性，部分以颜面、四肢肿胀起病。本病可分为以下几种类型。

（1）桥本甲亢：患者有典型甲亢症状及阳性实验室检查结果，甲亢与桥本病可同时存在或先后发生，相互并存，相互转化。

（2）假性甲亢：少数可有甲亢的症状，但甲状腺功能检查无甲亢证据，ＴＧＡｂ、ＴＭＡｂ阳性。

（3）突眼型：眼球突出，甲状腺功能可正常、亢进或减退。

（4）类亚急性甲状腺炎型：发病较急，甲状腺肿痛，伴发热，血沉加快，但^{131}I摄取率正常或增高，甲状腺抗体滴度阳性。

（5）青少年型：占青少年甲状腺肿的患者约40％，甲状腺功能正常，抗体滴度较低。

（6）纤维化型：病程较长，可出现甲状腺广泛或部分纤维化，甲状腺萎缩，甲状腺功能减退。

（7）伴甲状腺腺瘤或癌：常为孤立性结节，ＴＧＡｂ、ＴＭＡｂ滴度较高。

（8）伴发其他自身免疫性疾病。

2．临床表现

（1）起病隐匿，进展缓慢，常无意中发现甲状腺肿大或有结节，可伴有咽部不适、轻度下咽困难和颈部压迫感。也有因出现甲减症状而诊断者。

（2）甲状腺肿大常为双侧弥漫性，表面不平，可有分叶或结节，质较硬韧，一般无压痛，亦有不明显肿大甚至缩小者。

（3）初期甲状腺功能正常或伴有甲状腺功能亢进综合征，后期甲状腺功能减退，出现黏液性水肿。

（4）也可同时伴有其他自身免疫性疾病，如恶性贫血、结缔组织病等。

（二）诊断要点

1．中老年女性，甲状腺肿大，伴有局部不适感，或伴甲状腺功能减退表现。

2．甲状腺弥漫性肿大，表面不平，可有分叶或结节，质硬有弹性。

3．实验室检查

（1）早期血清ＴＴ$_3$、ＴＴ$_4$、ＦＴ$_3$、ＦＴ$_4$多为正常，少数可升高或降低；后期血清甲状腺激素水平可渐降低，ＴＳＨ升高。

（2）60％～90％的患者血清ＴＧＡｂ、ＴＰＯ－Ａｂ阳性，且滴度常较高。

（3）甲状腺摄^{131}I率常减低，但亦可正常或升高，取决于病程与甲状腺功能状态。

（4）甲状腺放射性核素扫描呈不均质浓集与稀疏，或呈"凉""冷"结节。

（5）过氯酸钾排泌试验多数为阳性。

（6）T球蛋白等免疫球蛋白可升高。

（7）甲状腺穿刺活检或针吸细胞学检查，可见滤泡上皮细胞间有大量淋巴细胞浸润，为本病的重要诊断依据。

（三）治疗原则与用药策略

1．少碘饮食。

2．无明显症状、甲状腺增大不明显、甲状腺功能正常可暂不治疗，随访观察。

3．甲状腺肿大明显，伴有压迫症状或合并甲状腺功能减退（如血清TSH增高）者，应给予甲状腺制剂治疗，使甲状腺缩小，补充甲状腺激素的不足。甲状腺功能正常或低下者，可用甲状腺制剂，效果良好。每日可服用甲状腺片80～160mg，或左甲状腺素（LT_4）0.2～0.4mg，具体剂量应根据甲状腺功能、甲状腺肿大程度、患者年龄及心血管系统状况而定。一般在用药2～4周后，症状可改善，甲状腺缩小，此时可适当减少剂量，维持1～2年，甚至更长。

4．糖皮质激素：在甲状腺肿大明显，压迫症状显著，病情进展迅速的患者，可考虑使用，对控制病情、降低抗体滴度有一定效果；以期在短期内获得较好的疗效，可用泼尼松每日30mg，有效后即可递减，一般用药期为1～2个月，病情稳定后用甲状腺片维持。

5．有甲状腺功能亢进者可采用β受体阻断剂，必要时可应用小剂量抗甲状腺药物，但需密切观察甲状腺功能改变，警惕发生甲状腺功能减退。

6．结节性甲状腺肿大疑有恶变或有明显压迫症状，应用甲状腺素无明显疗效者，应及时做甲状腺穿刺活检或考虑手术治疗，术后长期应用甲状腺激素以防甲状腺肿复发及甲状腺功能减退。

第五节　甲状腺癌

一、概述

甲状腺功能正常的单个或多个甲状腺结节颇为多见，常见的病因为结节性甲状腺肿、甲状腺腺瘤及退行性囊肿，发生率随年龄增大而增加，其他有慢性淋巴细胞性甲状腺炎及甲状腺癌。良性结节与恶性结节的鉴别诊断和合理治疗极为重要。

在甲状腺恶性肿瘤中，腺癌占绝大多数，而源自甲状腺间质的恶性肿瘤仅占1%。甲状腺癌约占全身肿瘤的1.5%，占甲状腺全部肿瘤的2.7%～17.0%。甲状腺癌以女性发病较多，男女之比为1∶2.58；以年龄计，从儿童到老年人均可发生，但与一般癌肿好发于老年人的特点不同，甲状腺癌较多发生于青壮年，其平均发病年龄为40岁左右。

（一）发病病因

具体确切的病因目前尚难肯定，但从流行病学调查、肿瘤实验性研究和临床观察来看，甲状腺癌的发生可能与下列因素有关。

1. 放射性损伤　用X线照射实验鼠的甲状腺，能促使动物发生甲状腺癌。实验证明^{131}I能使甲状腺细胞的代谢发生变化，细胞核变形，甲状腺素的合成大为减少。可见放射线一方面引起甲状腺细胞的异常分裂，导致癌变；另一方面使甲状腺破坏而不能产生内分泌素，由此引起的促甲状腺激素（thyroid-stimulating hormone，TSH）大量分泌也能促发甲状腺细胞癌变。

在临床上，很多事实说明甲状腺癌的发生与放射线的作用有关。特别令人注意的是，在婴幼儿期曾因胸腺肿大或淋巴结样增殖而接受上纵隔或颈部放射治疗的儿童尤易发生甲状腺癌，这是因为儿童和少年的细胞增殖旺盛，放射线是一种附加刺激，易促发其肿瘤的形成。成人接受颈部放射治疗后发生甲状腺癌的机会则不多见。

2. 碘和TSH　摄碘过量或缺碘均可使甲状腺的结构和功能发生改变。如瑞士地方性甲状腺肿流行区的甲状腺癌发病率为2%，较柏林等非流行地区高出20倍。相反，高碘饮食也易诱发甲状腺癌，冰岛和日本是摄碘量最高的国家，其甲状腺癌的发病率较其他国家高。这可能与TSH刺激甲状腺增生的因素有关。实验证明，长期的TSH刺激能促使甲状腺增生，形成结节和癌变。

3. 其他甲状腺病变　临床上有甲状腺腺癌、慢性甲状腺炎、结节性甲状腺肿或某些毒性甲状腺肿发生癌变的报道，但这些甲状腺病变与甲状腺癌的关系尚难肯定。以甲状腺腺瘤为例，甲状腺腺瘤绝大多数为滤泡型，仅2%～5%为乳头状瘤；如甲状腺癌由腺瘤转变而成，则绝大多数应为滤泡型，而实际上甲状腺癌半数以上为乳头状癌，推测甲状腺腺瘤癌变的发生率也是很小的。

4. 遗传因素　5%～10%甲状腺髓样癌有明显的家族史，而且往往合并有嗜铬细胞瘤等，推测这类癌的发生可能与染色体遗传因素有关。

(二) 临床表现

由于甲状腺癌有多种不同的病理类型和生物学特性，其临床表现也因此各不相同。它可与多发性甲状腺结节同时存在，多数无症状，偶尔发现颈前区有一结节或肿块，有的肿块已存在多年而在近期才迅速增大或发生转移。有的患者长期以来无不适主诉，到后期出现颈淋巴结转移、病理性骨折、声音嘶哑、呼吸障碍、吞咽困难甚至Horner综合征才引起注意。局部体征也不尽相同，有呈甲状腺不对称结节或肿块，肿块或在腺体内，随吞咽而上下活动，待周围组织或气管受侵时，肿块即固定。

1. 乳头状癌　是一种分化好的甲状腺癌，也是最常见的一种，约占总数的3/4；病灶一般为单发，体积大小不等，最小的直径在0.5cm以下，称之为微癌；直径在1cm以下的称之为隐癌，大的病灶直径可大于10cm。小的肿瘤常常是实质性病灶，而大的肿瘤往往伴有囊性变。囊性变者可见囊壁有葡萄簇样结节突出囊腔，腔内存有陈旧性血水。该型癌肿一般无包膜，仅5%有不完整包膜。在显微镜下有些肿瘤细胞排列成乳头状，乳头大小不等，长短不一，常见三级以上分支，乳头中心为纤维血管囊，细胞大小均匀；核小、分裂少见。乳头状癌常伴有滤泡状癌的成分，但肿瘤的命名仍为乳头状癌，而不称为滤泡状癌或者混合型。如果乳头状癌中含有未分化癌的成分，而命名应为未分化癌，也意味着这一种未分化癌可能是乳头状癌的进一步恶化。有时肿块很小，颈部淋巴结转移常被发现。本癌恶性度较低，10年存活率可达88%。乳头状癌在临床上常有甲状腺区孤立性结节，直径多在1cm以上。隐性癌多见于尸检，或在已发生颈区淋巴结转移时发现肿块。

2. 滤泡状癌 占甲状腺癌总数的10%～15%，肉眼检查时看到滤泡状癌是一种实质的具有包膜的肿瘤，包膜上常密布着丰富的血管网，较小的癌肿和甲状腺腺瘤很相似。切面呈红褐色，常可见到纤维化、钙化出血和坏死。组织学上，由不同分化程度的滤泡所构成。分化良好者，滤泡结构较典型，细胞异型性亦较小。这时与腺瘤不易区别，需依靠包膜或血管浸润来确定病理诊断。分化不良者滤泡结构较少，细胞异型较大，核分裂象亦多见，可呈条索状实性的巢状排列。有时癌细胞穿出包膜进入多处静脉中形成癌栓，常常成为远处转移的起点，所以滤泡状癌多见于血道转移，文献报道占19%～25%。滤泡状癌多见于40～60岁的中老年妇女，临床表现与乳头状癌相类似，但癌块一般较大，较少局部淋巴结转移，而较多远处转移。少数滤泡状癌浸润和破坏邻近组织，可出现呼吸道阻塞等症状。

3. 甲状腺髓样癌 在1951年由Horn首先描述，1959年Hazard等进一步阐明了这种特殊类型的癌，并命名为髓样癌。占甲状腺癌总数的3%～10%，瘤体一般呈圆形或卵圆形，边界清楚，质硬或呈不规则形，伴周围甲状腺实质浸润，切面灰白色或淡红色，可伴有出血坏死及钙化，肿瘤直径平均2～3cm。显微镜下癌细胞呈卵圆形、多边形或梭形，核分裂少至中等；细胞排列呈巢状、束带状或腺腔状。间质中含有数量不等的淀粉样物，癌细胞多时，淀粉样物较少，反之淀粉样物就多；转移灶中也如此。甲状腺髓样癌是一种中度恶性的肿瘤，可发生于任何年龄，男女发病率无明显差异，大多数是散发性，约10%为家族性。临床上除了和其他甲状腺癌一样有甲状腺肿块和颈淋巴结转移，还有其特有的症状。约30%患者有慢性腹泻史并伴有面部潮红，似类癌综合征或Cushing代谢综合征，与肿瘤细胞产物有关。

家族性髓样癌的特征如下。

(1) 发病年龄较轻，诊断时平均年龄33岁，散发性髓样癌诊断时平均年龄超过55岁。

(2) 均为双侧性癌腺和多中心病变，肿瘤分布和形态不对称，可能一侧有巨大肿物而对侧仅有组织学征象，但无一例外地均为双侧病变。散发性者多为单侧肿物。

(3) 家族性髓样癌癌块较小，由于筛查，也有隐性发现。散发性者癌块直径多超过4cm。

(4) 家族性者淋巴转移较少见，远处转移更少见，可能因发现较早之故。

（5）家族性髓样癌多位于滤泡旁细胞集中处，即腺叶上中三分之一交界处。

（6）家族性髓样癌常伴有嗜铬细胞瘤或甲状旁腺功能亢进。

4．甲状腺未分化癌　系高度恶性肿瘤，较少见，占全部甲状腺癌的5%～10%，好发于老年人。未分化癌生长迅速，往往早期侵犯周围组织。肉眼观察癌肿无包膜，切面呈肉色、苍白，并有出血、坏死，组织学检查未分化癌可分为菱型细胞型及小细胞型两种。主要表现为颈前区肿块，质硬、固定、边界不清。常伴有吞咽困难、呼吸不畅、声音嘶哑和颈区疼痛等症状。颈部两侧常伴有淋巴结肿大，血道转移亦较常见。

二、诊断要点

甲状腺结节的诊断，关键在于根据临床表现和辅助检查判断结节的性质和甲状腺的功能状态。

1．血清甲状腺激素和TSH测定　甲状腺的一般功能不受影响。高功能腺瘤甲状腺激素水平升高，慢性淋巴细胞性甲状腺炎后期甲状腺激素水平可正常或降低。

2．甲状腺核素扫描　高功能腺瘤多为"热"结节；"温"结节大多为结节性增生、腺瘤，良性居多，但少数也可为恶性。"凉"结节或"冷"结节需除外恶性，但腺瘤和囊肿亦可为"凉"或"冷"结节。

3．超声波检查　有助于诊断结节的性质，囊性常为甲状腺囊肿，混合性应考虑慢性淋巴细胞性甲状腺炎。甲状腺癌多为实性结节，少数有部分囊性变。

4．甲状腺结节穿刺活检及针吸细胞学检查　对鉴别良性和恶性意义较大，但可遗漏小癌肿，假阴性和假阳性的发生率因方法和技术水平差异而不同，必要时可重复进行。

5．血清TGAb和TPOAb检查　阳性提示慢性淋巴细胞性甲状腺炎，但不排除恶变。甲状腺髓样癌有降钙素的特征性分泌，故可测定血清降钙素作鉴别。

6．颈部X线检查　乳头状癌组织中常可见钙化灶。

7．血清甲状腺球蛋白（thyroglobulin，Tg）测定　分化良好的甲状腺癌及其手术切除后复发或转移时，血清Tg测定值常升高。

对甲状腺髓样癌，可应用血清降钙素测定以及给予钙或五肽胃泌素刺激试验来作出诊断。个别患者所患的甲状腺癌恶性度较高，首先表现为因转移癌而肿大的颈淋巴结，原发性甲状腺癌反而未被患者察觉。一般说来，甲状腺单发结节较多发结节或结节性甲状腺肿更有可能为恶性。

三、治疗原则与用药策略

1．甲状腺功能正常（或减退）的良性结节（结节性增生、腺瘤、囊肿、慢性淋巴细胞性甲状腺炎），主要治疗是给予甲状腺激素。甲状腺激素能抑制TSH的分泌，使良性结节缩小。一般不用碘剂治疗，因无持久疗效且可促使甲状腺自身免疫反应，使腺瘤转化为功能自主性结节，引起甲状腺功能亢进症或促进慢性淋巴细胞性甲状腺炎的发生及甲状腺功能减退。

2．"温"结节可考虑先用甲状腺激素抑制治疗，左甲状腺素片（LT_4）每日50～200μg，分2～3次口服，随访TSH是否被有效抑制。严密观察2～3个月，如结节缩小，多为良性病变；如结节无明显变化或增大，应给予细针穿刺活检或手术切除，术后长期服用甲状腺激素以防复发。

3．"冷"结节应先行细针穿刺活检，未能证实恶性者不一定立即手术，亦可先试用甲状腺激素治疗，密切观察，对高度怀疑恶性肿瘤者应首选手术治疗。

（1）对可疑甲状腺癌性结节的处理：比较合理的方案是进行筛选，对所有甲状腺结节常规做[131]I扫描。除了[131]I扫描显示为功能性或炎性结节外，都采用手术探查。尤其有下列情况者更应早期手术治疗：①癌性不除外的结节。②直径大于3～5cm囊性结节，或穿刺检查找到癌细胞或2～3次穿刺后不消失者。③超声检查为实质性肿物。对单发结节的术式选择，由于单发结节癌的发生率高，可达5%～35%，至今又无可靠方法判断，甚至术中冰冻切片检查也有个别漏诊者，而且单发结节摘除后，术后复发率较高。可达16.7%。

因此，我们常规对甲状腺单发实性结节、囊实性结节及囊性结节大于4cm者均行患侧腺叶切除加峡部切除术，术中未发现淋巴结肿大者，不给予颈部清扫术。

（2）化学药物治疗：分化型甲状腺癌对化疗反应差，仅选择和其他治疗方法联用于一些晚期局部无法切除或远处转移的患者。以阿霉素最有效，反应率可达30%～45%，可延长生命，甚至在癌灶无缩小时长期生存。相比而言，未分化癌对化疗则较敏感，多采用联合化疗，常用药物有阿霉素、环磷酰胺、丝裂霉素、长春新碱。

（3）内分泌治疗：甲状腺素能抑制TSH分泌，从而对甲状腺组织的增生和分化好的癌有抑制作用，对乳头状癌和滤泡状癌有较好的治疗效果。因此，在上述类型甲状腺癌手术后常规给予抑制TSH剂量的甲状腺素，对预防癌复发和转移灶的治疗均有一定效果，但对未分化癌无效。国内一般每天用甲状腺片80～120mg，以维持高水准的甲状腺激素水平。

（4）放射治疗：各种类型的甲状腺癌对放射线的敏感性差异很大，几乎与甲状腺癌的分化程度成正比，分化越好，敏感性越差，分化越差，敏感性越高。因此，未分化癌的治疗主要是放射治疗。甲状腺癌有一定吸碘能力。

4．甲状腺囊肿经穿刺活检排除恶性者，体积较小者可不处理，较大者需配合囊肿穿刺排液后注入硬化剂（如无水乙醇）治疗或手术切除。

第六章　泌尿系统疾病

第一节　概述

泌尿系统由肾脏、输尿管、膀胱和尿道等器官组成。其中肾脏是人体重要的生命器官，其主要功能是生成尿液，以排泄代谢产物及调节水、电解质和酸碱代谢的平衡，维持机体内环境的稳定。此外，肾脏还具有重要的内分泌功能。泌尿系统的其余器官均为排尿管道。

一、肾脏的解剖和组织学结构

肾实质分皮质和髓质两部分。皮质位于髓质表层，主要由肾小体和肾小管构成。髓质位于皮质深部，由十余个肾锥体组成，锥体的尖端终止于肾乳头。肾单位和集合管生成的尿液，经集合管在肾乳头的开口处流入肾小盏，再进入肾大盏和肾盂，最后经输尿管进入膀胱。排尿时，膀胱内的尿液经尿道排出体外。每个肾脏约有100万个肾单位。肾单位是肾脏结构和功能的基本单位，由肾小体和肾小管组成。肾小体是由肾小球及肾小囊构成的球状结构。肾小球为肾单位的起始部分，包括入球小动脉、毛细血管丛、出球小动脉及系膜组织。入球小动脉从肾小囊的血管极处穿入囊内，分成4～5支，每支形成一簇网状毛细血管丛，其后又汇成1支出球小动脉离开肾小囊。系膜组织充填于毛细血管间，由系膜细胞和基质组成，起支架、调节毛细血管血流、修补基质以及清除异物和代谢产物的作用。系膜细胞异常增生、系膜基质增多及免疫球蛋白沉积是某些肾小球疾病的病理基础。肾小囊包绕肾小球，分为脏、壁两层，其间为肾小囊腔，与近曲小管相通。肾小管分为近端小管、细段和远端小管，近、远端小管又分为曲部和直部两段，近、远端小管的直部和细段组成U字形的肾小管祥。远端小管最后汇入集合管。

肾小球毛细血管内的血浆经滤过进入肾小囊，其间的结构称为滤过膜。滤过膜由肾小球毛细血管的内皮细胞、基膜和肾小囊脏层足突细胞的足突构成。滤过膜内层是毛细血管内皮细胞，上面有许多小孔，称窗孔，可允许小分子溶质和小分子量蛋白质通过，但血细胞不能通过。此外，毛细血管内皮细胞表面有带负电荷的糖蛋白，可阻碍带负电荷的蛋白质通过。基膜由基质和一些带负电荷的蛋白质构成，膜上有多角形网孔，网孔的大小决定可通过的溶质分子的大小，是阻碍血浆蛋白滤过的重要屏障。滤过膜外层是肾小囊上皮细胞，上皮细胞的长突起相互交错，其间的裂隙是滤过膜的最后一道屏障。不同物质通过滤过膜的能力取决于被滤过物质分子的大小及其所带的电荷。病理情况下，滤过膜的面积和通透性可发生变化，从而影响肾小球的滤过。

肾小球旁器由球旁细胞、致密斑和球外系膜细胞组成。球旁细胞位于入球小动脉终末部的中膜内，其内有许多分泌肾素的特殊颗粒。致密斑位于皮质部髓袢升支，可感受远曲小管内液体容量和钠浓度的变化，调节球旁细胞分泌肾素。球外系膜细胞是入球小动脉和出球小动脉之间的一群细胞，具有吞噬功能，其细胞内的肌丝收缩可调节肾小球的滤过面积。

肾间质为充填于肾单位各部分和血管之间的少量结缔组织，内有血管、淋巴管和神经穿行。从皮质到髓质内区，肾间质数量和间质细胞的数目不断增加。

二、肾脏的生理功能

（一）肾小球的滤过功能

正常成人双侧肾脏血流量约为1L／min，当血液流经肾小球时，除血细胞和大分子蛋白质外，几乎所有的血浆成分均可通过肾小球滤过膜进入肾小囊，形成与血浆等渗的原尿，即肾小球滤过液。肾小球滤过率受滤过膜的通透性、滤过面积、有效滤过压及肾血流量的影响。

（二）肾小管功能

1. 重吸收功能　原尿流经肾小管，绝大部分物质被近端小管重吸收进入血液循环，如大部分的葡萄糖、氨基酸、蛋白质、维生素、钾、钙、钠、水、无机磷等，一些毒物、药物和代谢废物不被重吸收而随尿排出体外。

2. 分泌和排泄功能　肾小管上皮细胞可将本身产生的或血液内的某些物质排泄到尿中，如H^+、NH_3、肌酐和某些药物等，以调节机体电解质、酸碱代谢的平衡和排出废物。

3. 浓缩和稀释功能　通过逆流倍增、髓质渗透梯度及抗利尿激素的作用，肾脏对水具有强大的调节功能。体内水过多时，肾脏稀释尿液，排水量增加；体内缺水时，肾小管对水的重吸收增加，排水量减少。肾脏的浓缩和稀释功能可反映远端肾小管和集合管对水平衡的调节能力。肾衰竭患者的肾脏对水代谢的调节功能障碍，可发生水潴留或脱水。

（三）肾脏的内分泌功能

肾脏所分泌的激素分为血管活性激素和非血管活性激素。血管活性激素参与肾的生理功能，调节肾脏的血流动力学和水钠代谢，包括肾素、前列腺素、激肽释放酶等。非血管活性激素主要作用于全身，包括1α-羟化酶和促红细胞生成素等。

1. 肾素　主要由肾小球旁器的球旁细胞产生，肾灌注压下降、交感神经兴奋及体内钠含量的减少均可刺激其分泌。导致肾素分泌增加的常见病理或生理性原因如下。

（1）急性出血、应用利尿剂、肝硬化大量腹腔积液等致肾灌注压下降。

（2）运动、寒冷刺激、应用外周血管收缩剂等引起交感神经兴奋。

（3）过度限制钠的摄入和失钠。

肾素可使肝脏产生的血管紧张素原转变为血管紧张素Ⅰ，再经肺、肾的转换酶作用生成血管紧张素Ⅱ及Ⅲ。血管紧张素Ⅱ和Ⅲ直接引起小动脉平滑肌收缩使血压上升，同时血管紧张素Ⅱ和Ⅲ还可刺激醛固酮的分泌，促进钠的潴留，增加血容量，使血压升高。

2. 前列腺素（prostaglandin，PG）　肾脏的PG大部分由肾髓质的间质细胞分泌，主要有PGE_2、PGA_2和少许PGF_2，前两者能扩张肾血管，增加肾血流量和水钠排出，使血压降低。$PGF2\alpha$则有收缩血管的作用。

3. 激肽释放酶　肾皮质内所含的缓激肽释放酶可促使激肽原生成激肽（主要是缓激肽），后者可扩张小动脉，增加肾血流量，并刺激前列腺素的分泌。肾脏激肽释放酶的产生和分泌受细胞外液量、体内钠量和肾血流量等诸多因素的影响。

4. 1α羟化酶　肾皮质可产生1α羟化酶，促使25-羟维生素D_3转化为活化形式的$1,25-(OH)_2D_3$。$1,25-(OH)_2D_3$具有促进小肠对钙、磷的吸收，促进肾小管对钙、磷的重吸收以及骨钙动员等作用。慢性肾衰竭时，因肾实质损害导致$1,25-(OH)_2D_3$生成减少，可出现低钙血症，从而诱发肾性骨营养不良。

5. 促红细胞生成素（erythrogenin，EPO）　具有促进骨髓造血细胞和原红细胞的分化成熟、促进网织红细胞释放入血以及加速血红蛋白合成等作用。肾脏疾病常伴有贫血，肾性贫血的发生与肾实质破坏导致EPO形成减少有关。

此外，肾脏是许多肾外分泌的激素，如甲状腺激素、抗利尿激素、降钙素等的重要靶器官，以及某些肾外分泌的激素，如促胃液素、胰岛素、胰高血糖素等的主要降解场所。

三、护理评估

在全面收集患者的主客观资料的基础上，将泌尿系统疾病患者护理评估的重点内容归纳如下。

（一）病史

1. 患病及治疗经过

（1）患病经过：应详细询问起病时间、起病急缓、有无明显诱因、有无相关的疾病病史和家族史、患病后的主要症状及其特点。

在询问诱因与病因时，不同类型疾病的侧重点不一。如急性肾小球肾炎应重点了解有无反复咽炎、扁桃体炎等上呼吸道感染和皮肤脓疱疮等化脓性感染史；遗传性肾炎、多囊肾等应了解家族中有无同样或类似疾病的患者；肾功能受损者除询问有无肾脏疾病史外，还应注意询问有无高血压、糖尿病、过敏性紫癜、系统性红斑狼疮等疾病病史以及有无长期服用对肾有损害的药物。

在询问症状时，应着重了解有无肉眼血尿、尿量改变、排尿异常，有无水肿，有无腰痛、夜尿增加以及尿毒症的症状。了解症状演变发展过程，是否出现并发症。需注意，症状的严重程度与肾功能损害程度不一定相符，某些肾功能已严重损害的患者可以很长时间内无明显症状，而某些并不很晚期但快速进展的患者可能伴有许多严重的症状。

（2）检查及治疗经过：了解患者曾做过哪些检查及其结果；了解其治疗的经过、效果以及是否遵医嘱治疗；了解目前用药情况包括药物种类、剂量、用法，是按医嘱用药还是自行购买使用，有无明确的药物过敏史。由于泌尿系统疾病患者常需调整水、钠、钾、蛋白质等的摄入，评估时应详细了解患者有无特殊的饮食治疗要求及其依从情况。对于依从性差者，需评估原因。

（3）目前的主要不适及病情变化：询问目前最突出的症状及其变化，评估这些症状对机体的影响；了解患者食欲、睡眠、体重等方面有无改变。

2．心理-社会资料

（1）疾病知识：评估患者对所患疾病的性质、过程、预后、防治等各方面知识的了解程度。

（2）心理状态：了解患者的情绪和精神状态，有无紧张、焦虑、抑郁、绝望等负性情绪及其程度。由于肾脏疾病大多时轻时重、迁延不愈，治疗上较为困难，患者常会出现各种不利于其疾病治疗的负性情绪，尤其是病情未控制、反复发作、预后差的患者，因此需注意评估患者的心理状态，并及时予以干预。

（3）患病对日常生活、学习或工作的影响：许多泌尿系统疾病的康复需要患者卧床休息，减少体力活动，故需详细评估患者患病后的日常活动、社会活动有无改变及其程度。

（4）社会支持系统：了解患者的家庭成员组成、家庭经济状况、家属对患者所患疾病的认知以及家属对患者的关心和支持程度；了解患者的工作单位所能提供的支持，有无医疗保障；评估患者出院后的就医条件，能否得到及时有效的社区保健服务。尤其慢性肾衰竭患者常需行肾移植术或长期维持性透析治疗，个人往往难以承担高额的医疗费用，故对其社会支持系统的评估非常重要。

3．生活史

（1）生活方式：了解患者的日常生活是否规律，工作是否紧张，有无过度劳累；是否进行规律锻炼；是否注意个人卫生，经常更换内衣裤和清洗会阴部等。

（2）饮食方式：询问患者平时的饮食习惯及食欲，包括每天摄取的食物品种、量、口味以及有无特殊嗜好如喜食较咸食物等。询问患者每天液体的摄入量及种类。

（二）身体评估

1. 一般状态　患者的精神、意识、营养状况、体重以及有无高血压和体温升高。

2. 皮肤黏膜　有无苍白、尿素结晶、抓痕和色素沉着；有无水肿，如有则需评估水肿特点，包括水肿的出现时间、部位、是否为凹陷性等。

3. 胸部检查　有无胸腔积液，肺底部有无湿啰音，心界是否扩大。

4. 腹部检查　有无移动性浊音，有无肾区叩击痛及输尿管点压痛。

（三）实验室及其他检查

1. 尿液检查

（1）一般性状检查：包括尿量、颜色、性状、气味、酸碱度及比重等。

（2）化学检查：包括蛋白质、葡萄糖等。

（3）显微镜检查：包括细胞、管型及结晶体。

（4）尿沉渣定量检查和尿细菌学检查等。

尿常规检查可用任何时间段的新鲜尿液，但最好是清晨第1次尿，因晨尿在膀胱内存留时间长，各种成分浓缩，有利于尿液有形成分的检出，且又无食物因素的干扰。尿标本留取后宜立即送检，从标本采集到检验完成，夏天不应超过1小时，冬天不应超过2小时。若不能立即送检，应加防腐剂并冷藏保存。收集标本的容器应清洁干燥，女性患者应避开月经期，防止阴道分泌物或经血混入。蛋白定量试验应留取24小时尿标本，并加防腐剂。尿细菌学培养需用无菌试管留取清晨第1次清洁中段尿，并注意以下几点：①在应用抗菌药之前或停用抗菌药5天之后留取尿标本；②留取尿液时要严格无菌操作，先充分清洁外阴或包皮，消毒尿道口，再留取中段尿液；③尿标本必须在1小时内作细菌培养，否则需冷藏保存。

2. 肾功能检查

（1）肾小球滤过功能：内生肌酐清除率（creatinine clearance rate，Ccr）是检查肾小球滤过功能最常用的指标。在控制饮食、排除外源性肌酐来源的前提下，Ccr能可靠地反映肾小球的滤过功能，并较早地反映其异常。Ccr测定前，要求患者连续3天低蛋白饮食（蛋白质<40g/d，禁食鱼、肉），禁饮咖啡、茶等具有兴奋作用的饮料，避免剧烈运动。第4天晨8点将尿排尽后，收集24小时尿液，并在同一天采血2～3mL进行测定。

Ccr测定可动态观察并判断肾脏疾病的进展和预后，指导治疗。Ccr<40mL/min时，需限制蛋白质摄入；Ccr<30mL/min时，使用噻嗪类利尿剂常无效；Ccr<10mL/min时，对呋塞米等利尿药物的疗效明显减低，需行透析治疗。

临床上也常用血尿素氮和血肌酐值来判断肾小球的滤过功能，但两者均在肾功能严重损害时才明显升高，故不能作为早期诊断指标。血尿素氮还易受肾外因素的影响，如高蛋白饮食、高分解状态、上消化道大出血等，其特异性不如血肌酐，但血尿素氮增高的程度与病情严重程度成正比，故对肾衰竭诊断有特殊价值。

（2）肾小管功能测定：包括近端和远端肾小管功能测定。检查近端肾小管功能常用尿β2微球蛋白测定。检查远端小管功能常采用尿浓缩稀释试验和尿渗量（尿渗透压）测定。

β2微球蛋白为体内有核细胞产生的低分子量蛋白，自肾小球滤过后，被近端肾小管重吸收和分解代谢。近端肾小管功能障碍时，尿中β$_2$微球蛋白排泄增多，称为肾小管蛋白尿。

尿浓缩稀释试验是在日常或特定的饮食条件下，通过测定尿量及其比重，以判断肾单位远端（髓袢、远端小管、集合管）对水平衡的调节能力。常用方法有昼夜尿比重试验（又称莫氏试验）和3H尿比重试验。莫氏试验要求患者保持正常饮食，但每餐食物中含水量不宜超过500～600mL，除三餐外不再饮任何液体。3H尿比重试验患者仅需保持日常饮食和活动即可。早期浓缩功能不佳多表现为夜尿量增多。

尿渗量和尿比重均反映尿中溶质的含量，但尿蛋白、葡萄糖等对尿比重的影响较尿渗量大，故在判断肾浓缩-稀释功能上，测定尿渗量较尿比重更有意义。尿渗量测定前一天晚餐后，患者需禁饮8小时，然后留取晨尿，同时采集静脉血。尿渗量／血浆渗量的比值降低，说明肾浓缩功能受损；尿渗量／血浆渗量的比值等于或接近1，说明肾浓缩功能接近完全丧失。

3．免疫学检查　许多原发性肾脏疾病与免疫炎症反应有关，故免疫学检查有助于疾病类型及病因的判断。常用的检查项目包括血清补体成分测定（血清总补体、C3等）、血清抗链球菌溶血素"O"的测定。血清抗链球菌溶血素"O"滴度增高对肾小球肾炎的诊断有重要价值。

4．肾活组织检查　有助于确定肾脏病的病理类型，对协助肾实质疾病的诊断、指导治疗及判断预后有重要意义。肾活组织检查为创伤性检查，可发生损伤、出血或感染，故应做好术前和术后护理。

（1）术前护理包括：①术前向患者解释检查的目的和意义，消除其恐惧心理；②教会患者憋气及床上排尿；③检查血常规、出血与凝血功能及肾功能，了解有无贫血、出血倾向及肾功能水平。

（2）术后护理包括：①穿刺点沙袋压迫，腹带包扎；②卧床休息24小时，前6小时必须仰卧于硬板床，不可翻身；③密切观察有无腹痛、腰痛，监测生命体征及尿色；④嘱患者多饮水，以免血块阻塞尿路；⑤给予5%碳酸氢钠静滴，以碱化尿液，促进造影剂排泄，减少对肾脏的影响，必要时使用止血药及抗生素，以防止出血和感染。

5．影像学检查　可了解泌尿系统器官的形态、位置、功能及有无占位性病变，以协助诊断。常用的检查项目包括泌尿系统平片、静脉肾盂造影，静脉肾盂造影检查（intravenous pyelography，IVP）以及逆行肾盂造影、肾动静脉造影、膀胱镜检查、B超、CT、磁共振显像等。尿路器械操作应注意无菌操作，避免引起尿路感染。静脉尿路造影术检查前患者应给予少渣饮食，避免摄入豆类等产气食物；检查前一天晚饭后2

小时开水冲服番泻叶以清洁肠道；检查日晨禁食，造影前12小时禁水。另外，检查前应做碘过敏试验。检查后嘱患者多饮水，以促进残留在体内的造影剂尽快排出，减少对肾脏的毒性作用。

第二节　泌尿系统疾病患者常见症状

一、肾源性水肿

水肿是肾小球疾病最常见的临床表现。肾小球疾病引起的水肿可分为两大类。

（一）肾炎性水肿

主要系肾小球滤过率下降，而肾小管重吸收功能相对正常造成"球-管失衡"和肾小球滤过分数（肾小球滤过率／肾血浆流量）下降，导致水钠潴留而产生水肿。同时，毛细血管通透性增高可进一步加重水肿。肾炎性水肿多从颜面部开始，重者可波及全身，指压凹陷不明显。由于水钠潴留，血容量扩张，血压常可升高。

（二）肾病性水肿

主要系长期大量蛋白尿造成血浆蛋白减少，血浆胶体渗透压降低，液体从血管内进入组织间隙，产生水肿。此外，继发性有效血容量减少可激活肾素-血管紧张素-醛固酮系统，使抗利尿激素分泌增多，进一步加重水肿。肾病性水肿一般较严重，多从下肢部位开始，常为全身性、体位性和凹陷性，可无高血压及循环瘀血的表现。

（一）护理评估

1. 病史　询问水肿发生的初始部位、时间、诱因及原因；水肿的特点、程度、进展情况、是否出现全身性水肿；有无尿量减少、头晕、乏力、呼吸困难、心跳加快、腹胀等伴随症状；水肿的治疗经过，尤其用药情况，应详细了解所用药物的种类、剂量、用法、疗程及其效果等；每天饮食水、钠盐摄入量；输液量、尿量及透析量；有无精神紧张、焦虑、抑郁等不良情绪。

2. 身体评估　评估患者的精神状况、生命体征、尿量及体重的改变；检查水肿的范围、程度、特点以及皮肤的完整性；注意有无肺部啰音、胸腔积液；有无腹部膨隆和移动性浊音。

3. 实验室及其他检查　了解尿常规、尿蛋白定性和定量检查、血清电解质、肾功能指标（包括Ccr、血尿素氮、血肌酐）、尿浓缩稀释试验等有无异常。了解患者有无做过静脉肾盂造影、B超、尿路平片、肾组织活检等，其结果如何。

（二）常用护理诊断问题

（1）体液过多与肾小球滤过功能下降致水钠潴留，大量蛋白尿致血浆清蛋白浓度下降有关。

（2）有皮肤完整性受损的危险与皮肤水肿、营养不良有关。

（三）目标

（1）患者的水肿减轻或完全消退。

（2）无皮肤破损或感染发生。

（四）护理措施及依据

1．体液过多

（1）休息：严重水肿的患者应卧床休息，以增加肾血流量和尿量，缓解水钠潴留。下肢明显水肿者，卧床休息时可抬高下肢，以增加静脉回流，减轻水肿。阴囊水肿者可用吊带托起。水肿减轻后，患者可起床活动，但应避免劳累。

（2）饮食护理：

1）钠盐：限制钠的摄入，予以少盐饮食，每天以2～3g为宜。

2）液体：液体入量视水肿程度及尿量而定。若每天尿量达1000mL以上，一般不需严格限水，但不可过多饮水。若每天尿量小于500mL或有严重水肿者需限制水的摄入，重者应量出为入，每天液体入量不应超过前一天24小时尿量加上不显性失水量（约500mL）。液体入量包括饮食、饮水、服药、输液等各种形式或途径进入体内的水分。

3）蛋白质：低蛋白血症所致水肿者，若无氮质潴留，可给予1.0g／（kg·d）的优质蛋白质，优质蛋白质是指富含必需氨基酸的动物蛋白如牛奶、鸡蛋、鱼肉等，但不宜给予高蛋白饮食，因为高蛋白饮食可致尿蛋白增多而加重病情。有氮质血症的水肿患者，则应限制蛋白质的摄入，一般给予0.6～0.8g／（kg·d）的优质蛋白。慢性肾衰竭患者需根据肾小球滤过率（glomerular filtration rate，GFR）来调节蛋白质摄入量，GFR＜50mL／min时应限制蛋白摄入量。

4）热量：补充足够的热量以免引起负氮平衡，尤其低蛋白饮食的患者，每天摄入的热量不应低于126kj／（kg·d），即30kcal／（kg·d）。

5）其他：注意补充各种维生素。

（3）病情观察：记录24小时出入液量，监测尿量变化；定期测量患者体重；观察水肿的消长情况，观察有无胸腔、腹腔和心包积液；监测患者的生命体征，尤其是血压；观察有无急性左心衰竭和高血压脑病的表现；密切监测实验室检查结果包括尿常规、肾小球滤过率、血尿素氮、血肌酐、血浆蛋白、血清电解质等。

（4）用药护理：遵医嘱使用利尿剂，观察药物的疗效及不良反应。长期使用利尿剂应监测血清电解质和酸碱平衡情况，观察有无低钾血症、低钠血症、低氯性碱中毒。

低钾血症表现为肌无力，腹胀、恶心、呕吐以及心律失常。低钠血症可出现无力、恶心，肌痛性痉挛，嗜睡和意识淡漠。低氯性碱中毒表现为呼吸浅慢、手足抽搐、肌痉挛，烦躁和谵妄。利尿过快、过猛（如使用大剂量呋塞米）还可导致有效血容量不足，出现恶心、直立性眩晕、口干、心悸等症状。此外，呋塞米等强效利尿剂具有耳毒性，可引起耳鸣、眩晕以及听力丧失，应避免与链霉素等具有相同不良反应的氨基糖苷类抗生素同时使用。

（5）健康指导：①告知患者出现水肿的原因，水肿与钠、水潴留的关系；②教会患者根据病情合理安排每天食物的含盐量和饮水量；③指导患者避免进食腌制食品、罐头食品、啤酒、汽水、味精、面包、豆腐干等含钠丰富的食物，并指导其使用无钠盐、醋和柠檬等增进食欲；④教会患者通过正确测量每天出入液量、体重等评估水肿的变化；⑤向患者详细介绍有关药物的名称、用法、剂量、作用和不良反应，并告诉患者不可擅自加量、减量和停药，尤其肾上腺皮质激素和环磷酰胺等免疫抑制剂。

2．有皮肤完整性受损的危险

（1）皮肤护理：水肿较重的患者应注意衣着柔软、宽松。长期卧床者，应嘱其经常变换体位，防止发生压疮；年老体弱者，可协助其翻身或用软垫支撑受压部位。水肿患者皮肤菲薄，易发生破损而感染，故需协助患者做好全身皮肤的清洁，清洗时勿过分用力，避免损伤皮肤。此外，水肿患者肌注时，应先将水肿皮肤推向一侧后进针，拔针后用无菌干棉球按压穿刺部位，以防进针口渗液而发生感染。严重水肿者应避免肌注，可采用静脉途径保证药物准确及时地输入。

（2）皮肤观察：观察皮肤有无红肿、破损和化脓等情况发生。

（五）评价

（1）患者的水肿减轻或消退。

（2）皮肤无损伤或发生感染。

二、尿路刺激征

尿路刺激征是指膀胱颈和膀胱三角区受炎症或机械刺激而引起的尿频、尿急、尿痛，可伴有排尿不尽感及下腹坠痛。尿频是指尿意频繁而每次尿量不多；尿急指一有尿意即尿急难忍的感觉；尿痛指排尿时伴有会阴或下腹部疼痛。

（一）护理评估

1．病史　询问患者排尿情况，包括每天排尿的次数、尿量，有无尿急、尿痛及其严重程度；询问尿频、尿急、尿痛的起始时间，有无发热、腰痛等伴随症状，有无导尿、尿路器械检查等明显诱因，有无泌尿系统畸形、前列腺增生、妇科炎症等相关疾病病史；询问患病以来的治疗经过，药物使用情况，包括曾用药物的名称、剂量、用法、疗程及其疗效，有无发生不良反应；评估患者有无紧张、焦虑等不良心理反应。

2．身体评估　评估患者的精神营养状况，体温有无升高。肾区有无压痛、叩击痛，输尿管点有无压痛，尿道口有无红肿等。

3．实验室及其他检查　通过尿液检查了解有无白细胞尿（脓尿）、血尿和菌尿，24小时尿量有无异常，有无夜尿增多和尿比重降低。通过影像学检查了解肾脏大小、外形有无异常，尿路有无畸形或梗阻。

（二）常用护理诊断问题

排尿障碍：尿频、尿急、尿痛与尿路感染所致的膀胱激惹状态有关。

（三）目标

患者的尿频、尿急、尿痛有所减轻或消失。

（四）护理措施及依据

排尿障碍：尿频、尿急、尿痛

1．休息　急性发作期应注意卧床休息，宜取屈曲位，尽量勿站立或坐直。保持心情愉快，因过分紧张可加重尿频。指导患者从事一些感兴趣的活动，如听轻音乐、欣赏小说、看电视或聊天等，以分散患者注意力，减轻焦虑，缓解尿路刺激征。

2．增加水分的摄入　在无禁忌证的情形下，应尽量多饮水、勤排尿，以达到不断冲洗尿路，减少细菌在尿路停留的目的。尿路感染者每天摄水量不应低于2000mL，保证每天尿量在1500mL以上。

3．保持皮肤黏膜的清洁　加强个人卫生，增加会阴清洗次数，减少肠道细菌侵入尿路，而引起感染的机会。女患者月经期间尤需注意会阴部的清洁。

4．缓解疼痛　指导患者进行膀胱区热敷或按摩，以缓解局部肌肉痉挛，减轻疼痛。

5．用药护理　遵医嘱给予抗菌药物和口服碳酸氢钠，注意观察药物的疗效及不良反应。碳酸氢钠可碱化尿液，减轻尿路刺激征。此外，尿路刺激征明显者可遵医嘱给予阿托品等抗胆碱药。

（五）评价

患者尿频、尿急、尿痛减轻或完全消失。

三、高血压

肾脏疾病常伴有高血压，称肾性高血压，按病因可分为肾血管性和肾实质性两类。前者少见，为单侧或双侧肾动脉狭窄所致，其高血压程度较重，易进展为急进性高血压。后者多见，主要由急性或慢性肾小球肾炎、慢性肾盂肾炎、慢性肾衰竭等肾实质性疾病所引起，终末期肾脏疾病伴高血压者超过80%。肾性高血压按发生机制又可分为容量依赖型高血压和肾素依赖型高血压。前者的发生与水钠潴留致血容量扩张有关，见于急、慢性肾炎和大多数肾功能不全，限制水钠摄入或增加水钠排出可明显降低血压。后者为肾素-血管紧张素-醛固酮系统兴奋所致，一般降压药物效果差，限制水钠或使用利尿剂后反而可使病情加重，可应用血管紧张素转换酶抑制剂、血管紧张素Ⅱ受体拮抗剂和钙通道阻滞剂降压，多见于肾血管疾病和少数慢性肾衰竭晚期患者。肾实质性高血压中，80%以上为容量依赖型，仅10%左右为肾素依赖型，有部分病例同时存在两种因素。

四、尿异常

（一）尿量异常

正常人每天平均尿量约为1500mL，尿量的多少取决于肾小球滤过率和肾小管重吸收量。尿量异常包括少尿、无尿、多尿和夜尿增多。

1. 少尿和无尿　少尿指每天尿量少于400mL，若每天尿量少于100mL称为无尿。少尿可因肾前性（如血容量不足或肾血管痉挛等）、肾性（急、慢性肾衰竭等）以及肾后性（如尿路梗阻等）因素引起。

2. 多尿　指每天尿量超过2500mL。多尿分肾性和非肾性两类，肾性多尿见于各种原因所致的肾小管功能不全，非肾性多尿见于糖尿病、尿崩症和溶质性利尿等。

3. 夜尿增多　指夜间尿量超过白天尿量或夜间尿量超过750mL。持续的夜尿增多，且尿比重低而固定，提示肾小管浓缩功能减退。

（二）蛋白尿

每天尿蛋白含量持续超过150mg，蛋白质定性试验呈阳性反应，称为蛋白尿。若每天持续超过$3.5g/1.73m^2$（体表面积）或者50mg／kg体重，称大量蛋白尿，尿蛋白定性试验表现为+++～++++。蛋白尿按发生机制，可分为六类。

1. 肾小球性蛋白尿　最常见，系肾小球滤过膜通透性增加或所带负电荷改变，导致原尿中蛋白量超过肾小管重吸收能力而引起。若病变致滤过膜孔径异常增大或断裂，血浆中各种分子量的蛋白质均可无选择地滤出，称非选择性蛋白尿；若病变仅使滤过膜上的负电荷减少，则只有血浆清蛋白滤过增加，称为选择性蛋白尿。选择性蛋白尿主要见于各种肾小球器质性疾病，其尿蛋白排出量较多，一般>2g／d。

2. 肾小管性蛋白尿　系肾小管重吸收能力下降所致。蛋白尿常由β微球蛋白、溶菌酶等小分子蛋白质构成，一般<2g／d。多见于肾小管病变以及其他引起肾间质损害的病变。

3. 混合性蛋白尿　为肾脏病变同时累及肾小球及肾小管时产生的蛋白尿，尿中所含的蛋白成分具有上述两种蛋白尿的特点，见于各种肾小球疾病的后期。

4. 溢出性蛋白尿　某些肾外疾病引起的血中异常蛋白如血红蛋白、本周蛋白和免疫球蛋白轻链等增加，经肾小球滤过后不能被肾小管全部重吸收而出现蛋白尿，多见于急性溶血性疾病、多发性骨髓瘤、巨球蛋白血症等。

5. 组织性蛋白尿　系肾组织破坏后胞质中酶及蛋白释出所致，多为相对分子量较小的蛋白尿。此类蛋白尿一般与肾小球性、肾小管性蛋白尿同时发生。

6. 功能性蛋白尿　为一过性蛋白尿，常因剧烈运动、高热、急性疾病及充血性心力衰竭或直立体位所致，蛋白尿程度较轻，一般<1g／d。

（三）血尿

新鲜尿沉渣每高倍视野红细胞>3个，或1小时尿红细胞计数超过10万，称为镜下血尿。尿外观呈血样或洗肉水样，称肉眼血尿。血尿可由泌尿系统疾病引起，如肾小球肾炎、肾盂肾炎、泌尿道结石、结核、肿瘤等；也可由全身性疾病如血液病、风湿病、感染性疾病等以及药物不良反应引起；此外，剧烈运动后可发生功能性血尿。临床上将血尿按病因分为肾小球源性和非肾小球源性。肾小球源性血尿系肾小、球基底膜断裂所致，可伴较大量蛋白尿和（或）多种管型尿尤其红细胞管型，且新鲜尿沉渣相差显微镜检查可见变形红细胞。非肾小球源性血尿为肾小球外病变如尿路感染、结石及肿瘤等所致，尿中红细胞大小形态均一。

（四）白细胞尿、脓尿和菌尿

新鲜离心尿液每高倍视野白细胞>5个，或新鲜尿液白细胞计数超过40万，称为白细胞尿或脓尿。尿中白细胞明显增多常见于泌尿系统感染，肾小球肾炎等疾病也可出现轻度白细胞尿。菌尿是指中段尿涂片镜检，每个高倍视野均可见细菌，或尿细菌培养菌落计数超过10／mL，仅见于泌尿系统感染。

（五）管型尿

尿中管型是由蛋白质、细胞或其碎片在肾小管内凝聚而成，包括细胞管型、颗粒管型、透明管型等。正常人尿中偶见透明及颗粒管型。若12小时尿沉渣计数管型超过5000个，或镜检发现大量或其他类型管型，称为管型尿。白细胞管型是活动性肾盂肾炎的特征，上皮细胞管型可见于急性肾小管坏死，红细胞管型见于急性肾小球肾炎，蜡样管型见于慢性肾衰竭。

五、肾区痛

肾区痛系肾盂、输尿管内张力增高或包膜受牵拉所致，表现为肾区胀痛或隐痛、肾区压痛和叩击痛阳性，多见于肾脏或附近组织炎症、肾肿瘤等。肾绞痛是一种特殊的肾区痛，主要由输尿管内结石、血块等移行所致。其特点为疼痛常突然发作，可向下腹、外阴及大腿内侧部位放射。

第三节　肾小球疾病概述

肾小球疾病是一组以血尿、蛋白尿、水肿、高血压等为主要临床表现的肾脏疾病。根据病因可分为原发性、继发性和遗传性三大类。原发性肾小球疾病大多原因不明，继发性肾小球疾病是指继发于全身性疾病的肾脏损害，如系统性红斑狼疮肾炎、糖尿病肾病等；遗传性肾小球疾病是指遗传基因突变所致的肾小球疾病，如 Alpor 综合征等。其中，原发性肾小球疾病占绝大多数，是引起慢性肾衰竭的主要疾病。下面主要介绍原发性肾小球疾病。

一、发病机制

多数肾小球疾病属于免疫介导性炎症性疾病，在慢性进展过程中也有非免疫非炎症机制参与，有时可成为病变持续和恶化的重要因素。

（一）免疫介导性炎症反应

多数肾小球疾病的发病起始于免疫反应，按发生机制可分为两类。

1. 循环免疫复合物沉积　为肾脏免疫损伤中最常见的免疫复合物形成机制。系外源性抗原（如致病菌株的某些成分）或内源性抗原刺激机体产生相应抗体，在血循环中形成免疫复合物，沉积于肾小球系膜区和基底膜的内皮细胞下而导致肾脏损伤。

2. 原位免疫复合物形成　肾小球自身抗原（如肾小球基膜）或外源性种植抗原（如系统性红斑狼疮患者体内的DNA）刺激机体产生相应抗体，抗原与抗体在肾脏局部结合成原位免疫复合物而导致肾脏损伤。

始发的免疫反应需经炎症介导系统引起炎症反应才可致肾小球损伤及临床症状。炎症介导系统包括炎症细胞（中性、单核、巨噬细胞、血小板、肾小球系膜细胞、内皮细胞、上皮细胞）及炎症介质（补体、白细胞介素、凝血及纤溶因子、活性氧等），两者共同参与及相互作用，最终导致肾小球损害。

（二）非免疫非炎症损伤

在肾小球疾病的慢性进行性发展过程中，非免疫因素起着重要作用，主要包括：

1. 健存肾单位代偿性肾小球毛细血管内高压、高灌注及高滤过，可促进肾小球硬化。

2. 高脂血症具有"肾毒性"，可加重肾小球的损伤。

3. 大量蛋白尿可作为一个独立的致病因素参与肾脏的病变过程。

二、原发性肾小球疾病的分类

目前常用的分类方法包括病理分型和临床分型。

（一）原发性肾小球疾病的病理分型

1．轻微性肾小球病变。

2．局灶性节段性病变，包括局灶性肾小球肾炎。

3．弥漫性肾小球肾炎。

（1）膜性肾病。

（2）增生性肾炎：①系膜增生性肾小球肾炎；②毛细血管内增生性肾小球肾炎；③系膜毛细血管性肾小球肾炎；④新月体和坏死性肾小球肾炎。

（3）硬化性肾小球肾炎。

4．未分类的肾小球肾炎。

（二）原发性肾小球疾病的临床分型

1．急性肾小球肾炎。

2．急进性肾小球肾炎。

3．慢性肾小球肾炎。

4．隐匿性肾小球肾炎，包括无症状性蛋白尿和（或）血尿。

5．肾病综合征。

肾小球疾病的临床分型与病理类型之间有一定的联系，但并无肯定的对应关系。同一病理类型可呈现多种临床表现，而同种临床表现又可见于不同的病理类型。肾活组织检查是确定肾小球疾病病理类型和病变程度的必要手段，而正确的病理诊断又必须与临床紧密结合。

第四节　肾小球肾炎

急性肾小球肾炎，简称急性肾炎，是一组起病急，以蛋白尿、水肿和高血压为特征的肾脏疾病，可伴有一过性肾损害。多见于链球菌感染后，其他细菌、病毒和寄生虫感染后也可引起。本节主要介绍链球菌感染后急性肾炎。

一、急性链球菌感染后肾小球肾炎

（一）病因与发病机制

急性链球菌感染后肾小球肾炎常发生于 β 溶血性链球菌"致肾炎菌株"引起的上呼吸道感染（如急性扁桃体炎、咽炎）或皮肤感染（脓疱疮）后，其发生机制是链球菌的胞壁成分或某些分泌蛋白刺激机体产生抗体，形成循环免疫复合物沉积于肾小球或原位免疫复合物种植于肾小球，最终发生免疫反应引起的双侧肾脏弥漫性的炎症。本病病理类型为毛细血管内增生性肾炎，病变呈弥漫性，以肾小球内皮细胞及系膜细胞增生为主，肾小管病变不明显。

（二）临床表现

本病好发于儿童，男性多见。发病前常有前驱感染，潜伏期为1～3周，平均10天，其中皮肤感染引起者的潜伏期较呼吸道感染稍长。起病多较急，病情轻重不一，轻者可无明显临床症状，仅表现为镜下血尿及血清补体异常，重者表现为少尿型急性肾衰竭。预后大多较好，常在数月内自愈。典型者呈急性肾炎综合征的表现。

1. 尿液改变

（1）尿量减少：见于大部分患者起病初期，尿量常降至400～700mL/d，1～2周后逐渐增多，但无尿少见。

（2）血尿：常为首发症状，几乎见于所有患者，约40%呈肉眼血尿。肉眼血尿多于数日或1～2周后转为镜下血尿，镜下血尿持续时间较长，常3～6个月或更久。

（3）蛋白尿：绝大多数患者有蛋白尿，多为轻、中度，每天尿蛋白不超过3.5g，少数为大量蛋白尿，达到肾病综合征水平。

2. 水肿　常为首发症状，见于80%以上患者。主要为肾小球滤过率下降导致水钠潴留所引起，多表现为晨起眼睑水肿，可伴有双下肢水肿，严重者可出现全身性水肿、胸腔积液和腹腔积液。

3. 高血压　见于80%的患者，多为一过性的轻、中度高血压。其发生主要与水钠潴留有关，故积极利尿后血压可很快恢复正常。严重高血压较少见，重者可发生高血压脑病。

4. 肾功能异常　部分患者在起病早期可因尿量减少而出现一过性轻度氮质血症，常于1～2周后，随尿量增加而恢复至正常，仅极少数患者可出现急性肾衰竭。

5. 并发症　部分患者在急性期可发生较严重的并发症。

（1）心力衰竭：以老年患者多见。多在起病后1～2周内发生，但也可为首发症状，其发生与水钠潴留、循环血量过多有关。

（2）高血压脑病：以儿童多见，多发生于病程早期。

（3）急性肾衰竭：极少见，为急性肾小球肾炎死亡的主要原因，但多数可逆。

（三）实验室及其他检查

1. 尿液检查　几乎所有患者均有镜下血尿，尿中红细胞为多形性红细胞。尿沉渣中常有红细胞管型、颗粒管型并可见白细胞、上皮细胞。尿蛋白多为+～++，20%可有大量蛋白尿。

2. 抗链球菌溶血素"O"抗体（antistreptolysin O test，ASO）测定　ASO常在链球

菌感染后2~3周出现，3~5周滴度达高峰而后逐渐下降。ASO滴度明显升高表明近期有链球菌感染，其滴度高低与链球菌感染严重性相关，但早期应用青霉素后，滴度可不高。

3．血清补体测定　发病初期总补体及C_3均明显下降，8周内逐渐恢复至正常水平。血清C_3的动态变化是链球菌感染后肾小球肾炎（poststreptococcal glomerulonephritis，PSGN）的重要特征。

4．肾功能检查　可有轻度肾小球滤过率降低，血尿素氮和血肌酐升高。

（四）诊断要点

链球菌感染后1~3周出现血尿、蛋白尿、水肿和高血压等肾炎综合征表现，血清C_3降低，病情于发病8周内逐渐减轻至完全恢复者，即可诊断为急性肾小球肾炎。病理类型需行肾活组织检查确诊。

（五）治疗要点

治疗以卧床休息、对症处理为主，积极预防并发症和保护肾功能，急性肾衰竭患者应给予短期透析。

1．一般治疗　急性期应卧床休息，直至肉眼血尿消失、水肿消退及血压恢复正常。限制水钠摄入，根据病情予以特殊的治疗饮食。

2．对症治疗　经限制水钠摄入后水肿仍明显者，应适当使用利尿剂治疗。若经限制水钠和应用利尿剂后血压仍不能控制者，应给予降压药治疗，防止心脑血管并发症的发生。

3．控制感染灶　有上呼吸道或皮肤感染者，应选用无肾毒性抗生素治疗，如青霉素、头孢菌素等，一般不主张长期预防性使用抗生素。反复发作的慢性扁桃体炎，待病情稳定后行扁桃体摘除术，手术前后2周应使用青霉素。

4．透析治疗　发生急性肾衰竭且有透析指征者，应及时给予短期透析治疗，以度过危险期。本病有自愈倾向，一般无须长期透析。

（六）常用护理诊断问题、措施及依据

1．体液过多　与肾小球滤过率下降导致水钠潴留有关。

（1）饮食护理：急性期应严格限制钠的摄入，以减轻水肿和心脏负担。一般每天盐的摄入量应低于3g。病情好转，水肿消退、血压下降后，可由低盐饮食逐渐转为正常饮食。除了限制钠盐外，还应注意控制水和钾的摄入，尤其尿量明显减少者。另外，应根据肾功能调整蛋白质的摄入量，同时注意给予足够的热量和维生素。

（2）休息：急性期患者应绝对卧床休息，症状比较明显者需卧床休息4~6周，待水肿消退、肉眼血尿消失、血压恢复正常后，方可逐步增加活动量。病情稳定后可从事一些轻体力活动，但1~2年内应避免重体力活动和劳累。

（3）病情观察：具体参见本章第二节"水肿"的护理。

（4）用药护理：注意观察利尿剂的疗效和不良反应。具体参见本章第二节"水肿"的护理。

2．有皮肤完整性受损的危险　与皮肤水肿、营养不良有关。具体护理措施参见本章第二节"水肿"的护理。

（七）其他护理诊断问题

1．活动无耐力　与疾病所致高血压、水肿等有关。

2．潜在并发症　急性左心衰竭、高血压脑病、急性肾衰竭。

3．知识缺乏　缺乏自我照顾的有关知识。

（八）健康指导

1．休息与活动　患者患病期间应加强休息，痊愈后可适当参加体育活动，以增强体质，但应注意避免劳累。

2．预防上呼吸道和皮肤感染　介绍本病的发生常与呼吸道感染或皮肤感染有关，且感染可增加其演变为慢性肾小球肾炎的发生率。向患者介绍保暖、加强个人卫生等预防上呼吸道或皮肤感染的措施。告诉患者患感冒、咽炎、扁桃体炎和皮肤感染后，应及时就医治疗。

3．自我监测病情与随访的指导　急性肾炎的完全康复可能需时1～2年。当临床症状消失后，蛋白尿、血尿等可能仍然存在，故应定期随访，监测病情。

（九）预后

绝大多数患者于1～4周内临床症状消失，血清C_3于8周内恢复正常，少部分患者轻度镜下血尿和微量蛋白尿可迁延6～12个月才消失。急性链球菌感染后肾炎的预后多数良好，少数可转为慢性肾炎。预后与年龄有关，儿童预后良好，成人较好，老年较差。

二、急进性肾小球肾炎

急进性肾小球肾炎（简称急进性肾炎）是一组以少尿、血尿、蛋白尿、水肿和高血压等急性肾炎综合征为临床表现，肾功能急剧恶化，短期内出现急性肾衰竭的临床综合征。病理特点为肾小球囊腔内广泛新月体形成，故又称为新月体性肾小球肾炎。

（一）病因与发病机制

急进性肾小球肾炎包括原发性急进性肾小球肾炎、继发性急进性肾小球肾炎和在原发性肾小球疾病基础上形成的新月体性肾小球肾炎。本节重点讨论原发性急进性肾小球肾炎。

急进性肾小球肾炎的基本发病机制为免疫反应，根据免疫病理表现不同可分为三型。

Ⅰ型为抗肾小球基膜型，系抗肾小球基膜抗体与肾小球基膜抗原结合，激活补体而致病。

Ⅱ型为免疫复合物型，系循环免疫复合物沉积于或原位免疫复合物种植于肾小球，激活补体而致病，该型发病前常有上呼吸道感染史，其致病抗原可能为细菌或病毒。

Ⅲ型为非免疫复合物型，其发生可能与肾微血管炎有关，患者抗中性粒细胞胞质抗体（antineutrophil cytoplasmic antibody，ANCA）常呈阳性。此外，按血清ANCA检测结果可将急进性肾小球肾炎（rapidly progressive glomerulonephritis，RPGN）进一步分为五型，即将ANCA阳性的原Ⅰ型RPGN归为Ⅳ型，ANCA阴性的原Ⅲ型RPGN归为Ⅴ型。

本病病理类型为新月体性肾小球肾炎（毛细血管外增生性肾炎），光镜下50%以上的肾小囊腔内有大量新月体形成，早期为细胞性新月体，后期可逐渐发展为纤维性新月体，最后导致肾小球硬化。

（二）临床表现

我国急进性肾炎以Ⅱ型为主，Ⅰ、Ⅲ型少见。Ⅰ型多见于青中年，Ⅱ型和Ⅲ型多见于中老年，男性较女性多见。本病起病较急，发病前常有上呼吸道感染史。临床表现类似于急性肾炎，可有尿量减少、血尿、蛋白尿、水肿和高血压。但随病情进展可迅速出现少尿或无尿，肾功能损害进展急速，多在数周至半年内发展为尿毒症，常伴中度贫血。少数患者起病隐匿，以原因不明的发热、关节痛、肌痛和腹痛等为前驱表现，直到出现尿毒症症状时才就诊，多见于Ⅲ型。Ⅱ型常伴肾病综合征。

（三）实验室及其他检查

1. 尿液检查　常为肉眼血尿，镜下可见大量红细胞、白细胞和红细胞管型。尿蛋白常呈阳性，程度+～++++不等。

2. 肾功能检查　血肌酐、血尿素氮进行性升高，内生肌酐清除率进行性下降。

3. 免疫学检查　Ⅱ型可有血循环免疫复合物阳性，血清补体C_3降低；Ⅰ型可有血清肾小球基膜抗体阳性；Ⅲ型常有ANCA阳性。

4. B超检查　双侧肾脏增大。

（四）诊断要点

根据急性起病、病程进展迅速、少尿或无尿、血尿、蛋白尿和进行性肾功能损害等典型临床表现，可作出初步诊断。肾活检显示50%以上肾小球有新月体形成，在排除继发因素后可确诊。

（五）治疗要点

本病的治疗关键在于早期诊断和及时地强化治疗，治疗措施的选择取决于疾病的病理类型和病变程度。

1. 强化治疗

（1）冲击疗法：适用于Ⅱ、Ⅲ型急进性肾小球肾炎，对Ⅰ型疗效较差。首选甲泼尼龙10～30mg／（kg·d）进行冲击治疗，3天为1疗程，两疗程间隔3～5天，共2～3个疗程，之后改为口服泼尼松和静注环磷酰胺。泼尼松口服2～3个月后开始逐渐减至维持量，再维持治疗6～12月后继续减量至停药。环磷酰胺每次0.2～0.4g，隔天静注，总量6～8g。

近年来有人用环磷酰胺加甲泼尼龙行冲击疗法，随后口服泼尼松维持治疗。

（2）血浆置换疗法：主要用于Ⅰ型急进性肾小球肾炎，但需早期施行。血浆置换疗法是指用血浆置换机分离患者的血浆和血细胞，弃去患者血浆后，以等量正常人血浆或血浆清蛋白与患者血细胞一起重新输入体内，每天或隔天1次，每次置换2～4L，直至血中免疫复合物或抗基膜抗体转阴，一般需置换10次以上。此疗法需同时联合泼尼松及细胞毒药物口服治疗。

2．替代疗法　急性肾衰竭符合透析指征的患者应及时行透析治疗。强化治疗无效而进入终末期肾衰竭的患者，应予以长期维持性透析治疗或在病情稳定1年后做肾移植。

3．对症治疗　包括利尿、降压、抗感染和纠正水电解质、酸碱平衡紊乱等。

（六）常用护理诊断问题、措施及依据

1．潜在并发症　急性肾衰竭。

（1）病情监测：密切观察病情，及时识别急性肾衰竭的发生。

1）尿量：若尿量迅速减少或出现无尿，往往提示发生了急性肾衰竭。

2）血肌酐、血尿素氮及内生肌酐清除率：急性肾衰竭时可出现血肌酐、血尿素氮快速地进行性升高，内生肌酐清除率快速下降。

3）血清电解质：重点观察有无高钾血症，急性肾衰竭常可出现血钾升高，可诱发各种心律失常，甚至心脏骤停。

4）其他：有无食欲明显减退、恶心、呕吐；有无气促、端坐呼吸等。

（2）用药护理：严格遵医嘱用药，密切观察激素、免疫抑制剂、利尿剂的疗效和不良反应。糖皮质激素可导致水钠潴留、血压升高、血糖上升、精神兴奋、消化道出血、骨质疏松、继发感染、伤口不愈合以及类肾上腺皮质功能亢进症的表现，如满月脸、水牛背、多毛、向心性肥胖等。对于肾脏疾病患者，使用糖皮质激素后应特别注意有无发生水钠潴留、血压升高和继发感染，因这些不良反应可加重肾损害，导致病情恶化。此外，大剂量激素冲击疗法可明显抑制机体的防御能力，必要时需对患者实施保护性隔离，防止继发感染。利尿剂的不良反应具体参见本章第二节"水肿"的护理。

2．体液过多　与肾小球滤过率下降、大剂量激素治疗导致水钠潴留有关。具体护理措施参见本章本节急性肾炎的护理。

（七）其他护理诊断问题

1．有感染的危险　与激素、细胞毒药物的应用，血浆置换，大量蛋白尿致机体抵抗力下降有关。

2．恐惧　与病情进展快、预后差有关。

（八）健康指导

1．休息　患者应注意休息，避免劳累。急性期绝对卧床休息，时间较急性肾小球肾炎更长。

2．预防和控制感染　本病部分患者发病与上呼吸道和皮肤感染有关，且患病后免疫功能低下，易发生感染，故应重视预防感染，避免受凉、感冒，注意个人卫生。

3．用药指导　向患者及家属强调严格遵循诊疗计划的重要性，不可擅自更改用药和停止治疗；告知激素及细胞毒药物的作用、可能出现的不良反应和服药的注意事项，鼓励患者配合治疗。

4．自我病情监测与随访的指导　向患者解释如何监测病情变化以及病情好转后仍需较长时间的随访，以防止疾病复发及恶化。

（九）预后

急进性肾炎的预后取决于及时的诊断、尽早和合理的治疗，否则患者多于数周至半年内发展成尿毒症，甚至死亡。早期合理治疗可使部分患者病情得到缓解，少数患者肾功能可完全恢复。预后亦与疾病类型有关：Ⅰ型预后差，Ⅱ型和Ⅲ型预后较好。老年患者的预后较差。本病缓解后，远期转归多数逐渐转为慢性并发展为慢性肾衰竭，部分长期维持缓解，少数复发。

三、慢性肾小球肾炎

慢性肾小球肾炎简称慢性肾炎，是一组以血尿、蛋白尿、高血压和水肿为临床表现的肾小球疾病。临床特点为病程长，起病初期常无明显症状，以后缓慢持续进行性发展，最终可发展至慢性肾衰竭。

（一）病因与发病机制

慢性肾炎系由各种原发性肾小球疾病迁延不愈发展而成，病因大多尚不清楚，少数由急性链球菌感染后肾小球肾炎演变而来。导致病程慢性化，进行性肾单位破坏的机制主要是以下几个方面。

1．原发病的免疫介导性炎症导致持续性、进行性肾实质受损。

2．高血压引起肾小动脉硬化性损伤。

3．健存肾单位代偿性肾小球毛细血管高灌注、高压力和高滤过，促使肾小球硬化。

4．长期大量蛋白尿导致肾小球及肾小管慢性损伤。

5．脂质代谢异常引起肾小血管和肾小球硬化。

慢性肾炎的病理类型多样，常见的有系膜增生性肾炎、系膜毛细血管性肾炎、膜性肾病及局灶性节段性肾小球硬化等。上述所有类型到晚期均可发展为硬化性肾小球肾炎。

(二) 临床表现

本病以青中年男性多见。多数起病隐匿，可有一个相当长的无症状尿异常期。患者临床表现各不相同，差异较大。蛋白尿和血尿出现较早，多为轻度蛋白尿和镜下血尿，部分患者可出现大量蛋白尿或肉眼血尿。早期水肿时有时无，且多为眼睑和（或）下肢的轻中度水肿，晚期持续存在。此外，多数患者可有不同程度的高血压，部分患者以高血压为突出表现。随着病情的发展可逐渐出现夜尿增多、肾功能减退，最后发展为慢性肾衰竭而出现相应的临床表现。慢性肾炎进程主要取决于疾病的病理类型，但感染、劳累、妊娠、应用肾毒性药物、预防接种以及高蛋白、高脂或高磷饮食可促使肾功能急剧恶化。

(三) 实验室及其他检查

1. 尿液检查 多数尿蛋白+～+++，尿蛋白定量为1～3g／24h。镜下可见多形性红细胞，可有红细胞管型。

2. 血常规检查 早期血常规检查多正常或轻度贫血。晚期红细胞计数和血红蛋白明显下降。

3. 肾功能检查 晚期血肌酐和血尿素氮增高，内生肌酐清除率明显下降。

4. B超检查 晚期双肾缩小，皮质变薄。

(四) 诊断要点

凡蛋白尿持续1年以上，伴血尿、水肿、高血压和肾功能不全，排除继发性肾炎、遗传性肾炎和慢性肾盂肾炎后，可诊断为慢性肾炎。

(五) 治疗要点

本病治疗原则为防止和延缓肾功能进行性恶化，改善临床症状以及防止严重并发症。

1. 饮食调整 给予优质低蛋白、低磷饮食，以减轻肾小球毛细血管高灌注、高压力和高滤过状态，延缓肾小球硬化和肾功能减退。有明显水肿和高血压时需低盐饮食。

2. 降压治疗 为控制病情恶化的重要措施。理想的血压控制水平视蛋白尿程度而定，尿蛋白>1g／d者，血压最好控制在125／75mmHg以下；尿蛋白<1g／d者，最好控制在130／80mmHg以下。主要的降压措施包括低盐饮食和使用降压药，应尽可能选择对肾脏有保护作用的降压药物，首选药为血管紧张素转换酶抑制剂（angiotensin converting enzyme inhibitor，ACEI）和血管紧张素Ⅱ受体阻滞剂（angiotensinⅡreceptor blocker，ARB）。该两药不仅具有降压作用，还可降低肾小球毛细血管内压，缓解肾小球高灌注、高滤过状态，减少尿蛋白，保护肾功能。常用的ACEI有卡托普利（25mg，

每天3次）、贝那普利（20mg，每天3次）等，ARB有氯沙坦（75mg，每天1次）等；其他降压药如钙通道阻滞剂（如氨氯地平5mg，每天1次）、β受体阻滞剂、血管扩张剂和利尿剂也可选用，但噻嗪类利尿剂对于肾功能较差者无效。

3. 血小板解聚药　长期服用血小板解聚药可延缓肾功能衰退，应用大剂量双嘧达莫（300～400mg/d）或小剂量阿司匹林（50～300mg/d）对系膜毛细血管性肾小球肾炎有一定疗效。

4. 防治引起肾损害的各种原因

（1）预防与治疗各种感染，尤其上呼吸道感染，因其可使慢性肾炎急性发作，导致肾功能急剧恶化。

（2）禁用肾毒性药物，如氨基糖苷类抗生素、两性霉素、磺胺类等。

（3）及时治疗高脂血症、高尿酸血症等。

（六）常用护理诊断问题、措施及依据

1. 体液过多　与肾小球滤过率下降导致水钠潴留等因素有关。具体护理措施参见本章第二节"水肿"的护理。

2. 有营养失调的危险　低于机体需要量与低蛋白饮食、长期蛋白尿致蛋白丢失过多有关。

（1）饮食护理：慢性肾炎患者肾功能减退时应予以优质低蛋白饮食，0.6～0.8g/（kg·d），其中50%以上为优质蛋白。低蛋白饮食时，应适当增加碳水化合物的摄入，以满足机体生理代谢所需要的热量，避免因热量供给不足加重负氮平衡。控制磷的摄入，同时注意补充多种维生素及锌元素，因锌有刺激食欲的作用。

（2）静脉补充营养素：遵医嘱静脉补充必需氨基酸。

（3）营养监测：观察并记录进食情况，包括每天摄取的食物总量、品种，评估膳食中营养成分结构是否合适，总热量是否足够。观察口唇、指甲和皮肤色泽有无苍白；定期监测体重和上臂肌围，有无体重减轻、上臂环围缩小；检测血红蛋白浓度和血清蛋白浓度是否降低。应注意体重指标不适合水肿患者的营养评估。

（七）其他护理诊断问题

1. 焦虑　与疾病的反复发作、预后不良有关。

2. 潜在并发症　慢性肾衰竭。

（八）健康指导

1. 休息与饮食　嘱咐患者加强休息，以延缓肾功能减退。向患者解释优质低蛋白、低磷、低盐、高热量饮食的重要性，指导患者根据自己的病情选择合适的食物和量。

2. 避免加重肾损害的因素　向患者及其家属讲解影响病情进展的因素，指导他们避免加重肾损害的因素，如预防感染，避免预防接种、妊娠和应用肾毒性药物等。

3. 用药指导　介绍各类降压药的疗效、不良反应及使用时的注意事项。如告诉患者ACEI可致血钾升高，以及高血钾的表现等。

4. 自我病情监测与随访的指导　慢性肾炎病程长，需定期随访疾病的进展，包括肾功能、血压、水肿等的变化。

（九）预后

慢性肾炎病程迁延，最终可发展至慢性肾衰竭。其中，长期大量蛋白尿，伴高血压或肾功能已受损者预后较差。

第五节　肾病综合征

肾病综合征是指由各种肾脏疾病所致的，以大量蛋白尿（尿蛋白>3.5g/d）、低蛋白血症（血浆清蛋白<30g/L）、水肿、高脂血症为临床表现的一组综合征。

一、病因与发病机制

肾病综合征可分为原发性和继发性两大类。原发性肾病综合征是指原发于肾脏本身的肾小球疾病，急性肾炎、急进性肾炎、慢性肾炎均可在疾病发展过程中发生肾病综合征。继发性肾病综合征是指继发于全身性或其他系统的疾病，如系统性红斑狼疮、糖尿病、过敏性紫癜、肾淀粉样变性、多发性骨髓瘤等。本节仅讨论原发性肾病综合征。

原发性肾病综合征的发病机制为免疫介导性炎症所致的肾损害。引发原发性肾病综合征的肾小球疾病的主要病理类型有微小病变型肾病、系膜增生性肾小球肾炎、系膜毛细血管性肾小球肾炎、膜性肾病及局灶性节段性肾小球硬化。

二、临床表现

原发性肾病综合征的发病年龄、起病缓急与病理类型有关。微小病变型肾病以儿童多见；系膜增生性好发于青少年，半数起病急骤，部分为隐匿性；系膜毛细血管性好发于青少年，大多起病急骤；局灶性节段性多发于青少年，多隐匿起病；膜性肾病多见于中老年，通常起病隐匿。典型原发性肾病综合征的临床表现如下。

（一）大量蛋白尿

典型病例可有大量选择性蛋白尿（尿蛋白>3.5g/d）。其发生机制为肾小球滤过膜的屏障作用，尤其是电荷屏障受损，肾小球滤过膜对血浆蛋白（多以清蛋白为主）的通透性增高，致使原尿中蛋白含量增多，当超过肾小管的重吸收量时，形成大量蛋白尿。

（二）低蛋白血症

血浆清蛋白低于30g／L，主要为大量清蛋白自尿中丢失所致。肝代偿性合成血浆蛋白不足、胃黏膜水肿致蛋白质摄入与吸收减少等因素可进一步加重低蛋白血症。除血浆清蛋白降低外，血中免疫球蛋白、抗凝及纤溶因子、金属结合蛋白等其他蛋白成分也可减少。

（三）水肿

水肿是肾病综合征最突出的体征，其发生与低蛋白血症所致血浆胶体渗透压明显下降有关。严重水肿者可出现胸腔、腹腔和心包积液。

（四）高脂血症

肾病综合征常伴有高脂血症。其中以高胆固醇血症最为常见；甘油三酯、低密度脂蛋白（low density lipoprotein，LDL）、极低密度脂蛋白（very low-density lipoprotein，VLDL）也常可增加。其发生与低清蛋白血症刺激肝脏代偿性地增加脂蛋白合成以及脂蛋白分解减少有关。

（五）并发症

1. 感染　为肾病综合征常见的并发症，也是导致本病复发和疗效不佳的主要原因。其发生与蛋白质营养不良、免疫功能紊乱及应用肾上腺皮质激素治疗有关。感染部位以呼吸道、泌尿道、皮肤感染最多见。

2. 血栓、栓塞　由于有效血容量减少、血液浓缩及高脂血症使血液黏稠度增加；某些蛋白质自尿中丢失，以及肝脏代偿性合成蛋白质增加，引起机体凝血、抗凝和纤溶系统失衡，加之强效利尿剂的应用进一步加重高凝状态，易发生血管内血栓形成和栓塞，其中以肾静脉血栓最为多见。血栓和栓塞是直接影响肾病综合征治疗效果和预后的重要因素。

3. 急性肾衰竭　因水肿导致有效循环血容量减少、肾血流量下降，可诱发肾前性氮质血症，经扩容、利尿治疗后多可恢复。少数可发展为肾实质性急性肾衰竭，表现为无明显诱因出现少尿、无尿，经扩容、利尿无效，其发生机制可能是肾间质高度水肿压迫肾小管及大量蛋白管型阻塞肾小管，导致肾小管高压，肾小球滤过率骤减所致。

4. 其他　长期高脂血症易引起动脉硬化、冠心病等心血管并发症；长期大量蛋白尿可导致严重的蛋白质营养不良，儿童生长发育迟缓；免疫球蛋白减少致机体抵抗力下降，易发生感染；金属结合蛋白及维生素D结合蛋白丢失可致体内铁、锌、铜缺乏，以及钙、磷代谢障碍。

三、实验室及其他检查

1. 尿液检查　尿蛋白定性一般为＋＋＋～＋＋＋＋，24小时尿蛋白定量超过3.5g。尿中可有红细胞、颗粒管型等。

2．血液检查　血浆清蛋白低于30g／L，血中胆固醇、甘油三酯、低及极低密度脂蛋白均可增高，血IgG可降低。

3．肾功能检查　内生肌酐清除率正常或降低，血肌酐、尿素氮可正常或升高。

4．肾B超检查　双肾正常或缩小。

5．肾活组织病理检查　可明确肾小球病变的病理类型，指导治疗及判断预后。

四、诊断要点

根据大量蛋白尿、低蛋白血症、高脂血症、水肿等临床表现，排除继发性肾病综合征，即可确立诊断，其中尿蛋白＞3.5g／d、血浆清蛋白＜30g／L为诊断的必备条件。肾病综合征的病理类型有赖于肾活组织病理检查。

五、治疗要点

（一）一般治疗

卧床休息至水肿消退，但长期卧床会增加血栓形成机会，故应保持适度的床上及床旁活动。肾病综合征缓解后，可逐步增加活动量。给予高热量、低脂、高维生素、低盐及富含可溶性纤维的饮食。肾功能良好者给予正常量的优质蛋白，肾功能减退者则给予优质低蛋白。

（二）对症治疗

1．利尿消肿　多数患者经使用肾上腺皮质激素和限水、限钠后可达到利尿消肿的目的。经上述治疗水肿不能消退者可用利尿剂，包括：①噻嗪类利尿药：常用氢氯噻嗪25mg，每天3次。②保钾利尿药：常用氨苯蝶啶50mg，每天3次作为基础治疗，与噻嗪类利尿药合用可提高利尿效果，减少钾代谢紊乱。③袢利尿药：常用呋塞米，20～120mg／d。④渗透性利尿药：常用不含钠的低分子右旋糖酐静滴，随之加用袢利尿药可增强利尿效果。少尿者应慎用渗透性利尿剂，因其易与蛋白一起形成管型，阻塞肾小管。⑤静脉输注血浆或血浆清蛋白，提高胶体渗透压，同时加用袢利尿剂，常有良好的利尿效果。但应严格掌握用药适应证。注意利尿不能过猛，以免血容量不足，诱发血栓形成和肾损害。

2．减少尿蛋白　持续大量蛋白尿可致肾小球高滤过，加重损伤，促进肾小球硬化。应用ACEI和其他降压药，可通过有效控制高血压达到不同程度的减少尿蛋白的作用。

3．降脂治疗　高脂血症可加速肾小球疾病的发展，增加心、脑血管病的发生率，故肾病综合征的高脂血症应予以治疗。大多数患者仅用低脂饮食难以控制血脂，需用降脂药物。羟甲基戊二酰辅酶A还原酶抑制剂，如洛伐他汀等为首选的降脂药。

（三）抑制免疫与炎症反应

此为肾病综合征的主要治疗。

1．肾上腺皮质激素　可抑制免疫反应，减轻、修复滤过膜损害，并有抗炎、抑制醛固酮和抗利尿激素等作用。激素的使用原则为起始足量、缓慢减药和长期维持。目前常用药为泼尼松，开始口服剂量1mg／（kg·d），8～12周后每2周减少原用量的10％，当减至0.4～0.5mg／（kg·d）时，维持6～12个月。激素可采用全天量顿服；维持用药期间，两天量隔天1次顿服，以减轻激素的不良反应。

2．细胞毒药物　用于"激素依赖型"或"激素抵抗型"肾病综合征，常与激素合用。环磷酰胺为最常用的药物，每天100～200mg，分次口服，或隔天静注，总量达到6～8g后停药。

3．环孢素　用于激素抵抗和细胞毒药物无效的难治性肾病综合征。环孢素可通过选择性抑制T辅助细胞及T细胞毒效应细胞而起作用。常用剂量为5mg／（kg·d），分2次口服，服药期间需监测并维持其血浓度谷值为100～200ng／mL。服药2～3个月后缓慢减量，共服半年左右。

（四）并发症防治

1．感染　一般不主张常规使用抗生素预防感染，但一旦发生感染，应选择敏感、强效及无肾毒性的抗生素进行治疗。

2．血栓及栓塞　当血液出现高凝状态时应给予抗凝剂如肝素，并辅以血小板解聚药如双嘧达莫。一旦出现血栓或栓塞时，应及早给予尿激酶或链激酶溶栓，并配合应用抗凝剂。

3．急性肾衰竭　利尿无效且达到透析指征时应进行透析治疗。

（五）中医中药治疗

如雷公藤等，具有抑制免疫、抑制系膜细胞增生、改善滤过膜通透性的作用，可与激素及细胞毒类药物联合应用。

六、护理评估

（一）病史

1．起病与症状特点　询问疾病的起始时间、急缓和主要症状。肾病综合征患者最常见和突出的症状是水肿，应详细询问患者水肿的发生时间、部位、程度、特点、消长情况，以及有无胸闷、气促、腹胀等胸腔、腹腔、心包积液的表现。询问有无肉眼血尿、血压异常和尿量减少。有无发热、咳嗽、咳痰、皮肤感染和尿路刺激征等感染征象。

2．检查与治疗经过　了解是否曾做过尿常规、肾功能、肾B超等检查，其结果如何；是否已治疗过，并详细询问以往的用药情况，尤其是利尿剂、激素、细胞毒药物等药物。

（二）身体评估

1．一般状态　患者的精神状态、营养状况、生命体征和体重有无异常。

2．水肿　水肿的范围、特点以及有无胸腔、腹腔、心包积液和阴囊水肿。

（三）实验室及其他检查

1．血液和尿液检查　检测尿蛋白、血浆清蛋白浓度、血脂浓度、肾功能等有无异常。

2．肾活组织病理检查　了解本病的病理类型。

七、常用护理诊断问题

1．体液过多　与低蛋白血症致血浆胶体渗透压下降等有关。

2．营养失调　低于机体需要量与大量蛋白尿、摄入减少及吸收障碍有关。

3．有感染的危险　与机体抵抗力下降、应用激素和（或）免疫抑制剂有关。

4．有皮肤完整性受损的危险　与水肿、营养不良有关。

八、目标

1．患者水肿程度减轻或消失。

2．能正常进食，营养状况逐步改善。

3．无感染发生。

4．皮肤无损伤或发生感染。

九、护理措施及依据

（一）体液过多

具体护理措施参见本章第二节"水肿"的护理。

（二）营养失调

1．饮食护理　一般给予正常量的优质蛋白，但当肾功能不全时，应根据内生肌酐清除率调整蛋白质的摄入量；供给足够的热量，每公斤体重不少于126～147kJ／d（30～35kcal／d）；少食富含饱和脂肪酸的动物脂肪，多食富含多聚不饱和脂肪酸的植物油，并增加富含可溶性纤维的食物如燕麦、豆类等，以控制高脂血症；注意维生素及元素铁、钙等的补充；给予低盐饮食以减轻水肿，具体参见本章第二节"水肿"的护理。

2．营养监测　记录进食情况，评估饮食结构是否合理，热量是否充足。定期测量血浆清蛋白、血红蛋白等指标，评估机体的营养状态。

（三）有感染的危险

1．预防感染

（1）保持环境清洁：保持病房环境清洁，定时开门窗通风换气，定期进行空气消毒，并用消毒药水拖地、擦桌椅，保持室内温度和湿度合适。尽量减少病区的探访人次，限制上呼吸道感染者探访。

（2）预防感染指导：告知患者预防感染的重要性；协助患者加强全身皮肤、口腔黏膜和会阴部护理，防止皮肤和黏膜损伤；指导其加强营养和休息，增强机体抵抗力；

遇寒冷季节，注意保暖。

2．病情观察　监测生命体征，注意体温有无升高；观察有无咳嗽，咳痰，肺部干、湿啰音，尿路刺激征，皮肤红肿等感染征象。

（四）有皮肤完整性受损的危险

具体护理措施参见本章第二节"水肿"的护理。

十、评价

1．患者的水肿减轻或消退。

2．饮食结构合理，营养状况改善。

3．能积极采取预防感染的措施，未发生感染。

4．皮肤无损伤或发生感染。

十一、其他护理诊断问题

1．知识缺乏　缺乏与本病有关的防治知识。

2．焦虑　与本病的病程长、易反复发作有关。

3．潜在并发症　血栓形成、急性肾衰竭、心脑血管并发症。

十二、健康指导

1．休息与运动　注意休息，避免劳累，应适当活动，以免发生肢体血栓等并发症。

2．饮食指导　告诉患者优质蛋白、高热量、低脂、高膳食纤维和低盐饮食的重要性，指导患者根据病情选择合适的食物，并合理安排每天饮食。

3．预防感染　避免受凉、感冒，注意个人卫生。

4．用药指导　告诉患者不可擅自减量或停用激素，介绍各类药物的使用方法、使用时的注意事项以及可能的不良反应。

5．自我病情监测与随访的指导　监测水肿、尿蛋白和肾功能的变化。注意随访。

十三、预后

肾病综合征的预后取决于肾小球疾病的病理类型、有无并发症、是否复发及用后的疗效。一般而言，局灶性节段性肾小球硬化、系膜毛细血管性肾炎、重度系膜增生性肾炎预后差。

第六节　尿路感染

尿路感染简称尿感，是由于各种病原微生物感染所引起的尿路急、慢性炎症。多见于育龄女性、老年人、免疫功能低下者。根据感染发生的部位，可分为上尿路感染和下尿路感染，上尿路感染主要是肾盂肾炎，下尿路感染主要是膀胱炎。

一、病因与发病机制

（一）病因

主要为细菌感染所致，致病菌以革兰阴性杆菌为主，其中以大肠埃希菌最常见，占70%以上；其次为副大肠埃希菌、变形杆菌、克雷白杆菌、产气杆菌、沙雷杆菌、产碱杆牙、粪链球菌、铜绿假单胞菌和葡萄球菌；偶见厌氧菌、真菌、病毒和原虫感染。铜绿假单胞菌感染常发生于尿路器械检查后或长期留置导尿管的患者，性生活活跃女性以柠檬色或白色葡萄球菌感染多见，尿路结石者以变形杆菌、克雷白杆菌感染多见，糖尿病及免疫功能低下者可发生真菌感染。

（二）发病机制

1. 感染途径　90%尿路感染的致病菌源自上行感染。正常情况下尿道口周围有少量细菌寄居，一般不引起感染。当机体抵抗力下降，尿道黏膜有损伤或入侵细菌毒力大、致病力强时，细菌可侵入尿道并沿尿路上行至膀胱、输尿管或肾脏而发生尿路感染。细菌经由血循环到达肾脏为血行感染，临床少见，多发生于原有严重尿路梗阻或机体免疫力极差者，金黄色葡萄球菌为主要致病菌。

2. 机体防御能力　细菌进入泌尿系统后是否引起感染与机体的防御功能和细菌本身的致病力有关。机体的防御功能主要包括以下几个方面。

（1）尿液的冲刷作用可清除绝大部分入侵的细菌。

（2）尿路黏膜及其所分泌IgA和IgG等可抵御细菌入侵。

（3）尿液中高浓度尿素和酸性环境不利于细菌生长。

（4）男性前列腺分泌物可抑制细菌生长。

3. 易感因素

（1）女性：因尿道短而直，尿道口离肛门近而易被细菌污染。尤其在经期、妊娠期、绝经期和性生活后较易发生感染。

（2）尿流不畅或尿液反流：尿流不畅是尿路感染最重要的易感因素。尿流不畅时，上行的细菌不能被及时地冲刷出尿道，易在局部停留、生长和繁殖而发生感染。最常见于尿路结石、膀胱癌、前列腺增生等各种原因所致的尿路梗阻。此外，泌尿系统畸形和结构异常如肾发育不良、肾盂及输尿管畸形也可引起尿流不畅和肾内反流而易发生感染，膀胱-输尿管反流可使膀胱内的含菌尿液进入肾盂而引起感染。

（3）使用尿道插入性器械：如留置导尿管、膀胱镜检查、尿道扩张术等可引起尿道黏膜损伤，并可将前尿道或尿道口的细菌带入膀胱或上尿路而致感染。

（4）机体抵抗力低下：全身性疾病如糖尿病、慢性肾脏疾病、慢性腹泻、长期卧床的重症慢性疾病和长期使用肾上腺皮质激素等，可使机体抵抗力下降而易发生尿路感染。

（5）尿道口周围或盆腔炎症：如妇科炎症、细菌性前列腺炎均可引起尿路感染。

二、临床表现

（一）膀胱炎

约占尿路感染的60%，患者主要表现为尿频、尿急、尿痛等膀胱刺激症状，伴耻骨上不适。一般无全身毒血症状，常有白细胞尿，30%有血尿，偶有肉眼血尿。

（二）急性肾盂肾炎

临床表现因炎症程度不同而差异较大，多数起病急骤，表现如下。

1. 全身表现　常有寒战、高热，伴有头痛、全身酸痛、无力、食欲减退。轻者全身表现较少，甚至缺如。

2. 泌尿系统表现　常有尿频、尿急、尿痛等膀胱刺激症状，多伴有腰痛或肾区不适、肋脊角压痛和（或）叩击痛。可有脓尿和血尿。部分患者可无明显的膀胱刺激症状，而以全身症状为主，或表现为血尿伴低热和腰痛。

3. 并发症　较少，当细菌毒力强，合并尿路梗阻或机体抵抗力下降时可发生肾乳头坏死和肾周脓肿。前者主要表现为高热、剧烈腰痛和血尿，可有坏死组织脱落随尿排出，发生肾绞痛；后者除原有肾盂肾炎症状加重外，常出现明显单侧腰痛，向健侧弯腰时疼痛加剧。

（三）无症状性菌尿

又称隐匿型尿感，即有真性菌尿但无尿路感染的症状。多见于老年人和孕妇，60岁以上老年人的发生率为10%，孕妇为7%。如不治疗，约20%无症状菌尿者可发生急性肾盂肾炎。

三、实验室及其他检查

（一）尿常规

尿中白细胞显著增加，出现白细胞管型提示肾盂肾炎；红细胞也增加，少数可有肉眼血尿；尿蛋白常为阴性或微量。

（二）尿细菌学检查

新鲜清洁中段尿细菌定量培养菌落计数≥10^5/mL，如能排除假阳性，且为同一菌种。此外，膀胱穿刺尿定性培养有细菌生长也提示真性菌尿。

（三）影像学检查

对于慢性、反复发作或经久不愈的肾盂肾炎，可行腹部平片、ⅣP，以确定有无结石、梗阻、泌尿系统先天性畸形和膀胱-输尿管反流等，但尿路感染急性期不宜做ⅣP。

（四）其他

急性肾盂肾炎的血常规可有白细胞计数增多，中性粒细胞核左移。

四、诊断要点

典型尿路感染可根据膀胱刺激征、尿液改变和尿液细菌学检查加以确诊。

不典型患者则主要根据尿细菌学检查作出诊断。尿细菌学检查的诊断标准为新鲜清洁中段尿细菌定量培养菌落计数≥10/mL。

对于有明显的全身感染症状、腰痛、肋脊角压痛和叩击痛、血液中白细胞计数增高的患者，多考虑为肾盂肾炎。但尿路感染的定位诊断，不能依靠临床症状和体征，因不少肾盂肾炎患者无典型临床表现，而在表现为膀胱炎的患者中，约1/3是亚临床型肾盂肾炎。目前临床上还没有一种令人满意的实验室方法进行定位诊断。

五、治疗要点

（一）急性膀胱炎

一般采用单剂量或短程疗法的抗菌药物治疗。

1. 单剂量疗法　可选用磺胺类（复方磺胺甲噁唑6片，顿服）或氟喹酮类（如氧氟沙星0.4g，顿服），但单剂量疗法易复发。

2. 短程疗法　多用3天疗法，可给予磺胺类，如复方磺胺甲噁唑2片，每天2次；或氟喹酮类，如氧氟沙星0.2g，每天3次。

（二）急性肾盂肾炎

1. 应用抗生素　轻型肾盂肾炎宜口服有效抗菌药物14天，可选用磺胺类和氟喹酮类（剂量同急性膀胱炎），一般用药72小时可显效，若无效则应根据药物敏感试验更改药物。

严重肾盂肾炎有明显毒血症状者需肌注或静脉用药，可选用氨基糖苷类、青霉素类（如氨苄西林2g，每天3次）、头孢类（如头孢唑啉0.5g，每天3次）等药物，获得尿培养结果后应根据药敏选药，必要时联合用药，另外，严重肾盂肾炎应在病情允许时，做影像学检查，以确定有无尿路梗阻，尤其是结石等。

2．碱化尿液　口服碳酸氢钠片（10g，每天3次），可增强上述抗菌药物的疗效，减轻尿路刺激症状。

（三）无症状细菌尿

对于非妊娠妇女和老年人无症状细菌尿，一般不予治疗。妊娠妇女的无症状细菌尿则必须治疗，选用肾毒性较小的抗菌药物，如青霉素类、头孢类等，不宜用氯霉素、四环素、氟喹酮类，慎用复方磺胺甲𫫇唑和氨基糖苷类。学龄前儿童的无症状细菌尿也应予以治疗。

（四）再发性尿路感染

再发性尿感是指尿感经治疗，细菌尿转阴后，再次发生真性细菌尿。再发可分为复发和重新感染，其中重新感染约占80%。复发是指原致病菌再次引起感染，通常在停药1个月内发生；而重新感染是指因另一种新致病菌侵入而引起感染，一般多在停药1个月后发生。对于复发性尿感，应积极寻找并去除易感因素如尿路梗阻等，并选用有效的强力杀菌性抗生素，在允许的范围内用最大剂量，治疗6周，如不成功，可再延长疗程或改为注射用药。再发性尿感为重新感染引起者，提示患者的尿路防御功能低下，可采用长程低剂量抑菌疗法作预防性治疗，如每晚临睡前排尿后口服复方磺胺甲𫫇唑半片，疗程半年，如停药后再发，则再给予此疗法1～2年或更长。

六、常用护理诊断问题、措施及依据

1．排尿障碍　尿频、尿急、尿痛与泌尿系统感染有关。具体护理措施参见本章第二节"尿路刺激征"的护理。

2．体温过高　与急性肾盂肾炎有关。

（1）饮食护理：给予清淡、营养丰富、易消化食物。高热者注意补充水分，同时做好口腔护理。

（2）休息和睡眠：增加休息与睡眠，为患者提供一个安静、舒适的休息环境，加强生活护理。

（3）病情观察：监测体温、尿液性状的变化，有无腰痛加剧。如高热持续不退或体温升高，且出现腰痛加剧等，应考虑可能出现肾周脓肿、肾乳头坏死等并发症，需及时通知医生。

（4）物理降温：高热患者可采用冰敷、酒精擦浴等措施进行物理降温。

（5）用药护理：遵医嘱给予抗菌药物，注意药物用法、剂量、疗程和注意事项，如口服复方磺胺甲𫫇唑期间要注意多饮水，并同时服用碳酸氢钠，以增强疗效、减少磺胺结晶形成。尿路感染的疗效评价标准如下。

1）见效：治疗后复查菌尿转阴。

2）治愈：完成抗菌药物疗程后，菌尿转阴，于停用抗菌药物1周和1个月分别复查

1次，如无菌尿，则可认为尿路盛染已治愈。

3）治疗失败：治疗后持续菌尿或复发。

七、其他护理诊断问题

1．潜在并发症　肾乳头坏死、肾周脓肿等。

2．知识缺乏　缺乏预防尿路感染的知识。

八、健康指导

（一）疾病知识指导

1．保持规律生活，避免劳累，坚持体育运动，增加机体免疫力。

2．多饮水、勤排尿是预防尿路感染最简便而有效的措施，每天应摄入足够的水分，保证每天尿量不少于1500mL。

3．注意个人卫生，尤其是会阴部及肛周皮肤的清洁，特别是月经期、妊娠期、产褥期。教会患者正确清洁外阴的方法。

4．与性生活有关的反复发作者，应注意性生活后立即排尿，并服用抗菌药物预防。

（二）治疗配合

嘱患者按时、按量、按疗程服药，勿随意停药，并按医嘱定期随访。教会患者识别尿路感染的临床表现，一旦发生尽快诊治。

九、预后

急性肾盂肾炎如及时治疗，90%可以治愈。若存在尿路梗阻、畸形等易感因素，则必须纠正易感因素，否则很难治愈，且可演变为慢性肾盂肾炎，甚至发展为慢性肾衰竭。

第七节　急性肾衰竭

急性肾衰竭是由于各种病因引起的短时间内（数小时或数天）肾功能突然下降而出现的临床综合征。主要表现为血肌酐（creatinine，Cr）和血尿素氮（blood urea nitrogen，BUN）升高，水、电解质和酸碱平衡失调及全身各系统并发症。常伴有少尿（<400mL／24h），但也可以无少尿表现。本综合征有广义和狭义之分，广义的急性肾衰竭可分为肾前性、肾性和肾后性三类。狭义的急性肾衰竭是指急性肾小管坏死（acute tubular necrosis，ATN）。

一、病因与发病机制

（一）病因

1．肾前性　肾脏本身无器质性病变，因某些能致有效循环血量减少、心排血量下降及引起肾血管收缩的因素导致肾血流灌注不足，以至肾小球滤过率下降而发生急性肾衰竭。常见病因如下。

（1）血容量减少：主要为各种原因的液体丢失和出血。

（2）有效动脉血流量减少和肾内血流动力学改变：包括肾前小动脉收缩或肾后小动脉扩张。

2．肾后性　由于各种原因的急性尿路梗阻所致，梗阻可发生在尿路从肾盂到尿道的任一水平。肾后性因素多为可逆性，及时解除病因常可使肾功能得以恢复。常见病因有尿路结石、双侧肾盂积液、前列腺增生和肿瘤等。

3．肾性　由于肾实质损伤所致，最常见的是肾缺血或肾毒性物质损伤肾小管上皮细胞。常见的肾性因素如下。

（1）急性肾小管坏死：为最常见的急性肾衰竭类型，约占75%～80%，多数可逆。

（2）急性肾间质病变。

（3）肾小球和肾小血管病变。

（二）发病机制

急性肾小管坏死的发病机制尚未完全明了，一般认为不同病因、不同的病理损害类型，有其不同的始动机制和持续发展因素。目前对于缺血所致急性肾小管坏死的发病机制，主要有以下解释。

1．肾血流动力学改变　主要为肾血浆流量下降，肾内血流重新分布，表现为肾皮质血流量减少，肾髓质充血等。造成上述血流动力学障碍的原因众多，其中最主要的机制是血管收缩因子（内皮素）产生过多，舒张因子（一氧化氮）产生相对过少。

2．肾小管上皮细胞代谢障碍　主要为缺氧所致。

（1）ATP含量明显下降。

（2）Ca^{2+}-ATP酶活力下降，线粒体肿胀，能量代谢失常。

（3）细胞膜上磷脂酶因能量代谢障碍而大量释放，进一步促使线粒体及细胞膜功能失常。

（4）细胞内酸中毒等。

3．肾小管上皮脱落，管腔中管型形成　肾小管管腔堵塞造成压力过高，加剧了已有的组织水肿，进一步降低了肾小球滤过及肾小管间质缺血性障碍。

二、病理

由于病因及病变的严重程度不同，病理改变可有显著差异。肉眼见肾脏增大而质软，剖面可见髓质呈暗红色，皮质肿胀，因缺血而呈苍白色。典型的缺血性急性肾衰竭光镜检查见肾小管上皮细胞片状和灶性坏死，从基底膜上脱落，肾小管管腔管型堵塞。管型由未受损或变性的上皮细胞、细胞碎片、Tamm-Horsfall黏蛋白和色素组成。肾缺血者，基底膜已遭破坏。如基底膜完整性存在，则肾小管上皮细胞可迅速地再生，否则上皮细胞不能再生。

肾毒性急性肾衰竭形态学变化最明显的部位在近端肾小管的曲部和直部。肾小管上皮细胞坏死不如缺血性急性肾衰竭明显。

三、临床表现

急性肾小管坏死是肾性急性肾衰竭最常见的类型，通常按其病因分为缺血性和肾毒性。临床上常常是多因素的，临床表现包括原发疾病、急性肾衰竭引起的代谢紊乱和并发症等3个方面。典型病程可分为3期：起始期、维持期、恢复期。

（一）起始期

指典型肾前性氮质血症至肾小管坏死之前这一阶段。此期有严重肾缺血，但尚未发生明显的肾实质损伤，若及时治疗可避免ATN的发生。此期以原发病的症状体征为主要表现，伴有尿渗透压和滤过钠排泄分数下降。起始期历时短，仅数小时至1～2天，且损害可逆转。

（二）维持期

又称少尿期，典型的为7～14天，也可短至几天，有时可长至4～6周。肾小球滤过率保持在低水平，许多患者可出现少尿（<400mL/d）。但有些患者可没有少尿，尿量在400mL/d以上，称非少尿型急性肾衰竭，其病情大多较轻，预后较好。然而不论尿量是否减少，随着肾功能减退，临床上均可出现一系列尿毒症表现。

1．急性肾衰竭的全身并发症

（1）消化系统症状：为最早出现的系统症状，可有食欲减退、恶心、呕吐、腹胀、腹泻等，严重者可发生消化道出血。

（2）呼吸系统症状：除肺部感染的症状外，因容量负荷过度，可出现呼吸困难、咳嗽、憋气、胸痛等症状。

（3）循环系统症状：多因尿少和未控制饮水，以致体液过多而出现高血压、心力衰竭和水肿表现；因毒素滞留、电解质紊乱、贫血及酸中毒，可引起各种心律失常及心肌病变。

（4）神经系统症状：可出现意识障碍、躁动、谵妄、抽搐、昏迷等尿毒症脑病症状。

（5）血液系统症状：可有出血倾向和轻度贫血现象。

（6）其他：常伴有感染，其发生与进食少、营养不良、免疫力低下等因素有关，感染是肾衰竭的主要死亡原因之一。此外，在急性肾衰竭同时或在疾病发展过程中还可合并多器官功能衰竭，患者死亡率可高达70%以上。

2．水、电解质和酸碱平衡失调　其中高钾血症、代谢性酸中毒最为常见。

（1）代谢性酸中毒：由于肾小球滤过功能降低，使酸性代谢产物排出减少，同时又因急性肾衰竭常合并高分解代谢状态，使酸性产物明显增多。表现为恶心、呕吐、疲乏、嗜睡和呼吸深长。

（2）高钾血症：少尿期钾排泄减少使血钾升高；若并发感染、热量摄入不足及组织大量破坏均可使钾从细胞内释放到细胞外液，引起高钾血症；此外，酸中毒也可引起血钾升高，高钾血症是少尿期的重要死因。患者可出现恶心、呕吐、四肢麻木、烦躁、胸闷等症状，并可发生心率减慢、心律不齐，甚至室颤、心脏骤停。

（3）低钠血症：主要是由于水潴留引起稀释性低钠血症。

（4）其他：可有低钙、高磷、低氯血症等，但远不如慢性肾衰竭时明显。

（三）恢复期

此期肾小管细胞再生、修复，肾小管完整性恢复。肾小球滤过率逐渐恢复至正常或接近正常范围。少尿型患者开始出现利尿，可有多尿表现，每天尿量可达3000～5000mL，甚至更多。通常持续约1～3周，继而再恢复正常。与肾小球滤过率相比，肾小管上皮细胞功能（溶质和水的重吸收）的恢复相对延迟，常需数月后才能恢复。部分病例肾小管浓缩功能不全可持续1年以上，若肾功能持久不恢复，提示肾脏遗留有永久性损害。

四、实验室及其他检查

（一）血液检查

可有轻、中度贫血，血肌酐平均每天增加≥44.2／μmol／L，高分解代谢者上升速度更快，平均每天增加≥176.8／μmol／L。血清钾浓度常＞5.5mmol／L。血气分析示血pH值常低于7.35，碳酸氢根离子浓度低于20mmol／L。可有低钠、低钙、高磷血症。

（二）尿液检查

尿液外观多混浊，尿蛋白多为+～++，以中、小分子蛋白质为主，可见肾小管上皮细胞、上皮细胞管型、颗粒管型，少许红细胞和白细胞等。尿比重降低且固定，多在1.015以下，尿渗透浓度低于350mmol／L，尿与血渗透浓度之比低于1：1。

尿钠增高，多在20～60mmol／L，尿肌酐与血肌酐之比常低于10，滤过钠排泄分数（即尿钠、血钠之比，尿肌酐、血肌酐之比×100）大于1。肾衰指数（尿钠浓度与尿肌酐、血肌酐比值之比）常大于1。注意尿液指标检查必须在输液、使用利尿剂和高渗药物之前，否则结果有偏差。

（三）影像学检查

尿路超声显像对排除尿路梗阻和慢性肾功能不全很有帮助。必要时CT等检查可显示是否存在与压力相关的扩张。如疑由梗阻所致，可做逆行性或下行性肾盂造影。X线或放射性核素检查对检查血管有无阻塞有帮助，但要明确诊断仍需行肾血管造影。

（四）肾活组织检查

肾活组织检查是重要的检查手段。在排除了肾前性和肾后性原因后，没有明确致病原因（肾缺血或肾毒素）的肾性急性肾衰竭都有肾活组织检查指征。

五、诊断要点

患者尿量突然明显减少，肾功能急剧恶化（即血肌酐每天升高超过44.2μmol／L或在24～72小时内血肌酐值相对增加25％～100％），结合临床表现、原发病因和实验室检查，一般不难作出诊断。

六、治疗要点

（一）纠正可逆病因，预防额外损伤

急性肾衰竭首先要纠正可逆的病因，例如各种严重外伤、心力衰竭、急性失血，积极处理血容量不足、休克和感染等。应停用影响肾灌注或具有肾毒性的药物。

（二）维持体液平衡

每天补液量应为显性失液量加上非显性失液量减去内生水量，应坚持"量出为入"的原则，控制液体入量。具体计算每天的进液量可按前一天尿量加500mL计算。发热患者只要体重不增加，可适当增加进液量。

（三）饮食和营养

补充营养以维持机体的营养状况和正常代谢，有助于损伤细胞的修复和再生，提高存活率。

（四）高钾血症

密切监测血钾的浓度，当血钾超过6.5mmol／L，心电图表现异常变化时，应予以紧急处理。

1．给予10％葡萄糖酸钙10～20mL，稀释后缓慢静注（不少于5发展）。

2．5％NaHCO₃或11.2％乳酸钠100～200mL静滴，纠正酸中毒并同时促使钾离子向细胞内移动。

3．50％葡萄糖液50mL加普通胰岛素10U缓解静注。

4．钠型离子交换树脂15～30g口服，每天3次。

5. 以上措施无效时，透析治疗是最有效的治疗。

（五）代谢性酸中毒

应及时处理，如HCO_3^-防低于15mmol/L可选用5% $NaHCO_3$ 100～250mL静滴。对严重酸中毒者应立即开始透析。

（六）感染

一旦出现感染迹象，应尽早使用抗生素。根据细菌培养和药物敏感试验选用对肾无毒或毒性低的药物，并按内生肌酐清除率调整用药剂量。

（七）心力衰竭

临床表现与一般心力衰竭相仿，处理措施也基本相同，但利尿剂和洋地黄对这类患者的疗效较差。药物治疗以扩血管为主，应用减轻肾负荷的药物。容量负荷过重的心力衰竭最有效的治疗是透析治疗。

（八）透析治疗

明显尿毒症综合征，包括心包炎、严重脑病、高钾血症、严重代谢性酸中毒、容量负荷过重且对利尿药治疗无效者，均是透析治疗的指征。对非高分解型、尿量不少的患者可施行内科保守治疗。重症患者则倾向于早期进行透析治疗，其目的如下。

1. 尽早清除体内过多的水分、毒素。

2. 纠正高钾血症和代谢性酸中毒。

3. 减少并发症和病死率。

4. 放宽对液体、热量、蛋白质及其他营养物质摄入量的限制，有利于肾损伤细胞的修复和再生。

（九）多尿期的治疗

此期治疗重点仍为维持水、电解质和酸碱平衡，控制氮质血症，治疗原发病和防治各种并发症。在多尿期的开始阶段，即使尿量已超过2500mL/d，但因肾小球滤过率尚未恢复，肾小管的浓缩功能仍较差，血尿素氮仍可继续上升，故对已进行透析者，应维持透析。当一般情况明显改善，可暂停透析加以观察，病情稳定后方可停止透析。

（十）恢复期的治疗

一般无须特殊处理，定期随访肾功能，避免肾毒性药物的使用。

七、常用护理诊断问题、措施及依据

（一）营养失调

低于机体需要量与患者食欲减退、限制蛋白质摄入、透析和原发疾病等因素有关。

1. 饮食护理 对能进食的患者，给予高生物效价的优质蛋白，蛋白质的摄入量应限制为0.8g／（kg·d），并适量补充必需氨基酸。对有高分解代谢或营养不良以及接受透析的患者，其蛋白质摄入量可适当放宽。给予高碳水化合物和高脂饮食，以供给足够的热量，保持机体正氮平衡。急性肾衰竭患者每天所需热量为147kJ／kg（35kcal／kg）。尽可能减少钠、钾、氯的摄入量。

2. 对症护理 对于有恶心、呕吐的患者，可遵医嘱应用止吐药，待其舒适时再给予适量食物，并做好口腔护理，增进食欲。不能以口进食者可用鼻饲或静脉补充营养物质。

3. 监测营养状况 监测反映机体营养状况的指标是否改善，如血浆清蛋白等。

（二）有感染的危险

与机体抵抗力降低及侵入性操作等有关。

（三）潜在并发症

水、电解质、酸碱平衡失调。

1. 休息与体位 应绝对卧床休息以减轻肾脏负担，抬高水肿的下肢，昏迷者按昏迷患者护理常规进行护理。

2. 维持与监测水平衡 坚持"量出为入"的原则。严格记录24小时出入液量，同时将出入量的记录方法、内容告诉患者，以便得到患者的充分配合。具体参见本章第二节"水肿"的护理。

严密观察患者有无体液过多的表现：①有无水肿；②每天的体重有无增加，若1天增加0.5kg以上，提示补液过多；③血清钠浓度是否正常，若偏低且无失盐，提示体液潴留；④正常中心静脉压为6～10cmH$_2$O（0.59～0.98kPa），若高于12cmH$_2$O（1.17kPa），提示体液过多；⑤胸部X片血管影有无异常，肺充血征象提示体液潴留；⑥若无感染征象，出现心率快、呼吸加速和血压增高，应怀疑体液过多。

3. 监测并及时处理电解质、酸碱平衡失调

（1）监测血清电解质的变化，如发现异常及时通知医生处理。

（2）密切观察有无高钾血症的征象，如脉率不齐、肌无力、心电图改变等。血钾高者应限制钾的摄入，少用或忌用富含钾的食物，如紫菜、菠菜、苋菜、薯类、山药、坚果、香蕉、香菇、榨菜等。预防高钾血症的措施还包括积极预防和控制感染、及时纠正代谢性酸中毒、禁止输入库存血等。

（3）限制钠盐。

（4）密切观察有无低钙血症的征象，如手指麻木、易激惹、腱反射亢进、抽搐等。如发生低钙血症，可摄入含钙量较高的食物如牛奶，并可遵医嘱使用活性维生素D及钙剂等。

八、其他护理诊断问题

1. 潜在并发症　高血压脑病、急性左心衰竭、心律失常、心包炎、弥散性血管内凝血（disseminated intravascular coagulation，DIC）、多脏器功能衰竭等。

2. 恐惧　与肾功能急骤恶化、病情重等因素有关。

3. 有皮肤完整性受损的危险　与体液过多、抵抗力下降有关。

九、健康指导

（一）预防疾病指导

慎用氨基糖苷类等肾毒性抗生素。尽量避免使用大剂量造影剂的X线检查，尤其是老年人及肾血流灌注不良者（如脱水、失血、休克）。加强劳动防护，避免接触重金属工业毒物等。误服或误食毒物时，应立即进行洗胃或导泻，并采用有效解毒剂。

（二）对患者的指导

恢复期患者应加强营养，增强体质，适当锻炼；注意个人清洁卫生，注意保暖，防止受凉；避免妊娠、手术、外伤等。强调监测肾功能、尿量的重要性，叮嘱患者定期随访，并教会其测量和记录尿量的方法。

十、预后

本病预后与原发病性质、患者年龄、肾功能受损程度及是否早期诊断和早期治疗、透析、有无多脏器功能衰竭等并发症有关。本病患者直接死于急性肾衰竭本身的少见，主要死因在于原发病和并发症，尤其是多脏器功能衰竭、感染。本病发展成慢性肾衰竭者少见。

第七章　血液系统疾病

第一节　概述

血液系统疾病系指原发或主要累及血液和造血器官的疾病，简称血液病。血液病的种类较多，包括各类红细胞疾病、白细胞疾病以及出血性疾病。其共同特点多表现为外周血中的细胞和血浆成分的病理性改变，机体免疫功能低下以及出、凝血机制的功能紊乱，还可出现骨髓、脾、淋巴结等造血组织和器官的结构及其功能异常。近年来，随着基础医学研究的不断深入和发展，不但使血液病在发病机制的阐明、诊断的确立、药物疗效的观察与评价、治疗策略的选择与制定、病情监测等方面达到更新的水平，而且使血液病在治疗手段上也有很大的发展，如联合化学治疗、造血干细胞移植、免疫调节剂及单克隆抗体和细胞因子的临床应用等。在配合新技术、新疗法的实施过程中，血液病的专科护理也得到了发展，包括饮食指导、心理护理、症状护理（特别是预防和控制感染、出血的护理）、各种化疗药物的配制与应用、成分输血的护理等。

一、血液系统的结构、功能与疾病的关系

（一）造血器官及血细胞的生成

造血器官和组织包括骨髓、脾、淋巴结以及分布在全身各处的淋巴组织和单核-吞噬细胞系统。胚胎早期，肝、脾为机体主要的造血器官；胚胎后期至出生后，骨髓成为主要的造血器官，但当机体需要时，如慢性溶血，已经停止造血的肝、脾可部分地恢复其造血功能，成为髓外造血的主要场所。

骨髓是人体最主要的造血器官，位于骨髓腔内，约占体重的4.5%，有红骨髓和黄骨髓之分。红骨髓为造血组织，黄骨髓为脂肪组织。婴幼儿时期，所有骨髓均为红骨髓，造血功能活跃。随着年龄的增长，除了四肢长骨的骨骺端及躯干骨，其余骨髓腔内的红骨髓逐渐为黄骨髓所取代。但当机体需要大量血细胞时（如大出血或溶血等），黄骨髓可转变为红骨髓而参与造血。

造血干细胞是各种血细胞的起始细胞，具有不断自我更新、多向分化与增殖的能力，又称多能或全能干细胞。在一定条件和某些因素的调节下，造血干细胞（hematopoietic stem cell，HSC）能增殖、分化为各类血细胞的祖细胞，即造血祖细胞。

由于其已失去多向分化的能力，只能向一个或几个血细胞系定向增殖与分化，如红细胞系、粒细胞系和巨核细胞系，故又称为定向干细胞。造血干细胞最早起源于胚胎期第三周初的卵黄囊中的血岛，后经血流迁移到胚胎的肝、脾和骨髓。作为胎儿外周血组成部分的脐带血与胎盘血内也含有较多的HSC。出生后，HSC主要存在于红骨髓，外周血中含量明显减少。HSC在体内形成HSC池，在细胞因子的调控下，其自我更新与多向分化之间保持动态平衡，以维持HSC数量的稳定。HSC的更新与分化是决定骨髓和外周血中各细胞系比例的关键所在。由基质细胞（包括骨髓中的网状细胞、内皮细胞、成纤维细胞、吞噬细胞和脂肪细胞）、基质细胞分泌的细胞外基质和各种细胞因子所构成的造血微环境，不但可调节HSC的增殖与分化，而且为其提供了营养和黏附的场所。当某些致病因素致使HSC受损时，可导致一些造血系统疾病。

淋巴系统由中枢淋巴器官与周围淋巴器官组成。中枢淋巴器官包括胸腺和骨髓，周围淋巴器官包括淋巴结、脾、扁桃体及沿消化道和呼吸道分布的淋巴组织。淋巴细胞的生成与HSC的分化有关。一部分HSC经血流进入胸腺皮质，分化为T淋巴细胞，参与细胞免疫；一部分则在骨髓内发育为B淋巴细胞，为体液免疫的重要组成部分。在免疫应答过程中，周围淋巴器官中的淋巴细胞尚可增殖和分化成形态与功能特殊的各种免疫细胞，如浆细胞、免疫母细胞及具有免疫功能的淋巴细胞亚群等。虽然淋巴器官与组织分散于全身各处，但可通过向血液循环与淋巴循环相互联系，形成一个整体。单核-吞噬细胞来源于骨髓粒、单系祖细胞，血中为单核细胞，游走至组织即成为吞噬细胞，又称组织细胞。单核-吞噬细胞系统包括骨髓内原始和幼稚单核细胞、血液中单核细胞、淋巴结、脾和结缔组织中固定和游走的吞噬细胞、肺泡内吞噬细胞、肝脏的Kupffer细胞以及神经系统的小神经胶质细胞等。这些细胞具有相同的结构、活跃的吞噬功能和体外黏附玻璃的能力，其细胞膜上有免疫球蛋白以及补体的受体。单核-吞噬细胞系统参与免疫过程以及铁、脂肪和蛋白质代谢，并因具有清除被激活的凝血因子的功能而成为抗凝血系统的重要组成部分。

（二）血液组成及血细胞的生理功能

血液是由血液中的细胞成分和血浆组成。其中血浆占血液容积的55%，为一种淡黄色的透明液体；细胞成分约占血液容积的45%，包括红细胞、白细胞和血小板。成熟红细胞呈双凹圆盘形，具有较大的表面积，有利于气体交换。

成熟红细胞内无细脑核和细胞器，胞质内充满具有结合与输送O_2和CO_2功能的血红蛋白。此外，红细胞还具有可塑变形性、渗透脆性与悬浮稳定性等生理特性。通过测定这些生理特性有无改变，有助于相关疾病的诊断。网织红细胞是指一种存在于外周血液中的尚未完全成熟的红细胞，其胞浆内有残留的核糖体，尚存一些合成血红蛋白的功能。网织红细胞计数是反映骨髓造血功能的重要指标，对贫血等血液病的诊断和预后估计有一定的临床意义。若红细胞数目明显减少，可导致机体重要器官和组织缺氧，并引起功能障碍。

白细胞的种类多，形态和功能各异，包括中性粒细胞、嗜酸性粒细胞、嗜碱性粒细胞、单核细胞及淋巴细胞。白细胞具有变形、趋化、游走与吞噬等生理特性，是机体防御系统的重要组成部分。其中，中性粒细胞的含量最多，其功能为吞噬异物尤其细菌，是机体抵御入侵细菌的第一道防线。单核细胞的功能为清除死亡或不健康的细胞、其破坏后的产物、微生物及其产物，是机体抵御入侵细菌的第二道防线。嗜酸性粒细胞具有抗过敏和抗寄生虫作用。嗜碱性粒细胞可释放组胺及肝素。T淋巴细胞约占淋巴细胞的75%，参与细胞免疫（如排斥异体移植物、抗肿瘤等），并具有调节免疫的功能；B淋巴细胞又称抗体形成细胞，受抗原刺激后增殖分化为浆细胞，产生抗体，参与体液免疫。当白细胞数目减少，尤其是粒细胞减少时，易诱发各种感染。

血小板主要参与机体的止血与凝血过程。其黏附、释放、聚集、收缩与吸附的生理特性，与其生理功能的正常发挥密切相关。血浆成分复杂，含有多种蛋白质、凝血与抗凝血因子、补体、抗体、酶、电解质、各种激素及营养物质。若血小板减少、血小板功能障碍或各种凝血因子缺乏，均可导致出血。

二、血液病的分类

血液系统疾病一般分为以下几类。

1. 红细胞疾病　如各种贫血、溶血、红细胞增多症等。

2. 粒细胞疾病　如白细胞减少、粒细胞缺乏、白细胞增多、类白血病反应等。

3. 单核细胞和吞噬细胞疾病　如单核细胞增多症、组织细胞增多症等。

4. 淋巴细胞和浆细胞疾病　如各类淋巴瘤，急、慢性淋巴细胞白血病，浆细胞病，多发性骨髓瘤等。

5. 造血干细胞疾病　如再生障碍性贫血、阵发性睡眠性血红蛋白尿、骨髓增生异常综合征、急性非淋巴细胞白血病以及骨髓增殖性疾病（如慢性粒细胞白血病、真性红细胞增多症、原发性血小板增多症、骨髓纤维化）等。

6. 脾功能亢进。

7. 出血性及血栓性疾病　如血管性紫癜、血小板减少性紫癜、凝血功能障碍性疾病、弥散性血管内凝血（disseminated intravascular coagulation，DIC）以及易栓症和血栓性疾病等。

三、护理评估

在全面收集病人的主、客观资料的基础上，血液系统疾病病人的护理评估重点内容归纳如下。

（一）病史

1. 患病情况及治疗经过　了解病人的患病情况及治疗经过，有助于作出疾病急缓、病情轻重及其预后的初步判断。首先要了解病人的起病方式、发病时间，有无明确的病因与诱因，主要的症状、体征及其特点。如急性白血病多为急性起病，主要表现为发热、出血、贫血与骨关节痛；慢性白血病多隐匿起病，主要表现为程度不等的贫血、乏力与腹部不适等。牙龈出血、皮下出血或瘀斑，提示凝血功能障碍性疾病，如血小板减少性紫癜、急性白血病、再生障碍性贫血等，其出血的范围、程度，是否伴有内脏出血，多与病情轻重有关。除皮肤黏膜出血外，血友病病人常有深部肌肉与关节腔内出血；外伤、小手术（如拔牙）、注射和肢体碰撞等人为损伤是血友病病人出血的常见诱因。颈部和腋下淋巴结进行性、无痛性肿大是恶性淋巴瘤最常见的临床表现，且常可伴有发热、盗汗与消瘦等。某些药物的应用（如化疗药等）或化学物质苯及其衍生物的接触史（如油漆、天那水、甲醛等），与再生障碍性贫血、白血病的发病有关。其次是要了解相关辅助检查及其结果，特别是外周血象和骨髓检查。此外，还需了解治疗的主要方法、疗效及药物的不良反应，病人对治疗与护理的依从性（尤其是化疗等特殊治疗），患病后病人的体重、食欲、睡眠、排便习惯等的变化及其营养支持状况等。

2. 既往病史、家族史及个人史　主要了解与血液病相关的疾病史以及可能影响病人康复和治疗效果的相关疾病史，如肝脏疾病、系统性红斑狼疮、慢性肾脏疾病与胃肠道疾病等。同时还需了解家族中有无类似疾病或相关疾病史，如血友病有明显的家族遗传倾向。个人史方面，重点了解病人的工作与居住环境、工作性质，了解病人的饮食习惯，是否有挑食、偏食或素食习惯。不良的饮食习惯是导致各类营养性贫血的主要原因之一，特别是缺铁性贫血与巨幼细胞性贫血。女性病人的月经史和妊娠分娩史对于贫血原因的诊断也有帮助。

3. 心理与社会支持状况　多数血液病治疗周期长，病情易复发，常需反复多次住院治疗，且不少病人治疗效果欠佳，加上化疗等药物所带来的不良反应，易致病人及其家属产生各种负性情绪，如焦虑、抑郁，甚至于绝望。了解病人的心理与社会支持状况，有助于提供针对性的护理干预措施。

（1）心理状况：了解病人的性格特征（外向或内向）、对疾病治疗与康复的态度（乐观或悲观）及其行为倾向。了解病人工作或学习情况以及患病对病人日常工作与生活的影响，是否存在角色适应不良和应对无效。

（2）社会支持状况：了解病人的家庭成员组成、经济状况、相互关系，家庭成员对病人所患疾病的认识程度以及对病人的关心和支持程度。此外，还需了解病人的工作单位或现有条件所能提供的帮助和支持，有无医疗保障；了解病人出院后继续就医的条件，居住地的初级卫生保健或社区保健设施等资源。

（二）身体评估

1. 一般状态

（1）生命体征：观察病人有无发热，发热的程度和热型的特点。再生障碍性贫血、白血病、淋巴瘤等病人，常因继发感染或肿瘤细胞本身所产生的内源性致热因子（原）的作用，可出现反复或持续性发热。中度以上贫血的病人可出现脉搏加快与呼吸加速。出血量较大的病人，也可出现脉搏和血压的变化。

（2）意识状态：重症病人，特别是大量出血或颅内出血的病人，均会出现程度不同的意识障碍。

（3）面容与外貌：如贫血面容、地中海贫血病人特殊的面容变化、药物不良反应所致的脱发、满月脸、女性病人男性化等。

（4）营养状态：包括皮下脂肪厚度、身高与体重等。较为严重的缺铁性贫血或营养性贫血病人多伴有消瘦、发育迟缓等营养不良的表现；恶性血液病的病人可出现恶病质。

（5）体位：重症贫血的病人，可因并发贫血性心脏病、心力衰竭而被迫采取半坐卧位；慢性粒细胞白血病病人因脾肿大或出现脾栓塞，而被迫采取半坐卧位、屈膝仰卧或左侧卧位。

2. 皮肤黏膜　有无苍白、黄染、瘀点、瘀斑、血肿、疖疮、局部发红或溃烂、浮肿等。对于观察与判断贫血与出血病人的病情、发现肿瘤细胞局部浸润和皮肤感染灶等极为重要。

3. 浅表淋巴结　浅表淋巴结肿大是多种恶性血液病的常见体征。应注意检查其出现的部位、数目、大小、表面情况、质地、活动度，以及有无压痛等。

4. 五官检查　睑结膜有无苍白，球结膜有无充血或出血；双侧瞳孔是否等大、等圆及对光反射情况。颅内出血和中枢神经系统白血病引起颅内高压，可出现瞳孔的异常变化。鼻腔有无出血；口腔黏膜有无溃疡、白斑、出血点或血泡形成，牙龈有无出血、渗血、溢脓或增生；咽后壁有无充血，双侧扁桃体有无肿大及其表面有无脓性分泌物。口腔是血液病病人继发感染最常见的部位，黏膜局部血泡形成提示病人有较严重的出血倾向。

5. 胸部检查　胸骨中、下段压痛及叩击痛，是白血病的重要体征之一；肺部出现啰音常提示并发感染；肺部听诊及心尖冲动位置、心率快慢、心律是否规则、有无心脏杂音等，均有助于贫血性心脏病或心力衰竭的临床判断。

6. 腹部检查　腹部外形的变化、有无包块、肝脾大小等。腹部包块常可见于淋巴瘤；白血病、慢性溶血与出血等可有程度不同的肝脾肿大；巨脾则是慢性粒细胞白血病的特征。

7. 其他检查　如有无局部肌肉、骨及关节压痛或触痛，肢体或关节有无变形或活动障碍等。神经系统有无感觉异常、神经反射异常及脑膜刺激征等表现。

（三）实验室及其他检查

1. 外周血象检查　主要包括血细胞计数、血红蛋白测定、网织红细胞计数以及血涂片进行血细胞的形态学检查。外周血细胞质和量的改变常可反映骨髓造血的病理变化，因此外周血的一般检查是血液病诊断和病情观察不可或缺的实验手段。

（1）红细胞计数和血红蛋白测定：主要用于评估病人有无贫血及其严重程度。正常成人红细胞计数，男性为（4.0~5.5）×10^{12}／L，女性为（3.5~5.0）×10^{12}／L；血红蛋白男性为120~160g／L，女性为110~150g／L。

（2）白细胞计数及分类：主要用于有无感染及其原因的判断，也有助于某些血液病的诊断。正常成人白细胞计数为（4~10）×10^9／L，白细胞计数＞10×10^9／L称白细胞增多，常见于急性感染、白血病等。白细胞计数＜4×10^9／L称白细胞减少，其中以中性粒细胞减少为主。当中性粒细胞绝对值＜1.5×10^9／L时称粒细胞减少症，＜0.5×10^9／L时称粒细胞缺乏症，常见于病毒感染、再生障碍性贫血、粒细胞减少症等。正常白细胞分类中不应出现或偶尔可见少许幼稚细胞，若出现大量幼稚细胞，则应警惕白血病或类白血病，应作进一步检查以明确诊断。

（3）网织红细胞计数：正常成人的网织红细胞在外周血中占0.5%~1.5%，绝对值为（77±23）×10^9／L。网织红细胞增多，表示骨髓红细胞增生旺盛，可见于溶血性贫血、急性失血性贫血或贫血的有效治疗后；网织红细胞减少，表示骨髓造血功能低下，常见于再生障碍性贫血。

（4）血小板计数：是出血性疾病首选的筛查项目之一。正常值（100~300）×10^9／L，血小板数＜100×10^9／L称血小板减少，通常在＜50×10^9／L时病人即有出血症状，见于再生障碍性贫血、急性白血病、特发性血小板减少性紫癜等；血小板＞400×10^9／L为血小板增多，可见于骨髓增生性疾病、慢性粒细胞白血病早期等。

2. 骨髓细胞学检查　主要用于了解骨髓造血细胞生成的质与量的变化，对多数血液病的诊断和鉴别诊断起决定性作用。

（1）骨髓涂片（骨髓象）：

1）骨髓的增生程度：按骨髓中有核细胞数量，分为增生极度活跃、明显活跃、活跃、减低和明显减低五个等级；

2）骨髓中各系列细胞及其各发育阶段细胞的比例：有助于对各系列细胞增生程度的判断，粒红比例为最常用的评价指标。

（2）血细胞化学染色：通过对血细胞的各种生化成分、代谢产物的测定，了解血细胞的类型，对某些血液病的诊断和疗效评价有重大意义。如过氧化物酶（peroxidase，POX）染色、苏丹黑B（sudan black，SB）染色和中性粒细胞碱性磷酸酶（neutrophiLalkaline phosphatase，NAP）染色，均可用于白血病与类白血病反应的鉴别诊断。其中POX染色对粒细胞白血病与淋巴细胞白血病的鉴别诊断最具价值。铁染色则主要用于缺铁性贫血的诊断及指导铁剂治疗。

3. 止血、凝血功能检查

（1）毛细血管抵抗力试验：又称毛细血管脆性试验或束臂试验。其方法是用血压计袖带缚于上臂后充气，并使压力维持在收缩压与舒张压之间，以对毛细血管壁施加压力。持续8分钟后放松袖带，5分钟后记录前臂屈侧直径为5cm圆周内的新出血点数目。新出血点超过10个为阳性，提示毛细血管脆性增加，见于血小板减少、血小板功能缺陷、遗传性毛细血管扩张症、过敏性紫癜等。

（2）出血时间（bleeding time，BT）测定：出血时间是指在一定条件下，将皮肤毛细血管刺破后血液自然流出到自然停止所需的时间。其主要受血小板的数量与功能、毛细血管的通透性与脆性的影响。正常值Duke法测定为1~3分钟，BT > 4分钟为延长，见于遗传性毛细血管扩张症、血小板减少性紫癜、血小板无力症及服用阿司匹林后。

（3）凝血时间（clotting time，CT）测定：凝血时间是指静脉血离体后发生凝固所需的时间，是内源性凝血系统的筛选试验之一。正常值：试管法为4~12分钟，CT > 12分钟为延长，见于各型血友病、抗凝药物治疗等。为了避免治疗性损伤而引起病人出血不止，出、凝血时间是创伤性检查和治疗（如内镜检查、拔牙术、人工流产等）前的常规检查项目。

第二节　血液系统疾病常见症状、体征

一、出血或出血倾向

血小板数目减少及其功能异常、毛细血管脆性或通透性增加、血浆中凝血因子缺乏以及循环血液中抗凝血物质增加，均可导致出血或出血倾向。

（1）血液系统疾病：如特发性血小板减少性紫癜、急性白血病、再生障碍性贫血、过敏性紫癜与血友病等。

（2）血非血液系统疾病或某些急性传染病：如重症肝病、尿毒症、流行性脑膜炎、钩端螺旋体病、登革热及肾综合征出血热等。

（3）血其他：毒蛇咬伤、水蛭咬伤、溶栓药物过量等。

病人多表现为自发性出血或轻度受伤后出血不止。出血部位可遍及全身，以皮肤、牙龈及鼻腔出血最为多见。此外，还可发生关节腔、肌肉和眼底出血。内脏出血多为重症，可表现为消化道出血（呕血、便血）、泌尿道出血（血尿）及女性生殖道出血（月经过多）等，严重者可发生颅内出血而导致死亡。血管脆性增加及血小板异常所致的出血多表现为皮肤黏膜瘀点、瘀斑；凝血因子缺乏引起的出血常有关节腔出血或软组织血肿。

（一）护理评估

1. 病史　注意询问病人出血发生的急缓、主要部位与范围；有无明确的原因或诱因；有无内脏出血及其严重程度；女性病人的月经情况，有无经量过多或淋漓不尽；有无诱发颅内出血的危险因素及颅内出血的早期表现；出血的主要伴随症状与体征；个人或家族中有无相关病史或类似病史；出血后病人的心理反应等。

2. 身体评估　重点评估有无与出血相关的体征及特点。包括有无皮肤黏膜瘀点、瘀斑，其数目、大小及分布情况；有无鼻腔黏膜与牙龈出血；有无伤口渗血；关节有无肿胀压痛、畸形及其功能障碍等。对于主诉头痛的病人，要注意检查瞳孔和脑膜刺激征。此外，还需监测生命体征与意识状态。

3. 实验室及其他检查　有无血小板计数下降、出血与凝血时间延长、束臂试验阳性、凝血因子缺乏等改变。

（二）常用护理诊断问题

1. 有损伤的危险　出血与血小板减少、凝血因子缺乏、血管壁异常有关。

2. 恐惧　与出血量大或反复出血有关。

（三）目标

1. 病人不发生出血或出血能被及时发现，并得到及时而有效的处理。

2. 恐惧程度减轻或消除。

（四）护理措施及依据

1. 有损伤的危险

（1）病情观察：注意观察病人出血的发生部位、发展或消退情况；及时发现新的出血、重症出血及其先兆，并结合病人的基础疾病及相关实验室或其他辅助检查结果，作出正确的临床判断，有利于相关护理与救治工作的开展和配合。如急性早幼粒细胞白血病是出血倾向最为明显的一种白血病，当病人的血小板低于$20 \times 10^9 / L$时，可发生自发性出血，特别是内脏出血，甚至是致命性的颅内出血。此外，高热可增加病人出血的危险。

（2）一般护理：为了避免增加出血的危险或加重出血，应做好出血病人的休息与饮食指导。若出血仅局限于皮肤黏膜且较为轻微者，原则上无须太多限制；若血小板计数 $< 50 \times 10^9 / L$，应减少活动，增加卧床休息时间；严重出血或血小板计数 $< 20 \times 10^9 / L$ 者，必须卧床休息，协助做好各种生活护理。鼓励病人进食高蛋白、高维生素、易消化的软食或半流质饮食，禁食过硬、过于粗糙的食物。保持排便通畅，排便时不可过于用力，以免腹压骤增而诱发内脏出血，尤其颅内出血。便秘者可使用开塞露或缓泻剂促进排便。

（3）皮肤出血的预防与护理：重点在于避免人为的损伤而导致或加重出血。保持床单平整，被褥、衣裤轻软；注意避免肢体的碰撞或外伤。沐浴或清洗时避免水温过高和过于用力擦洗皮肤；勤剪指甲，以免抓伤皮肤。高热病人禁用酒精擦浴降温。各项护理操作动作轻柔；尽可能减少注射次数；静脉穿刺时，应避免用力拍打及揉擦，扎压脉带不宜过紧和时间过长；注射或穿刺部位拔针后需适当延长按压时间，必要时局部加压包扎。此外，注射或穿刺部位应交替使用，以防局部血肿形成。

（4）鼻出血的预防与护理：

1）防止鼻黏膜干燥而出血：保持室内相对湿度在50%～60%，秋冬季节可局部使用液体石蜡或抗生素软膏。

2）避免人为诱发出血：指导病人勿用力擤鼻，以防止鼻腔内压力增大而导致毛细血管破裂出血或渗血；避免用手抠鼻痂和外力撞击鼻部。

3）少量出血时，可用棉球或吸收性明胶海绵填塞，无效者可用0.1%肾上腺素棉球或凝血酶棉球填塞，并局部冷敷。

4）出血严重时，尤其后鼻腔出血，可用凡士林油纱条行后鼻腔填塞术，术后定时用无菌液体石蜡滴入，以保持黏膜湿润，3天后可轻轻取出油纱条，若仍出血，需更换油纱条再予以重复填塞。由于行后鼻腔填塞术后，病人常被迫张口呼吸，应加强口腔护理，保持口腔湿润，增加病人舒适感，并可避免局部感染。

（5）口腔、牙龈出血的预防与护理：为防止牙龈和口腔黏膜损伤而导致或加重局部出血，应指导病人用软毛牙刷刷牙，忌用牙签剔牙；尽量避免食用煎炸、带刺或含骨头的食物，带壳的坚果类食品以及质硬的水果（如甘蔗）等；进食时要细嚼慢咽，避免口腔黏膜损伤。牙龈渗血时，可用凝血酶或0.1%肾上腺素棉球、吸收性明胶海绵片贴敷牙龈或局部压迫止血，并及时用生理盐水或1%过氧化氢清除口腔内陈旧血块，以免引起口臭而影响病人的食欲和情绪。

（6）关节腔出血或深部组织血肿的预防与护理：减少活动量，避免过度负重和易致创伤的运动。一旦发生出血，应立即停止活动，卧床休息；关节腔出血者宜抬高患肢并固定于功能位，深部组织出血者要注意测量血肿范围，局部可用冰袋冷敷，以减少出血，同时可采取局部压迫止血。当出血停止后，应改为热敷，以利于瘀血消散。

（7）内脏出血的护理：消化道出血的护理可参照消化系统中的"上消化道大量出血"护理要求进行常规护理。月经量过多者，可遵医嘱给予三合激素治疗。

（8）眼底及颅内出血的预防与护理：保证充足睡眠，避免情绪激动、剧烈咳嗽和过度用力排便等；伴有高血压者需监测血压。若突发视野缺损或视力下降，常提示眼底出血。

应尽量让病人卧床休息，减少活动，避免揉擦眼睛，以免加重出血。若病人突然出现头痛、视力模糊、呼吸急促、喷射性呕吐甚至昏迷，双侧瞳孔变形不等大、对光反射迟钝，则提示有颅内出血。颅内出血是血液病病人死亡的主要原因之一。一旦发生，应及时与医生联系，并做好相关急救工作的配合：①立即去枕平卧，头偏向一侧；②随时吸出呕吐物，保持呼吸道通畅；③吸氧；④迅速建立两条静脉通道，按医嘱快速静滴或静注20%甘露醇、50%葡萄糖液、地塞米松、呋塞米等，以降低颅内压，同时进行输血或成分输血；⑤保留尿管；⑥观察并记录病人的生命体征、意识状态以及瞳孔、尿量的变化，做好重病交接班。

（9）输血或成分输血的护理：出血明显者，遵医嘱给予新鲜全血、浓缩血小板悬液、新鲜血浆或抗血友病球蛋白浓缩剂等。输血前认真核对；血小板取回后应尽快输入；新鲜血浆于采集后6小时内输完；抗血友病球蛋白浓缩剂用生理盐水稀释时，沿瓶壁缓缓注入生理盐水，勿剧烈冲击或震荡，以免泡沫形成而影响注射。观察有无输血反应，如溶血反应、过敏反应等。

2. 恐惧

（1）心理支持：加强沟通，耐心解释与疏导。要善于观察，耐心倾听，加强与病人及其家属的沟通，及时了解病人及其家属的需求与忧虑，并给予必要的解释与疏导。如扼要解释出血的成因、如何减轻或避免加重出血、目前治疗与护理的主要措施及其配合要求等，特别要强调紧张与恐惧不利于控制病情。还可通过介绍治疗效果较好的成功例子，增强病人战胜疾病的信心，减轻恐惧感。

（2）增加安全感：在关心和同情病人的同时，注意营造良好的住院环境；建立良好、互信的护患关系，促进病友与家属间的相互支持与帮助；尽可能避免不良刺激的影响。当病人出血突然加重时，护士应保持镇静，迅速通知医生并配合做好各种止血、救治工作，及时清除血迹，以免对病人的不良刺激。

（五）评价

1. 病人能明确出血的原因，避免各种出血的诱因。

2. 各部位的出血能被及时发现并得到处理，出血逐渐得到控制。

3. 能认识自己的恐惧感，自述恐惧程度减轻或消除。

二、发热

发热是血液病病人的常见症状，具有持续时间长、热型不一、一般抗生素治疗效果不理想的特点。其主要原因是由于白细胞数减少和（或）功能缺陷、免疫抑制剂的应用以及贫血或营养不良等致机体抵抗力下降，易于继发各种感染，而且感染不易控制。感染部位常见于呼吸道、泌尿道、口腔黏膜及肛周皮肤，并常可发生败血症。此外，肿瘤细胞所产生的内源性致热因子，如肿瘤坏死因子（tumor necrosis factor，TNF）、白细胞介素-1（interleukin-1，IL-1）和白细胞介素-6（interleukin-6，IL-6），也是导致血液病病人，特别是恶性肿瘤病人持续发热的原因。常见疾病有再生障碍性贫血、白血病和淋巴瘤等。

（一）护理评估

1. 病史　询问病人症状出现的急缓、热度及其热型的特点。有无感染的诱因，如过度疲劳、受凉、与感染性疾病病人的接触史（感冒等）、皮肤黏膜损伤、肛裂、各种治疗与护理管道的放置（如导尿管、留置针）等；有无相关感染灶的临床表现，如咽部不适或咽痛、牙痛、咳嗽、咳痰及痰液的性质、胸痛、呼吸困难、膀胱刺激征、腹痛、腹泻、肛周疼痛、局部皮肤红肿与疼痛、女性病人外阴瘙痒及异常分泌物等。

2. 身体评估　观察病人的生命体征，尤其是体温；皮肤有无红肿、溃烂，局部有无脓性分泌物；口腔黏膜有无溃疡，牙龈有无出血、溢脓；咽和扁桃体有无充血、肿大及其脓性分泌物；肺部有无啰音；腹部及输尿管行程压痛点有无压痛，肾区有无叩痛；肛周皮肤有无红肿、触痛，局部有无波动感等。

3. 实验室及其他检查　血常规、尿常规及X线检查有无异常，血培养加药物敏感试验的结果，不同感染部位分泌物、渗出物或排泄物的细菌涂片或培养加药敏试验的结果等。

（二）常用护理诊断问题

体温过高与感染、肿瘤细胞的高度分化与增生有关。

（三）目标

体温能得到有效控制，力求降至正常范围。

（四）护理措施及依据

1. 休息　卧床休息，采取舒适的体位，减少机体的消耗，必要时可吸氧。维持室温在20～24℃、湿度55%～60%，并经常通风换气。病人宜穿透气、棉质衣服，若有寒战应给予保暖。

2. 补充营养及水分　鼓励病人进食高热量、高维生素、营养丰富的半流质或软食，以补充机体基本需要和因发热所造成的额外消耗。指导病人摄取足够的水分以防止脱水，每天至少2000mL以上，必要时可遵医嘱静脉补液，维持水和电解质平衡。若为重症贫血和慢性心力衰竭的病人，则需限制液体摄入量并严格控制补液速度。

3. 降温　高热病人可先给予物理降温，如冰敷前额及大血管经过的部位，如颈部、腋窝和腹股沟；伴出血者禁用酒精擦浴，以防局部血管扩张而进一步加重出血。必要时，遵医嘱给予药物降温。降温过程中，要密切监测病人体温与脉搏的变化，及时更换衣物，保持皮肤清洁、干燥，防止受凉，并观察病人降温后的反应，避免发生虚脱。

4. 病情观察与诊治配合　定期监测体温并记录；同时还应注意观察主要感染灶的症状、体征及其变化情况；协助医生做好各种检验标本的采集及送检工作；遵医嘱正确配制和输注抗生素等药物，并注意其疗效与不良反应的观察和预防。

（五）评价

病人体温能降至正常范围。

第三节 贫血

一、概述

贫血是指单位容积周围血液中血红蛋白浓度（hemoglobin，Hb）、红细胞计数（red blood cellLcount，RBC）和（或）血细胞比容（hematocrit，HCT）低于相同年龄、性别和地区正常值低限的一种常见的临床症状。贫血不是一种独立的疾病，各系统疾病均可引起贫血。某些病理因素可引起红细胞的形态和体积异常，导致其数目减少与血红蛋白浓度下降不成比例。因此，以血红蛋白浓度降低作为贫血诊断及其严重程度判断的依据更为可靠。但血容量的变化，特别是血浆容量的变化如脱水、妊娠中、后期血容量的增加等，可影响血红蛋白浓度，临床判断中应予以注意。

二、分类

贫血有多种分类方法，各有优缺点。综合了解与使用贫血分类方法，既有助于对病因、病情及其预后的估计，也有助于指导临床治疗、预防与护理。

（一）按贫血的病因与发病机制分类

根据贫血的病因及其发病机制，可将贫血分为红细胞生成减少性贫血、红细胞破坏过多性贫血和失血性贫血三大类。

1. 红细胞生成减少性贫血 红细胞的生成主要取决于造血干细胞、造血调节与造血原料三大因素。任一因素发生异常，均可导致红细胞生成减少而发生贫血。

（1）造血干细胞异常：造血多能活定向干细胞受损、功能缺陷，或质的异常可出现高增生、低分化，从而导致贫血。如再生障碍性贫血、纯红细胞再生障碍性贫血、骨髓增生异常综合征、白血病、多发性骨髓瘤等。

（2）造血调节异常：主要是由于骨髓基质细胞及造血微环境受损，如骨髓被异常组织浸润（如白血病、淋巴瘤、多发性骨髓瘤、转移癌等）、骨髓纤维化及各种感染或非感染性骨髓炎所致；此外，造血调节因子水平的异常也可导致贫血，如各种慢性病性贫血，包括慢性肾功能不全、垂体或甲状腺功能低下、严重肝病、肿瘤等。

（3）造血原料不足或利用障碍：如叶酸或维生素B_{12}缺乏或利用障碍，可致DNA合成障碍而引起巨幼细胞性贫血；缺铁或铁的利用障碍可使血红蛋白合成障碍，而引起缺铁性贫血或铁粒幼细胞性贫血。

2. 红细胞破坏过多性贫血 可见于各种原因引起的溶血。主要是由于红细胞本身的缺陷（包括细胞膜、红细胞能量代谢有关的酶和血红蛋白分子异常），导致红细胞寿命缩短，如遗传性球形红细胞增多症、葡萄糖-6-磷酸脱氢酶（G-6PD）缺乏、地中海贫血；也可由于免疫、化学、物理及生物等外在因素导致红细胞大量破坏，超过骨髓的代偿功能而发生如自身免疫性溶血、人工瓣膜术后（特别是金属瓣）、脾功能亢进等。

3. 失血性贫血 常见于各种原因引起的急性和慢性失血，根据失血原因可分为以下两种。

（1）出、凝血性疾病：如特发性血小板减少性紫癜、血友病等。

（2）非出、凝血性疾病：如外伤、消化性溃疡出血、功能性子宫出血等。

（二）按血红蛋白的浓度分类

根据血红蛋白的浓度可将贫血按严重度划分为四个等级。

（三）按红细胞形态特点分类

根据平均红细胞容积、平均红细胞血红蛋白浓度，可将贫血分成三类。

（四）按骨髓红系增生情况分类

可将贫血分为两类。

三、临床表现

由于血红蛋白含量减少，血液携氧能力下降，引起全身各组织和器官缺氧与功能障碍，是导致贫血病人一系列临床表现的病理生理基础。贫血的临床表现与贫血的严重程度、贫血发生发展的速度、个体的代偿能力及其对缺氧的耐受性（如发病年龄、有无肺及心脑血管疾病等）有关。尽管贫血的病因及其机制各不相同，但都有着共同的临床表现，主要包括以下几个方面。

（一）一般表现

疲乏、困倦、软弱无力为贫血最常见和最早出现的症状，可能与骨骼肌氧的供应不足有关，但对贫血的诊断缺乏特异性。皮肤黏膜苍白是贫血最突出的体征，常为病人就诊的主要原因，其产生机制主要是在贫血状态下，机体为保证重要器官的供血、供氧（如脑、心、肾等），通过神经-体液因素的调节，促使血液重新再分配，皮肤黏膜供血相对减少；另外，由于外周血中红细胞及血红蛋白含量减少也会使病人的皮肤黏膜颜色变浅。检查以睑结膜、口唇与口腔黏膜、舌质、甲床及手掌等部位的结果较为可靠，但应注意环境温度、人种肤色及人为因素（如化妆）等的影响。

（二）神经系统的表现

由于脑组织缺血、缺氧，无氧代谢增强，能量合成减少，病人常可出现头晕、头痛、耳鸣、眼花、失眠、多梦、记忆力下降及注意力不集中等症状，严重贫血者可出现晕厥，老年病人尚可出现神志模糊及精神异常的表现。

（三）呼吸系统的表现

多见于中度以上贫血的病人，主要表现为呼吸加快以及不同程度的呼吸困难。初期症状主要与机体对缺氧的代偿性反应有关。后期若并发心力衰竭导致肺瘀血，病人的呼吸困难会进一步加剧，并可出现咳嗽、咳痰等。

（四）心血管系统的表现

心悸、气促、活动后明显加重，是贫血病人心血管系统的主要表现，这是缺氧状态下机体交感神经活性增强，促使心率加快、心搏出量增加、血流加速的结果。其症状的轻重与贫血的严重程度和个体活动量有关。长期严重贫血者，由于心脏负荷增加及心肌组织缺血、缺氧，可致心脏功能与结构发生改变，导致贫血性心脏病，可表现为心绞痛、心律失常，甚至全心衰竭。因心脏扩大，二尖瓣和三尖瓣相对关闭不全，心尖部或心底部可闻及柔和的收缩期杂音。心电图可显示ST段下降、T波平坦或倒置等心肌劳损的征象。上述心脏功能与形态的改变多为可逆性，贫血纠正后可消失。

（五）消化系统表现

胃肠黏膜缺氧可致消化液分泌减少和胃肠功能紊乱，病人可有食欲不振、恶心、胃肠胀气、腹泻、便秘、舌炎和口腔黏膜炎等表现。

（六）泌尿生殖系统

由于肾脏、生殖系统缺氧，部分病人可出现轻度蛋白尿及尿浓缩功能减退，表现为夜尿增多。女性贫血病人可发生月经失调，表现为闭经、月经过少，偶有月经过多；男性病人可出现性功能减退。

（七）其他

严重贫血者，部分病人可出现低热。由于贫血，病人创口愈合较慢，容易并发各种感染，偶见眼底苍白及视网膜出血。

此外，不同原因所致贫血的临床表现尚有各自的特点。

四、实验室及其他检查

（一）血常规检查

血红蛋白及红细胞计数是确定病人有无贫血及其严重程度的基本检查项目。平均红细胞体积（mean corpuscular volume，MCV）、红细胞平均血红蛋白浓度（mean corpuscular hemoglobin concentrat，MCHC）有助于贫血的形态学分类及其病因诊断。网织红细胞计数则有助于贫血的鉴别诊断及疗效的观察与评价。外周血涂片检查可通过观察红细胞、白细胞及血小板数量与形态的改变以及有无异常细胞及原虫等，为贫血的病因诊断提供线索。

（二）骨髓检查

骨髓检查是贫血病因诊断的必要检查方法，包括骨髓细胞涂片分类和骨髓活检，详见本章第一节"概述"中的护理评估。

（三）病因相关的检查

根据病人的不同情况选择病因相关的检查项目，包括原发病诊断的相关检查、各种造血原料水平测定等。

五、诊断要点

根据病史、体格检查及实验室检查，首先确定病人是否存在贫血，在此基础上进一步明确贫血的程度、类型及其病因。其中查明贫血的病因是诊断贫血的重点和难点，也是有效治疗及其预后估计的前提和基础。

六、治疗要点

（一）病因治疗

积极寻找和去除病因是治疗贫血的首要原则。如慢性失血所致的缺铁性贫血，只有去除原发病（如功能性子宫出血、消化性溃疡出血等），才能达到纠正贫血并彻底治愈的目的。然而由于某些贫血原发病的病因不明或机制不清，治疗效果差或易于复发，常使贫血难以得到有效纠正，特别是造血干细胞异常和造血调节异常所致的贫血。

（二）药物治疗

多在明确贫血的病因及其发病机制的基础上进行。如缺铁性贫血补充铁剂；叶酸、维生素B_{12}治疗巨幼细胞性贫血；雄激素、抗淋巴细胞球蛋白、环孢素治疗再生障碍性贫血；糖皮质激素治疗自身免疫性溶血性贫血；重组人红细胞生成素纠正肾性贫血。

（三）对症和支持治疗

输血是纠正贫血的有效治疗措施，可根据病人的具体情况输注全血或选择红细胞成分输血。但长期多次输血可产生不良反应和较多并发症，故必须严格掌握输血的指征。急性贫血Hb < 80g／L或HCT < 0.24；慢性贫血常规治疗效果差，Hb < 60g／L或HCT < 0.20伴缺氧症状是输血的指征。长期多次输血可引起铁负荷过重而继发血色病，对必须反复多次输血者，可使用铁螯合剂预防继发性血色病。此外，长期反复多次输血还易产生同种抗体而致免疫性输血不良反应，降低输血疗效，此时应选择输注洗涤红细胞。输血时要加用白细胞过滤器，输血前必须进行抗体筛查试验，阳性者须进一步进行抗体鉴定，以选择血型相容者的红细胞输注。

（四）其他

遗传性球形红细胞增多症、脾功能亢进以及自身免疫性溶血性贫血病人可行脾切除；重型再生障碍性贫血、重型珠蛋白生成障碍性贫血和骨髓增生异常综合征病人可进行骨髓移植。

七、护理评估

（一）病史

1. 患病及治疗经过　询问与本病相关的病因、诱因或促成因素，如年龄特征；有无饮食结构不合理导致的各种造血原料摄入不足；有无吸收不良或丢失过多（特别是铁、叶酸与维生素B_{12}等）的原因；有无特殊药物使用史或理化物质接触史。主要症状与体征，包括贫血的一般表现及其伴随症状与体征，如头晕、头痛、脸色苍白、心悸、气促、呼吸困难，有无神经症状，出血与感染的表现，尿量与尿液颜色的改变等，有关检查结果、治疗用药及其疗效等，以帮助对贫血的发生时间、进展速度、严重程度与原因的判断。

2. 既往病史、家族史和个人史　了解病人的既往病史、家族史和个人史，有助于贫血原因的判断。详见本章第一节"概述"中"护理评估"。

3. 目前状况　了解患病后病人的体重、食欲、睡眠、排便习惯等的变化，及其营养支持、生活自理能力与活动耐力状况等。

4. 心理与社会支持　了解病人及其家属的心理反应，对贫血的认识与理解程度，以及治疗与护理上的配合等。

（二）身体评估

除生命体征、皮肤黏膜等常规检查外，应重点评估与贫血严重程度相关的体征，如皮肤黏膜的苍白程度、心率与心律的变化、有无杂音及心力衰竭的表现等；还应注意有无不同类型贫血的特殊体征和原发病的体征，如缺铁性贫血的反甲、营养性巨幼细胞性贫血的末梢神经炎、溶血性贫血的黄疸、再生障碍性贫血的出血与感染、恶性血液病的肝、脾、淋巴结肿大等。

（三）实验室及其他检查

1. 血常规　红细胞和血红蛋白下降的程度，是否伴有白细胞、网织红细胞、血小板数目的改变，有无幼稚细胞及其比例。

2. 尿常规　有无蛋白尿以及尿胆原和尿胆素含量升高。

3. 粪便常规　有无隐血试验阳性，有无寄生虫卵。

4. 肝肾功能　有无肝功能异常，有无血清胆红素、血清肌酐水平升高等。

5. 骨髓检查　骨髓增生状况及相关细胞学或化学检查的结果。

6. 其他检查　胃肠钡餐、钡剂灌肠、纤维胃镜和肠镜检查提示是否有胃肠道慢性疾病和肿瘤；妇科B超检查有无黏膜下肌瘤等。

八、常用护理诊断问题

（一）活动无耐力

与贫血导致机体组织缺氧有关。

（二）营养失调

低于机体需要量与各种原因导致造血物质摄入不足、消耗增加或丢失过多有关。

九、目标

1. 病人的缺氧症状得以减轻或消失，活动耐力恢复正常。
2. 造血营养素的缺乏得到纠正。

十、护理措施及依据

（一）活动无耐力

1. 休息与运动　指导病人合理休息与活动，减少机体的耗氧量。应根据贫血的程度、发生发展的速度及基础疾病等，与病人一起制订休息与活动计划，逐步提高病人的活动耐力水平。轻度贫血者，无需作太多限制，但要注意休息，避免过度疲劳。中度贫血者，增加卧床休息时间，但若病情允许，应鼓励其生活自理，活动量应以不加重症状为度，并指导病人在活动中进行自我监控。若自测脉搏≥100次／分钟或出现明显心悸、气促时，应停止活动。必要时，在病人活动时给予协助，防止跌倒。重度贫血者多伴有贫血性心脏病，缺氧症状明显，应给予舒适体位（如半坐卧位）卧床休息，以达到减少回心血量、增加肺泡通气量的目的，从而缓解病人的呼吸困难或缺氧症状。待病情好转后可逐渐增加活动量。

2. 给氧　严重贫血病人应予常规氧气吸入，以改善组织缺氧症状。

（二）营养失调

1. 饮食护理　一般给予高蛋白、高维生素、易消化的食物，目的是加强营养，以改善病人的全身状况。针对各种贫血的具体护理措施详见以下各种贫血的护理。

2. 输血或成分输血的护理　遵医嘱输血或浓缩红细胞，以减轻贫血和缓解机体的缺氧症状。输注前必须认真做好查对工作；输血时应注意控制输注速度，严重贫血者输入速度应低于每小时1mL／kg，以防止心脏负荷过重而诱发心力衰竭。同时还需加强监测，及时发现和处理输血反应。

3. 预防感染　有感染倾向者，白细胞数目明显减少，应注意预防感染。

第四节　缺铁性贫血

缺铁性贫血是体内贮存铁缺乏，导致血红蛋白合成减少而引起的一种小细胞低色素性贫血。机体铁的缺乏可分为三个阶段：贮存铁耗尽、缺铁性红细胞生成和缺铁性贫血。缺铁性贫血是机体铁缺乏症的最终表现，也是各类贫血中最常见的一种，以生长发育期儿童和育龄妇女的发病率较高。全球约有6亿～7亿人患有缺铁性贫血。在多数发展中国家，约2/3的儿童和育龄妇女缺铁，其中1/3患缺铁性贫血。在发达国家，亦有约20%的育龄妇女及40%的孕妇患缺铁性贫血，儿童的发病率高达50%，而成年男性为10%。

一、铁的代谢

（一）铁的分布

铁在体内分布较为广泛，大致可分为功能状态铁（包括血红蛋白、肌红蛋白、转铁蛋白、乳铁蛋白及酶和辅因子结合的铁）和贮存铁（包括铁蛋白和含铁血黄素）两大部分。正常成人含铁总量，男性为50mg/kg，女性为35mg/kg。其中，血红蛋白铁约占67%，贮存铁29%，余下的4%为组织铁，存在于肌红蛋白、转铁蛋白及细胞内某些酶类中。

（二）铁的来源和吸收

正常成人每天用于造血的需铁量约为20～25mg，主要来自衰老红细胞破坏后释放的铁，但食物中的铁也是重要来源。为维持体内铁平衡，成年人每天需从食物中摄取约1～2mg的铁。目前普遍认为食物中的高铁（Fe^{3+}）需转化为亚铁（Fe^{2+}）后才易被机体所吸收。十二指肠及空肠上段是铁的主要吸收部位。胃肠功能（如胃酸水平等）、体内铁贮存量、骨髓造血功能及某些药物（如维生素C）等，是影响铁吸收的主要因素。

（三）铁的转运和利用

吸收入血的亚铁（Fe^{2+}）被氧化为高铁（Fe^{3+}）后，部分与血浆中的转铁蛋白结合成为转铁蛋白复合体，并将铁运送到骨髓和其他组织中，被幼红细胞和其他需铁的组织摄取。生理情况下，转铁蛋白仅33%～35%与铁结合。在幼红细胞内，大部分铁蛋白解离后转运至线粒体，与原卟啉相结合形成血红素，血红素再与珠蛋白结合生成血红蛋白。

（四）铁的贮存及排泄

人体内的铁除身体能利用的量外，多余的铁则以铁蛋白和含铁血黄素的形式贮存于肝、脾和骨髓等器官的单核-吞噬细胞系统中。当体内需铁量增加时，铁蛋白可解离后为机体所利用。含铁血黄素是铁蛋白部分变性、部分被溶酶体分解的降解物，可被亚铁氰化钾染成蓝色，因其不溶于水，因此难以再被利用。正常男性的贮存铁约为1000mg，女性仅为300～400mg。正常情况下，人体每天铁的排泄总量不超过1mg，主要通过胃肠黏膜脱落细胞、胆汁而经粪便排出，少数可从汗液、尿液排出，哺乳期妇女还可经乳汁排出。

二、病因与发病机制

（一）病因

1. 铁需要量增加而摄入量不足　是妇女、儿童缺铁性贫血的主要原因。婴幼儿、青少年、妊娠和哺乳期的妇女需铁量增加，若饮食结构不合理而导致铁摄入量不足则可引起缺铁性贫血。妊娠后期的妇女需铁量高达3～7mg／d，哺乳期的女性每天需额外增加0.5～1.0mg，补充不足则会导致铁的负平衡，引发缺铁性贫血。青少年的挑食或偏食，也是导致缺铁的重要原因。

2. 铁吸收不良　主要与胃肠功能紊乱或某些药物作用，导致胃酸缺乏或胃肠黏膜吸收功能障碍而影响铁的吸收有关。常见于胃大部切除及胃空肠吻合术后、慢性萎缩性胃炎、长期原因不明的腹泻、慢性肠炎、服用制酸剂以及H_2受体拮抗剂等。

3. 铁丢失过多　慢性失血是成人缺铁性贫血最常见和最重要的病因。反复多次或持续少量的失血，如消化性溃疡、肠息肉、肠道癌肿、月经过多、钩虫病、痔疮等，可增加铁的丢失，使体内贮存铁逐渐耗竭。此外，反复发作的阵发性睡眠性血红蛋白尿亦可因大量血红蛋白经尿排出而致缺铁。

近年来的临床观察与研究均发现，幽门螺杆菌感染也是贫血的重要病因之一。其作用机制尚未完全阐明，初步认为与上述三种因素的共同作用有关。

（二）发病机制

1. 缺铁对铁代谢的影响　当体内贮存铁逐渐减少至不足以补偿功能状态的铁时，则可出现铁代谢指标的异常，包括血清铁蛋白、血清铁、转铁蛋白饱和度及总铁结合力等。

2. 缺铁对造血系统的影响　体内缺铁时，大量原卟啉无法与铁结合成为血红素，多以游离原卟啉的形式积累于红细胞内，血红蛋白生成减少，从而发生红细胞胞浆少、体积小的小细胞低色素性贫血。

3. 缺铁对组织细胞代谢的影响　缺铁可导致黏膜组织病变和外胚叶组织营养障碍，从而引起缺铁性贫血的一些特殊临床表现。此外，缺铁可致组织细胞内含铁酶及铁依赖酶的活性降低，进而可影响病人的神经、行为、体力、免疫功能，少年儿童的生长发育及其智力等。

三、临床表现

本病多呈慢性经过，其临床表现包括原发病和贫血两个方面。

（一）缺铁原发病的表现

消化性溃疡、慢性胃炎、溃疡性结肠炎、克罗恩病、功能性子宫出血、黏膜下子宫肌瘤等疾病相应的临床表现。

（二）一般贫血共有的表现

面色苍白、乏力、易倦、头晕、头痛、心悸、气促、耳鸣等。

（三）缺铁性贫血的特殊表现

1. 组织缺铁表现　如皮肤干燥、角化、萎缩、无光泽，毛发干枯易脱落，指（趾）甲扁平、不光整、脆薄易裂，甚至出现反甲或匙状甲；黏膜损害多表现为口角炎、舌炎、舌乳头萎缩，可有食欲不振，严重者可发生吞咽困难（Plummer-Vinson 综合征）。

2. 神经、精神系统异常　儿童较为明显，如过度兴奋、易激惹、好动、难以集中注意力、发育迟缓、体力下降等。少数病人可有异食癖，喜吃生米、冰块、泥土、石子等。约1／3的病人可发生末梢神经炎或神经痛，严重者可出现智力发育障碍等。

四、实验室及其他检查

（一）外周血象

典型血象为小细胞低色素性贫血。红细胞与血红蛋白的减少不成比例，血红蛋白减少较红细胞减少更为明显。平均红细胞容积、平均红细胞血红蛋白量及平均红细胞血红蛋白浓度降低。网织红细胞正常或略升高。白细胞及血小板多正常，少数病人可出现轻度白细胞、血小板减少。失血所致贫血者，血小板计数可增高。血涂片可见红细胞体积较正常小，形态不一，中心淡染区扩大。

（二）骨髓象

红细胞系增生活跃，以中、晚幼红细胞为主，细胞体积偏小、染色质颗粒致密、胞浆少，成熟红细胞中心淡染区扩大。粒细胞和巨核细胞无明显变化。骨髓涂片铁染色示骨髓细胞外铁消失，亦可有细胞内铁减少，铁粒幼细胞极少或消失。骨髓铁染色反映单核-吞噬细胞系统中的贮存铁，因此可作为诊断缺铁的金指标。

（三）铁代谢的生化检查

血清铁减少（＜8.95μmol／L）；血清总铁结合力（totaLiron binding capacity，TIBC）增高（＞64.44μmol／L）；转铁蛋白饱和度（transferrin saturation，TS）下降（＜15%）；血清铁蛋白（serum ferritin，SF）作为早期诊断贮存铁缺乏的一个常用指

标，准确性高，敏感性强，缺铁时SF减少（＜12μg／L），但易受多种因素的影响，如炎症、肿瘤或肝病等。此外，红细胞游离原卟啉（free erythrocyte protoporphyrin，FEP）升高（＞4.5μg／g）。近年来转铁蛋白受体（transferrin receptor，TER）作为一项新的铁代谢参数，是反映缺铁性红细胞生成的指标，具有较强的敏感性与特异性，可用于缺铁性贫血与慢性病性贫血的鉴别，前者常＞26.5nmol／L，后者多＜24nmol／L。

（四）其他检查

主要涉及与缺铁性贫血的原因或原发病诊断相关的检查。如粪便常规（包括隐血试验与寄生虫卵检查）、尿常规、肝肾功能、出凝血检查、纤维胃镜或肠镜检查、妇科B超等。

五、诊断要点

根据缺铁性贫血的原因、临床表现以及相关的实验室检查结果，可作出初步的临床诊断，必要时可采用诊断性治疗，以进一步明确诊断。

六、治疗要点

（一）病因治疗

病因治疗是根治缺铁性贫血的关键所在。其包括改变不合理的饮食结构与方式，预防性增加含铁丰富的食物或铁强化食物；积极治疗原发病，如慢性胃炎、消化性溃疡、功能性子宫出血、黏膜下子宫肌瘤等；对幽门螺杆菌感染者，给予有效的抗菌药物治疗。

（二）铁剂治疗

铁剂治疗是纠正缺铁性贫血的有效措施。首选口服铁剂，治疗剂量应以铁剂口服片中的元素铁含量进行计算，成人每天口服元素铁150~200mg。常用药物有硫酸亚铁（0.3g，每天3次）、富马酸亚铁（0.2g，每天2~3次）等。多糖铁复合物和速力菲为新型口服铁剂，其胃肠道反应少，且易于吸收，目前临床上应用日趋普遍。铁剂治疗有效者于用药后1周左右网织红细胞数开始上升，10天左右渐达高峰；2周左右血红蛋白开始升高，约1~2个月恢复至正常。为进一步补足体内贮存铁，在血红蛋白恢复正常后，仍需继续服用铁剂3~6个月，或待血清铁蛋白＞50μg／L后停药。值得注意的是体内铁过量（血清铁蛋白＞200μg／L），有增加感染、肿瘤与心肌梗死发生率的危险。此外，对于口服铁剂后胃肠道反应严重而无法耐受、消化道疾病导致铁吸收障碍、病情要求迅速纠正贫血（如妊娠后期、急性大出血）的病人，可选用注射铁剂治疗。注射铁剂前必须计算应补铁剂总量，避免过量导致铁中毒。

计算公式为：注射铁总量（mg）＝［150–Hb（g／L）］×体重（kg）×0.33。

目前常用药物有科莫菲（成人一般剂量为150mg，深部肌内注射或稀释后静滴，每天1次，直至完成总量）、右旋糖酐铁（成人一般剂量为每天50~100mg，深部肌注，每周注射2~3次，直至完成总量）。因注射右旋糖酐铁有导致过敏性休克的可能，首次应用必须做过敏试验。

（三）中药治疗

可作为辅助性治疗，主要药物为皂矾、山楂、陈皮、半夏、茯苓和甘草等配伍服用。

七、常用护理诊断问题、措施及依据

（一）营养失调

低于机体需要量与铁摄入不足、吸收不良、需要量增加或丢失过多有关。

1. 饮食护理

（1）纠正不良的饮食习惯：食物是机体内铁的重要来源。不良的饮食习惯，如偏食或挑食，是导致铁摄入量不足的主要原因。无规律、无节制、刺激性过强的饮食容易造成胃肠黏膜的损害，也不利于食物铁的吸收。因此，应指导病人保持均衡饮食，避免偏食或挑食；养成良好的进食习惯，定时、定量、细嚼慢咽，必要时可少量多餐；尽可能减少刺激性过强食物的摄取。

（2）增加含铁丰富食物的摄取：鼓励病人多吃含铁丰富且吸收率较高的食物（如动物肉类、肝脏、血、蛋黄、海带与黑木耳等）或铁强化食物。

（3）促进食物铁的吸收：不合理的饮食结构或搭配往往不利于铁的吸收，如食物中蔬菜类过多而肉、蛋类不足，富含铁的食物与牛奶、浓茶、咖啡同服等。许多蔬菜富含铁剂，但多为高铁（Fe^{3+}），吸收率低；牛奶会改变胃内的酸性环境，浓茶与咖啡中的鞣酸可与食物铁结合而妨碍食物中铁的吸收。因此为增加食物铁的吸收，在提倡均衡饮食的同时，还应指导病人多吃富含维生素C的食物，也可加服维生素C；尽可能避免同时进食或饮用可减少食物铁吸收的食物或饮料。

2. 铁剂治疗的配合与护理　合理使用铁剂，密切观察并预防其不良反应。

（1）口服铁剂的应用与指导：发药时应向病人说明服用口服铁剂的目的，并给予必要的指导：①铁剂不良反应及其预防：口服铁剂的常见不良反应有恶心、呕吐、胃部不适和排黑便等胃肠道反应，严重者可致病人难以耐受而被迫停药。因此，为预防或减轻胃肠道反应，可建议病人饭后或餐中服用，反应过于强烈者宜减少剂量或从小剂量开始。②应避免铁剂与牛奶、茶、咖啡同服，为促进铁的吸收，还应避免同时服用抗酸药（碳酸钙和硫酸镁）以及H_2受体拮抗剂，可服用维生素C、乳酸或稀盐酸等酸性药物或食物。③口服液体铁剂时须使用吸管，避免牙染黑。④服铁剂期间，粪便会变成黑色，此为铁与肠内硫化氢作用而生成黑色的硫化铁所致，应作好解释，以消除病人的顾虑。⑤强调要按剂量、按疗程服药，定期复查相关实验室检查，以保证有效治疗，补足贮存铁，避免药物过量而引起中毒或相关病变的发生。

（2）注射铁剂的护理：注射用铁剂的不良反应主要有注射局部肿痛、硬结形成、皮肤发黑和过敏反应。后者常表现为脸色潮红、头痛、肌肉关节痛和荨麻疹，严重者可出现过敏性休克。为减少或避免局部疼痛与硬结形成，注射铁剂应采用深部肌内注射法，并经常更换注射部位。首次用药须用0.5mL的试验剂量进行深部肌内注射，同时备用肾上腺素，作好急救的准备。若1小时后无过敏反应，即可按医嘱给予常规剂量治疗。为了避免药液溢出而引起皮肤染色，可采取以下措施：①不在皮肤暴露部位注射；②抽取药液后，换注射针头；③采用"Z"形注射法或留空气注射法。

3. 原发病的治疗配合与护理　原发病的治疗是有效根治缺铁性贫血的前提和基础，详见各有关疾病的治疗与护理。

4. 病情观察　为了解病人治疗的依从性、治疗效果及药物的不良反应，要关注病人的自觉症状，特别是原发病及贫血的症状和体征；饮食疗法与药物应用的状况；红细胞计数及血红蛋白浓度、网织红细胞；铁代谢的有关实验指标的变化等。

（二）活动无耐力

与贫血引起全身组织缺氧有关。

八、其他护理诊断问题

1. 口腔黏膜受损　与贫血引起口腔炎、舌炎有关。
2. 知识缺乏　缺乏有关人体营养需要的知识。
3. 有感染的危险　与严重贫血引起营养缺乏和衰弱有关。
4. 潜在并发症　贫血性心脏病。

九、健康指导

（一）疾病知识教育

了解缺铁性贫血的病因、临床表现、对机体的危害性，相关实验室检查的目的、意义、治疗及护理的配合与要求等，提高病人及其家属对疾病的认识、治疗及护理的依从性，积极而主动地参与疾病的治疗与康复。

（二）缺铁性贫血的预防

1. 饮食指导　提倡均衡饮食，荤素结合，以保证足够热量、蛋白质、维生素及相关营养素（尤其铁）的摄入。为增加食物铁的吸收，可同时服用弱酸类食物或药物，但应尽量避免与抑制铁吸收的食物、饮料或药物同服。家庭烹饪建议使用铁制器皿，从中也可得到一定量的无机铁。

2. 高危人群食物铁或口服铁剂的预防性补充　婴幼儿要及时添加辅食，包括蛋黄、肝泥、肉末和菜泥等；生长发育期的青少年要注意补充含铁丰富的食物，避免挑食或偏食；月经期、妊娠期与哺乳期的女性，应增加食物铁的补充，必要时可考虑预防性补充铁剂，特别是妊娠期的妇女，每天可口服元素铁10～20mg。

3. 相关疾病的预防和治疗　不仅是缺铁性贫血治疗的关键，也是预防缺铁性贫血的重点。特别是慢性胃炎、消化性溃疡、肠道寄生虫感染、长期腹泻、痔疮出血或月经量过多的病人。

（三）自我监测

病情监测内容主要包括自觉症状（包括原发病的症状、贫血的一般症状及缺铁性贫血的特殊表现等）、静息状态下呼吸与心跳的频率变化、能否平卧、有无水肿及尿量变化等。一旦出现自觉症状加重，静息状态下呼吸、心跳频率加快、不能平卧、下肢水肿或尿量减少，多提示病情加重、重症贫血或并发贫血性心脏病，应及时就医。

十、预后

缺铁性贫血的预后主要取决于其病因能否被去除或原发病能否得到彻底治疗。若病因能去除或原发病能及时得到根治，通过合理的饮食调理和补充铁剂，病人多能完全康复。

第五节　巨幼细胞性贫血

巨幼细胞性贫血是指由于叶酸和（或）维生素B_{12}缺乏或某些影响核苷酸代谢药物的作用，导致细胞核脱氧核糖核酸（DNA）合成障碍所引起的贫血。其中90%为叶酸和（或）维生素B_{12}缺乏引起的营养性巨幼细胞性贫血。

在我国巨幼细胞性贫血以叶酸缺乏为多，山西、陕西、河南等地为高发区。在欧美国家，则以维生素B_{12}缺乏及体内产生内因子抗体所致的恶性贫血多见。

一、叶酸和维生素B_{12}的代谢

（一）叶酸的代谢

叶酸由蝶啶、对氨基苯甲酸及L-谷氨酸所组成，亦称蝶酰谷氨酸，属水溶性B族维生素。人体不能合成叶酸，所需叶酸必须由食物供给，需要量约为$200\mu g/d$，新鲜蔬菜、水果及肉类食品中叶酸含量较高，但较长时间的烹煮或腌制可使其损失率高达50%~90%。叶酸的吸收部位在十二指肠及空肠上段。人体内叶酸的贮存量约为5~10mg，50%在肝脏。尿液与粪便是叶酸的主要排泄途径，排泄量约为$2~5\mu g/d$。

（二）维生素B_{12}的代谢

维生素B_{12}又名氰钴胺，属水溶性B族维生素，是机体细胞生物合成及能量代谢中不可缺少的重要物质，每天需要量仅为$2~5\mu g/d$，完全靠动物性食物供给，特别是动物肝脏。维生素B_{12}必须与胃壁细胞所分泌的内因子结合后才能为回肠黏膜吸收。成人体

内维生素B_{12}的贮存量约为4~5mg，50%~90%存在于肝脏，其贮存量可用2~5年或更长时间。因维生素B_{12}摄入不足而引起的巨幼细胞性贫血少见，而多为内因子缺乏致维生素B_{12}吸收减少，从而引起恶性贫血。一般情况下，体内维生素B_{12}主要由尿液排出，排泄量约为30μg／d。

二、病因与发病机制

（一）病因

1. 叶酸缺乏的病因

（1）需要量增加：婴幼儿、妊娠及哺乳期女性以及恶性肿瘤、溶血性贫血、慢性炎症或感染、甲状腺功能亢进症、白血病等消耗性疾病的病人，均可使叶酸的需要量增加，若未能及时补足则会导致叶酸缺乏。

（2）吸收不良：小肠（尤其是空肠）的炎症、肿瘤及手术切除后，长期腹泻、酗酒，以及某些药物的应用，如氨甲蝶呤、乙胺嘧啶、异烟肼、苯妥英钠等，均可导致叶酸吸收不良。

（3）摄入量不足：主要与食物加工方法不当有关，如腌制食物、烹煮时间过长或温度过高可致食物中的叶酸大量破坏；其次是偏食，如食物中缺少新鲜蔬菜与肉、蛋制品。

（4）排出增加：如血液透析、酗酒。

2. 维生素B_{12}缺乏的病因

（1）摄入减少：常见于绝对素食、偏食等。由于维生素B_{12}每天需要量极少且可由肠肝循环再吸收，由此所造成的维生素B_{12}缺乏常需较长时间后才出现。

（2）吸收障碍：为维生素B_{12}缺乏最常见的原因。其包括先天性因素或后天性原因使内因子分泌减少或体内产生内因子抗体，导致内因子缺乏而使维生素B_{12}吸收减少，如胃大部切除术后、慢性萎缩性胃炎、胃体部糜烂性胃炎、胃体癌肿破坏壁细胞。此外，回肠疾病、细菌、寄生虫感染、外科手术后的盲袢综合征等均可影响维生素B_{12}的吸收或增加维生素B_{12}的消耗。

（3）其他：严重肝病可影响维生素B_{12}的贮备；麻醉药氧化亚氮（N_2O）可影响维生素B_{12}的血浆转运和细胞内的转换与利用。

（二）发病机制

叶酸于体内的活性形式—四氢叶酸和维生素B_{12}是细胞合成DNA过程中的重要辅酶，而维生素B_{12}还可促进叶酸进入细胞并产生各种生化反应。当叶酸和维生素B_{12}缺乏达到一定程度时，细胞核中的DNA合成速度减慢，细胞的分裂和增殖时间延长，而胞浆内的RNA仍继续成熟，细胞内RNA／DNA比值增大，造成细胞体积变大，胞核发育滞后于胞浆，形成巨幼变，这种巨幼变也可发生在粒细胞和巨核细胞。巨幼变的细胞大部分在骨髓内未成熟就被破坏，又称无效造血。由于红细胞的生成速度变慢，进入血流中的成熟红细胞寿命缩短，故可引起贫血，严重者尚可造成全血细胞减少。DNA合成障碍也累及黏膜上皮组织，造成局部组织萎缩，从而影响口腔和胃肠道功能。此外，维生素B_{12}缺乏还可导致相关依赖酶的催化反应发生障碍，从而引起精神异常。

三、临床表现

（一）营养性巨幼细胞性贫血

绝大多数因叶酸缺乏所致。

1. 血液系统的表现　起病多缓慢，除了贫血的一般表现以外，如疲乏无力、皮肤黏膜苍白、心悸、气短等，20%左右的病人（多为重症者）可伴有白细胞和血小板减少，出现反复感染和（或）出血。少数有肝、脾肿大，部分病人可有轻度黄疸。

2. 消化系统的表现　早期胃肠黏膜受累可出现食欲不振、腹胀、腹泻或便秘。部分病人发生口角炎、舌炎，舌乳头萎缩而令舌面光滑呈"镜面样舌"或舌质绛红呈"牛肉样舌"。

3. 神经系统的表现和精神症状　可有末梢神经炎、深感觉障碍、共济失调、小儿生长发育迟缓。少数病人可出现肌张力增强、腱反射亢进和锥体征阳性。叶酸缺乏者常有易怒、妄想等精神症状；维生素B_{12}缺乏可出现抑郁、幻觉、妄想甚至精神失常、人格变态等。

（二）恶性贫血

由于内因子缺乏导致维生素B_{12}吸收障碍，可能与自身免疫有关。国内较为罕见。临床上除了营养性巨幼细胞性贫血的表现外，较为严重的神经症状是其特点所在。

四、实验室及其他检查

（一）外周血象

典型血象呈大细胞性贫血。红细胞与血红蛋白减少可以不成比例（红细胞减少较血红蛋白减少更显著），就诊时多数病人血红蛋白＜60g／L，呈中、重度贫血；红细胞平均体积增高（＞100fl），平均红细胞血红蛋白浓度正常；网织红细胞正常或略升高；重症者白细胞及血小板减少。血涂片中红细胞大小不等，以大卵圆形红细胞为主，可见点彩红细胞，中性粒细胞呈多分叶现象（核右移）。

（二）骨髓象

骨髓增生活跃，以红系增生为主，可见各阶段巨幼红细胞；贫血越严重，红系细胞与巨幼红细胞的比例越高；细胞核发育晚于细胞质，称"幼核老浆"现象。粒细胞系相对减少，亦有巨型变及核右移现象。巨核细胞数目大致正常，亦可见巨型变，部分核呈分叶状。骨髓铁染色增多。

（三）血清叶酸和维生素B_{12}浓度测定

为诊断叶酸及维生素B_{12}缺乏的重要指标。用放射免疫法测定血清叶酸浓度<6.81nmol／L（3ng／mL）、红细胞叶酸浓度<227nmol／L（100mg／L）和血清维生素B_{12}浓度<74pmol／L（100mg／L）均有诊断意义。

（四）其他

胃液分析、内因子抗体测定、维生素B_{12}吸收试验等，对恶性贫血的临床诊断有参考价值。

五、诊断要点

根据病人存在导致叶酸和（或）维生素B_{12}摄入不足、需要量增加和吸收障碍等原因，如长期偏食、素食、婴幼儿喂养不当、服用影响叶酸或维生素B_{12}代谢的药物和慢性胃肠道疾病等；有一般贫血及巨幼细胞性贫血的特殊表现；典型的外周血象、骨髓象，多可作出临床诊断。血清叶酸、维生素B_{12}浓度降低，则有助于进一步明确是单纯性叶酸缺乏或维生素B_{12}缺乏，还是两者兼有之。

六、治疗要点

（一）病因治疗

为巨幼细胞性贫血得以有效治疗或根治的关键，应针对不同原因采取相应的措施，如改变不合理的饮食结构或烹调方式、彻底治疗原发病、药物应用引起者停药等。

（二）补充性药物治疗

1. 叶酸　叶酸缺乏者给予叶酸5～10mg口服，每天3次，直至血象完全恢复正常。因胃肠道功能紊乱而吸收障碍者，可用四氢叶酸钙5～10mg，每天1次肌注。若伴有维生素B_{12}缺乏，单用叶酸治疗可加重神经系统症状，故必须同时加用维生素B_{12}。

2. 维生素B_{12}　对维生素B_{12}缺乏者，可给予维生素B_{12} 500μg肌注，每周2次；若无吸收障碍者，可口服维生素B_{12}片剂500μg，每天1次，直至血象恢复正常。若有神经系统表现者，还需维持性治疗半年到1年。恶性贫血病人则需终身维持性治疗。

（三）其他

若病人同时存在缺铁或在治疗过程中出现缺铁的表现时，应及时补充铁剂。

七、常用护理诊断问题、措施及依据

（一）营养失调

低于机体需要量与叶酸、维生素B_{12}摄入不足、吸收不良以及需要量增加有关。

1. 饮食护理

（1）改变不良的饮食习惯：建议进食富含叶酸和维生素B_{12}的食品，如叶酸缺乏者应多吃绿叶蔬菜、水果、谷类和动物肉类等；维生素B_{12}缺乏者要多吃动物肉类、肝、肾、禽蛋以及海产品；婴幼儿和妊娠妇女对叶酸的需要量增加，要注意及时补充。对于长期素食、偏食、挑食和酗酒者，应向病人及家属解释说明这些不良的饮食习惯与疾病的关系，从而劝导其纠正。

（2）减少食物性叶酸的破坏：烹调时不宜温度过高或时间过长，且烹煮后不宜久置。提倡急火快炒、灼菜、凉拌或加工成蔬菜沙拉后直接食用。

（3）改善食欲：对于胃肠道症状明显或吸收不良的病人，如出现食欲降低、腹胀，可建议其少量多餐、细嚼慢咽，进食温凉、清淡的软食。出现口腔炎或舌炎的病人，应注意保持口腔清洁，饭前、饭后用朵贝液或生理盐水漱口，以减少感染的机会并增进食欲。口腔溃疡面可涂溃疡膜等。

2. 用药护理 遵医嘱正确用药，并应注意药物疗效及不良反应的观察与预防。肌注维生素B_{12}偶有过敏反应，甚至休克，要善于观察并及时处理。另在治疗过程中，由于大量血细胞生成，可使细胞外钾离子内移，从而导致血钾含量突然降低，特别是老年人、心血管疾患、进食量过少者，须遵医嘱预防性补钾和加强观察。此外，还应注意观察用药后病人的自觉症状、外周血象的变化，以了解药物治疗的效果。一般情况下，有效治疗后1～2天，病人食欲开始好转；2～4天后网织红细胞增加，1周左右达高峰并开始出现血红蛋白上升，2周内白细胞和血小板可恢复正常，4～6周后血红蛋白恢复正常，半年到1年后病人的神经症状得到改善。

（二）活动无耐力

与贫血引起的组织缺氧有关。

1. 预防受伤 末梢神经炎、四肢麻木无力者，应注意局部保暖、避免受伤。出现共济失调者，行走要有人陪伴。

2. 其他护理措施 参见本章"缺铁性贫血"。

八、其他护理诊断问题

1. 口腔黏膜受损 与贫血引起舌炎、口腔溃疡有关。
2. 感知紊乱 与维生素B_{12}缺乏引起神经系统损害有关。
3. 有感染的危险 与白细胞减少致免疫力下降有关。

九、健康指导

（一）疾病知识教育

了解巨幼细胞性贫血的病因、临床表现、对机体的危害性、有关实验室检查的目的、意义、配合治疗及护理的要求等，提高病人及其家属对疾病的认识、治疗及护理的依从性，积极而主动地参与疾病的治疗与康复。

（二）营养性巨幼细胞性贫血的预防

1. 饮食指导　纠正不良的饮食习惯；采取科学合理的烹饪方式与方法。详见本病护理诊断"营养失调：低于机体需要量"中的"饮食护理"。

2. 高危人群叶酸及维生素B_{12}的预防性补充　婴幼儿要及时添加辅食，如菜泥和肝泥；生长发育期的青少年、妊娠期的妇女，要多进食富含叶酸的新鲜蔬菜和富含维生素B_{12}的动物性食品，必要时可遵医嘱预防性口服小剂量叶酸或维生素B_{12}；对于服用核苷酸合成药物治疗的病人，如氨甲蝶呤、氨苯蝶啶和乙胺嘧啶等，也应同时补充叶酸和维生素B_{12}。

（三）自我监测

教会病人自我监测病情，包括贫血的一般症状、神经症状以及皮肤黏膜情况。贫血症状明显时要注意卧床休息，以免心脏负担过重而诱发心衰；症状纠正后可逐步增加活动量，但应保证休息和充足睡眠。注意口腔和皮肤的清洁，勤洗澡更衣，预防损伤与感染。

十、预后

营养性贫血预后良好，补充治疗或改善营养后均可恢复。维生素B_{12}缺乏并发神经系统症状者通常难以完全恢复。恶性贫血则需终身治疗。

参考文献

1. 李仲智. 儿外科疾患临床诊疗思维［M］. 北京：人民卫生出版社，2015.

2. 邵肖梅，叶鸿瑁，丘小汕. 实用新生儿学［M］. 北京：人民卫生出版社，2015.

3. 王卫平. 儿科学［M］. 北京：人民卫生出版社，2016.

4. 王笑民. 实用中西医结合肿瘤内科学［M］. 北京：中国中医药出版社，2016.

5. 于世英，胡国清. 肿瘤临床诊疗指南［M］. 北京：科学出版社，2017.

6. 李进. 肿瘤内科诊治策略［M］. 上海：上海科学技术出版社，2017.

7. 茅国新，徐小红，周勤. 临床肿瘤内科学［M］. 北京：科学出版社，2017.

8. 周际昌. 实用肿瘤内科治疗［M］. 北京：北京科学技术出版社，2018.